「子宮」你瞭解多少？

健康女人 健康子宮

慈濟醫院新店分院中醫科主治醫師 陳美玲 著

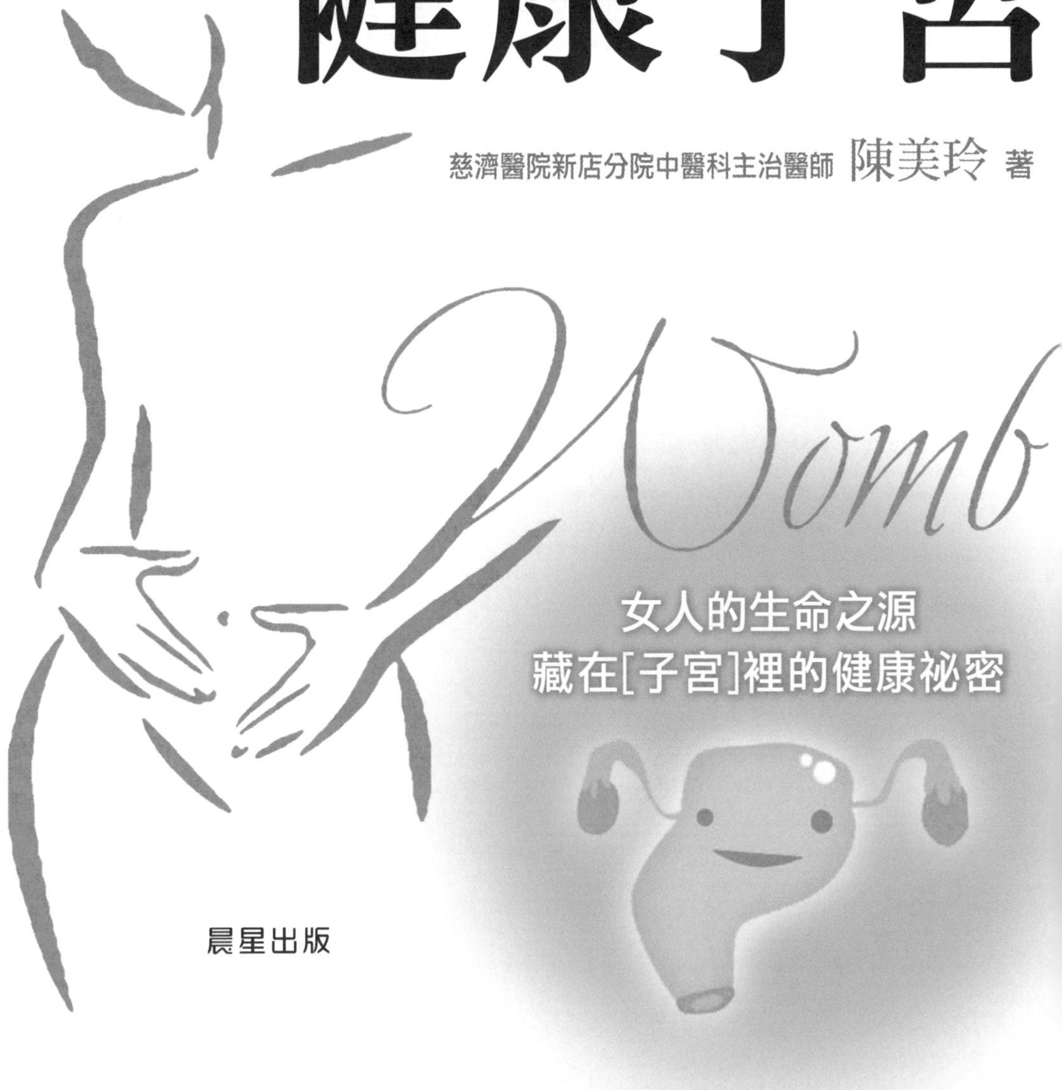

女人的生命之源
藏在[子宮]裡的健康祕密

晨星出版

了解與愛護自己的身體

我曾在加拿大溫哥華住了兩年，目的是進行生殖內分泌的研究。出國前，有人問我爲什麼我們生產後要「坐月子」，而洋人卻不需要坐月子？當時我實在無法回答這個問題，也許是洋人比較壯？也許是洋人平時吃的都是大魚大肉？直到接觸了許多洋人，我才知道，她們根本沒有我們的坐月子的方法，所以「洋人不需要坐月子」！

近年，所謂的替代醫學（Alternative medicine）在西方世界漸漸受到重視，主要的原因是現代醫學無法滿足病人的需要，所以「替代療法」受到矚目。雖然中醫對於被說爲替代療法，有一些「心理的創傷」，但是作爲一個主流醫學之外的療法，中醫是世界上所有傳統醫學中，擁有自己的理論系統與治療方法及效果的醫學。因此身爲現代醫學以外最主要的醫療，應是當之無愧。

由於過去的農業社會對於人口的需求，所以中醫向來重視婦女健康醫療，早在漢朝時期的中醫重要醫學論著《金匱要略》中，已經有三篇重要的論述，臺灣各地有些廟宇所祭拜的「保生大帝」，或有人稱之爲「藥王」的唐朝大醫家孫思邈，在他重要的醫學著作《備急千金要方》中，甚至把婦科學列爲第一篇。中醫在婦科中的調經理帶及不孕症的治療等方面一直受到人民的信任與愛用。在西方醫學傳入中國前，中醫是婦女健康最重要的守護神。

從小，我們受現代醫學的教育，對於近代醫學接受度與認識都比較清楚，但是對於中醫，卻

存在一種模糊的認知：中醫所講的肝，心，脾，肺，腎，乃至氣血陰陽是什麼，我們好像知道，卻又說不出什麼所以然！對於我們自己的身體，我們有需要從西醫及中醫的角度做適度且清楚的了解，好把發生在身體的狀況，正確的表達給醫生知道，好讓醫生做最正確的診斷與最適當的治療。所以，妳認識妳的身體嗎？妳能把發生在妳身上的健康資訊清楚的傳達給妳的醫生嗎？這些攸關自己的健康問題就不能不知道了！

很多人來到我們的門診，當被問到：妳上次的月經是什麼時候來？量多不多？有沒有血塊？會不會痛？是刺痛、脹痛、墜墜的，還是隱隱痛？大部分的人都會愣一下，甚至答不出來。爲什麼我們要問這些問題？我們還會想知道哪些問題？當然這些訊息都與我們能不能開出最適當的治療處方有關。而這些問題，在這本書妳都可以學到。

陳醫師是接受過中西醫兩種醫學訓練，同時又有豐富臨床經驗的好醫師，透過她深入淺出的介紹，把握了臨床醫師所關注的問題，來與大家聊聊，相信這樣的「聊天」，可以幫助妳了解自己，也會幫助妳與醫生之間的溝通順利，讓醫病雙方的我們在健康的照顧上，各盡其職，蒙受其利。所以我很高興能把這本書推薦給大家。

長庚醫院中醫分院中醫婦兒科主任

陳建霖

保養子宮，從現在做起！

女人的身體一生會出現許多的變化，青春時期的青春洋溢、情竇初開、初經來潮；生育期所散發出來的成熟韻味、懷孕時所經歷的心理及生理的變化、初爲人母的喜悅；更年期出現的停經症候群、兒女長大後的空巢期失落感，這一切都和身體內女性荷爾蒙的變化有相當大的關係。

子宮及卵巢是女人特有的器官，尤其是子宮，更是一個奇妙的地方，她孕育著生命的發生。也因爲子宮內膜的變化，女人每個月都會有月經來潮，我們暱稱月事爲「好朋友」，在女人的大半輩子裡也的確受著月經的影響，所以如何好好照顧妳的子宮是很重要的！

然而有許多女性朋友對於自己的身體變化視爲理所當然，而不了解自己的子宮、卵巢或是荷爾蒙的變化。什麼時候會排卵？什麼樣的月經才是正常？月經來時會有什麼樣的症狀？排卵時又會有什麼樣的問題？月經不來怎麼辦？我要如何保養我的子宮？可以吃冰嗎？這些可能都是許多女性朋友心中會出現的疑問，有許多人已經出現不舒服的症狀，但卻不好意思就診，而造成治療上的延誤，這是很令人覺得可惜的。

在忙碌的門診中，我儘可能希望對病患多做一些病情的解釋，也希望告知病患平常應注意的事項，但常常礙於門診的時間有限，而無法做到盡善盡美，正因如此，才想寫一本與女性切身健康問題相關的書，結合我在中西醫學相關的經驗及知識，幫助女性朋友從各個階段了解自己的子宮，希望能防範於未然，藉由各階段的保養，來預防疾病的發生。

這本書的完成先要謝謝一些師長及親友的支持，首先要感謝長庚醫院中醫婦科陳建霖主任的細心指導，讓我在中醫婦科的領域有了更深一層的精進。另外要特別感謝的是我的父母親，父親陳豐富醫師三十年臨床中醫師的寶貴經驗傳承，讓我受惠良多，而母親賴節美女士在藥膳烹飪的指導更是功不可沒，由於他們的幫忙使得這本書能更近於完整。

最後，希望藉由這本書來祝福各位讀者，都能擁有健康快樂的生活！

陳美玲

目錄

CONTENTS

CONTENTS

Appendix

附錄

Chapter 1

愛自己的身體

- 1-1認識女性生殖器官
- 1-2女性特有的生理特徵——月經

1-1 認識女性生殖器官

♥內生殖器官

女性的生殖器官分為外生殖器及內生殖器兩部分。內生殖器包括卵巢、輸卵管、子宮和陰道等部位；內生殖器背負著傳宗接代的重要使命，所以人體很巧妙的將這些器官安置在骨盆腔，骨盆腔外圍由兩塊髖骨、骶骨及尾骨組成，因此內生殖器官外有骨盆，內有許多脂肪及韌帶來支持與保護這些嬌嫩的臟器，一旦遭受外來撞擊，可以緩衝將傷害降到最低。

子宮

子宮是一個新生命孕育的最重要場所，像個搖籃細心呵護著胎兒，因爲有她，生命得才以繁衍。接著讓我們進一步認識這個女人重要的器官——子宮。

子宮的形狀像個倒立的中空西洋梨，上部較寬，下面較窄，呈倒三角形，前面扁平，後面微突，大小約爲7～9×4～6×3～4公分，重約50公克。子宮與輸卵管交接處，頂部膨出的部分稱爲子宮底，輸卵管交接處以下則爲子宮體，子宮體下方呈圓柱形的部分即子宮頸。

子宮位於骨盆腔內，確切的位置在膀胱後方，直腸前方。正常的子宮具有一定的可活動性，主要藉由一些韌帶及骨盆腔肌肉筋膜固定在骨盆腔內，固定子宮的韌帶主要有圓韌帶、闊韌帶和子宮骶骨韌帶。一般子宮是向前傾倒向膀胱，便是前傾的子宮，多數人屬於此類，相反的若是向後倒向直腸，便是子宮後傾。

臨床上，常會有許多病人對子宮後傾產生相當的疑慮，會不會造成痛經或不孕？這是最常問的問題。一般而言，子宮前傾或後傾大多是天生的，後傾的角度如果過大，會造成經血流出不順，可能會引起痛經、經血逆流。不過，大部分逆流的經血會被人體吸收並無大礙，除非是某些疾病造成沾黏而使子宮後傾，如子宮內膜異位症，否則大部分不會影響受孕。

子宮最外層爲漿膜層，覆蓋著子宮，中間爲肌肉層，是由子宮平滑肌所組成，內層則爲子宮內膜層。內膜層分爲功能層與基底層，靠近子宮腔的部分是功能層，約占子宮內膜厚度的三分之二，受卵巢激素的影響，呈週期性變化，功能層會剝落，形成月經。靠近子宮肌肉層的部分，稱爲基底層，無週期性變化。

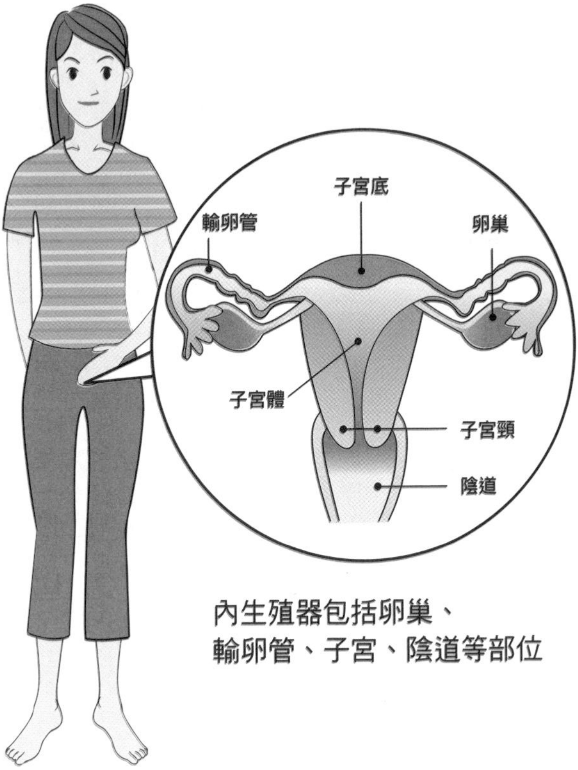

內生殖器包括卵巢、輸卵管、子宮、陰道等部位

◎子宮週期性變化

從青春期開始，在卵巢所分泌的雌激素和黃體素的週期性影響下，子宮內膜層出現週期性變化，一般分成三期：

①月經期（menstrual phase）：

相當於月經週期的月經期（menstrual phase），爲週期的第1～5天。子宮內膜功能層的螺旋動脈發生持續性收縮，使得內膜缺血，組織無法得到血液供應而壞死，並造成出血的現象，壞死的內膜呈小塊狀剝落，隨著血液，由陰道排出，便形成月經。在月經期結束前，內膜基底層開始進行內膜修復而進入增生期。

②**增生期**（proliferation phase）：相當於月經週期的濾泡期（follicular phase），爲週期的第6～14天。子宮內膜發生增生性的變化，月經剛結束時子宮內膜很薄，腺體短直而細小、數目也十分稀少。然而受到雌激素的刺激影響，內膜上皮細胞與基質細胞會不斷分裂增殖，在月經週期第10～14天，腺體不斷增長和彎曲，數目增多，螺旋動脈也增長並彎曲。

③**分泌期**（secretory phase）：相當於月經週期的黃體期（luteal phase）爲週期的第15～28天、在排卵後約在月經週期的第15～19天，子宮受到雌激素與黃體素的影響，內膜繼續增厚，腺體進一步增大與彎曲。約在月經週期第20～24天，內膜腺體的彎曲與擴張達到高峰，子宮內膜的厚度約爲5～6mm，最適合受精卵著床。卵子如果受精著床，內膜繼續增厚；卵子如果沒有受精，第25～28天，黃體開始消退，腺體及上皮細胞開始出現縮小、變性、衰退現象，內膜的厚度減少。接著內膜又進入月經期的變化。至於子宮頸的部分，子宮頸所含的腺體會分泌含黏液素的黏稠分泌物，可以預防感染，這種黏液的分泌，與子宮內膜一樣，受卵巢功能的影響呈現週期性的變化。排卵期，在雌激素作用下，子宮頸黏液稀薄如同蛋清狀，幫助精子容易通過，並且還能提供精子養分，增加其活力，促進精子與卵子結合。而排卵後，在黃體素的作用下，子宮頸黏液減少而變的非常黏稠呈凝膠狀，反而不利於精子通過。

卵巢

卵巢位於子宮兩側，形狀像杏仁，大小約2×3×4公分，約爲拇指頭大小，重約3.5公克，這樣一個小小的器官卻是生命的起源，沒有了它，生命將無法繁衍。

卵巢的位置略爲在子宮後方，懸吊固定在闊韌帶上，以卵巢韌帶與子宮相連。卵巢的功能主要在於分泌性腺激素及排卵，主宰著卵子的發育成熟與排卵。出生時卵巢裡面將近有兩百萬個卵子，但這些卵子在青春期前會很快萎縮，到了7歲左右卵子大約只剩下三十萬個，這些卵子存在於卵巢的濾泡之內，隨著青春期的到來，每一次月經便有一個濾泡成熟釋出卵子，卵子排出後，濾泡形成黃體，分泌黃體激素，如果沒有受孕，黃體便會萎縮成白體。

如果以一個月排一次卵計算，女性從青春期到停經，大約排出三百～五百個卵子，隨著年齡愈大，卵子也較爲老化，所以女性的懷孕年齡最佳是22～35歲，這個時期女性不管生理或心理都達到成熟穩定期，高齡產婦不僅卵子品質較不佳，懷孕過程相對的也有較高的風險。

一般來說，兩側的卵巢一次只有一個卵子成熟，但也可能有二個或三個卵排出，若同時受孕後便產生異卵雙胞胎或三胞胎，雙胞胎的機率約爲百分之一。

◎卵巢所分泌的性腺激素

①動情激素（雌激素）

estrogen：卵巢從青春期開始分泌雌激素，雌激素的主要作用都是爲了幫助女人受孕並孕育下一代，包括刺激乳房發育、促進排卵、使子宮內膜增厚、排卵前使子宮頸的分泌物增加，使精子容易通過進入子宮；除此之外，雌激素還能提升體內高密度脂蛋白（簡稱HDL），這是好的膽固醇，可預防動脈硬化，雌激素也可以使骨質密度增加，使骨骼強韌，促進膠原蛋白形成，使肌膚具有彈性。

②黃體激素（助孕素）

progesterone：黃體素主要的功能是保護並維持因雌激素刺激而增厚的子宮內膜，使受精卵容易著床，促使身體吸收脂肪及水分，以做好懷孕的準備。也因爲皮脂腺的刺激及水分的蓄積，所以有些女性在月經來潮之前，也就是黃體期時，容易出現青春痘或有水腫的現象；黃體素也可以促進乳腺的發育。

除了卵巢所分泌的荷爾蒙之外，身體內尚有許多荷爾蒙與生殖有關，說明如下表。

輸卵管

輸卵管是位於子宮兩側，一端接於子宮，另一端則游離於腹腔內，輸卵管同樣固定於闊韌帶上，長度約10公分，由內向外分爲四部分：間質部、峽部、壺腹部和漏斗部。最外端的漏斗部會

與生殖有關的荷爾蒙分泌說明表

腺體	分泌的激素	功能
下視丘	GnRH	促進FSH及LH的分泌
腦下垂體後葉	催產素	排出乳汁 促進子宮肌肉收縮
腦下垂體前葉	泌乳激素	乳腺發育及分泌乳汁
	FSH 濾泡刺激素	促進濾泡的發育、促進濾泡分泌動情素
	LH 黃體刺激素	促進濾泡成長 與FSH共同促進濾泡分泌動情素 高濃度時促進排卵 促進黃體成長並分泌動情素及黃體素
卵巢濾泡	動情素	使子宮內膜增厚充血、促進子宮頸及陰道分泌黏液 促使生殖器官成熟、第二性徵出現及維持 提升體內高密度脂蛋白，減少低密度脂蛋白 使骨質密度增加
黃體	黃體素	使子宮內膜繼續增厚 促進乳腺的發育
胎盤絨毛膜	人類胎盤絨毛膜促性腺激素（HCG）	使黃體不致於萎縮，繼續分泌動情素及黃體素 使子宮內膜不會崩潰→月經暫停 使濾泡無法發育成熟→排卵暫停

像海葵一樣張開指狀觸鬚，負責抓住排卵的卵子，並藉由管壁內纖毛的擺動將卵子持續往子宮方向輸送。

輸卵管也是卵子與精子相遇進而受精的地方。卵子與精子結合後形成受精卵，受精卵同樣藉由輸卵管纖毛擺動的作用慢慢地移向子宮，並在子宮內膜著床，如果這個過程受阻，而使得受精卵無法順利在子宮處著床，便可能造成子宮外孕。

陰道

陰道連接子宮頸與外陰部，陰道口的入口處，有一薄黏膜皺折的組織便是「處女膜」。陰道組織可分爲黏膜層、結締組織層及肌肉層，黏膜層的皺壁具有彈性，能增加陰道擴張性，高度彈性的組織在分娩時，甚至於可以擴張到讓胎兒的頭部完全通過。結締組織層充滿淋巴血管，在性行爲時會滲出液體潤滑、有助於性行爲的進行。

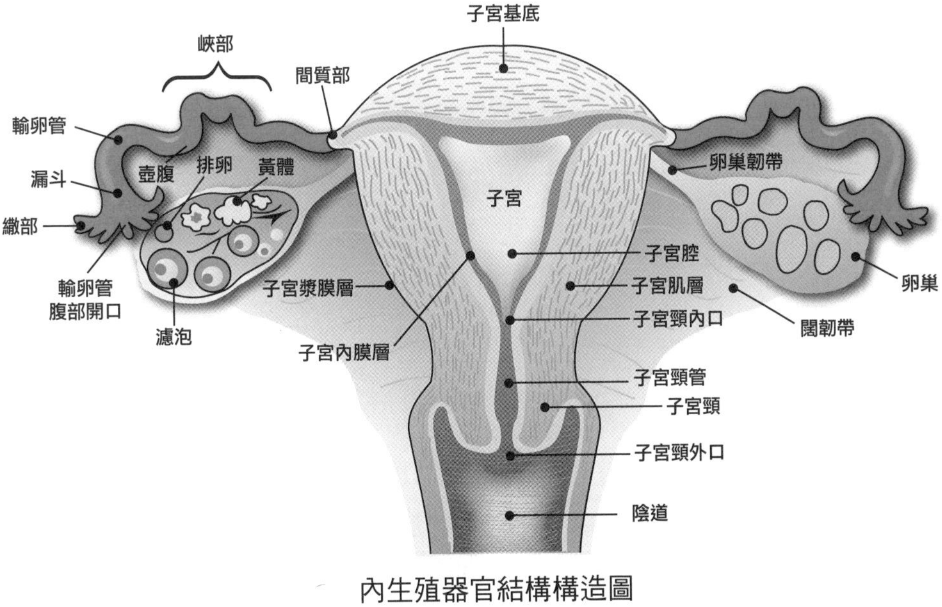

內生殖器官結構構造圖

♥外生殖器官

女性外生殖器指女性生殖器官的外露部分，又稱外陰。包括陰阜、大陰唇、小陰唇、陰蒂、陰道前庭、前庭大腺、前庭球、尿道口、陰道口和處女膜。

陰阜

恥骨聯合前面隆起的外陰部分稱爲陰阜，由皮膚及脂肪層所構成。青春期陰阜開始長出陰毛，生長呈倒三角形。撫摸或輕輕搓揉陰阜可引起性刺激作用。

大陰唇

位於外陰兩側的皮膚皺襞稱爲大陰唇。大陰唇前連陰阜，後連會陰。大陰唇外面長有陰毛，皮膚含有皮脂腺和汗腺，皮下爲脂肪組織、彈性纖維及靜脈叢。外側面皮膚有色素沉著，內面呈現淡粉紅色，類似黏膜組織。

小陰唇

小陰唇在大陰唇的內側，是一對薄的黏膜皺襞，表面光滑無毛、濕潤。呈現粉紅色。小陰唇的上端爲陰蒂。下端在陰道口下與大陰唇融合，形成陰唇系帶。大、小陰唇中含有豐富的神經纖維，在性刺激中具有重要作用。

陰蒂

陰蒂又稱陰核，位於小陰唇的頂端，被陰蒂包皮圍繞，其尖端膨大稱陰蒂頭。陰蒂就像男性的陰莖一樣，具有海綿體組織可以勃起。陰蒂有豐富敏感的神經末梢，密度要比龜頭周圍組織高6～10倍，是最重要的性敏感部位，可使女性達到性高潮。

前庭

兩側小陰唇所圈圍的菱形區稱陰道前庭，表面有黏膜遮蓋。前庭上方有尿道口，下方是陰道口。左右兩側各有一前庭大腺開口。前庭內還有前庭球。

前庭球

又稱球海綿體，是一對海綿組織有勃起功能。位於陰道口兩側，前與陰蒂靜脈相連，後接前庭大腺。表面覆蓋球海綿體肌，該肌肉收縮時可使陰道口縮小。

前庭大腺

又稱巴氏腺。位於大陰唇後部。兩邊各有一個如小蠶豆般大的腺體，腺體開口位於小陰唇下端內側接近處女膜的地方。性興奮時分泌黏液，具有滑潤陰道口的作用。

尿道口

介於恥骨聯合下緣及陰道口之間，在陰蒂下方，不規則之橢圓小孔，爲尿液的流出口。

陰道口

陰道口位在尿道口的正下方，是陰道的入口。入口處的薄膜就是處女膜。

處女膜

處女膜是陰道口的一層薄膜組織，爲陰道與陰道前庭的分界，上面有一至多個開口，稱爲處女膜孔，可供經血流出。處女膜其大小、形狀、厚度因人而異，大多數處女的處女膜是單孔的，可容手指大小物體通過，但一般無法適應勃起的陰莖。處女膜多在初次性交時撕裂，會疼痛和出血。有些婦女出生時就沒有處女膜，或者處女膜在劇烈運動時撕裂。有些人會有處女膜情節，其實這是沒有必要的迷思。

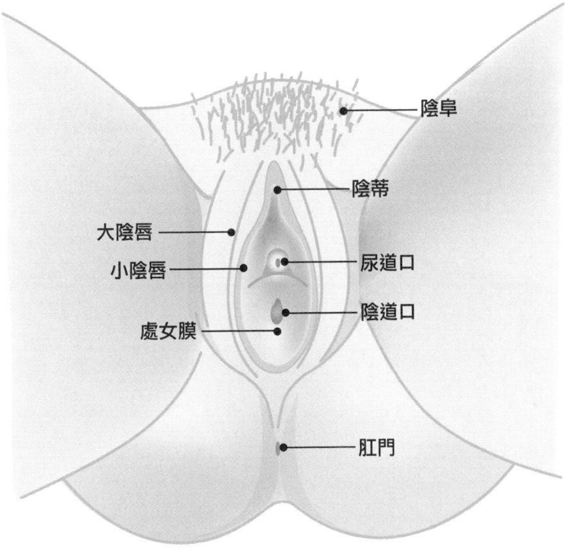

外生殖器的構造圖

1-2 女性特有的生理特徵

♥月經怎麼來的？

為了繁衍下一代，女性每個月都會有一顆成熟的卵子自卵巢排出，等待與精子結合成受精卵，子宮內膜也因生殖荷爾蒙的影響開始增厚充血，一旦卵子與精子結合，受精卵便會沿著輸卵管到達豐厚的子宮內膜，進而著床孕育出一個新的生命。但並不是每個卵子都會完成這樣的使命，如果沒有受精，卵子便會隨著無法持續增厚，而剝落的內膜組織從陰道排出，成為經血，這樣的週期性過程便是月經週期。

月經

月經是女人最為特殊的生理現象，英文中的「月經」（menstruation）一詞，源自於拉丁文中表示月份之意的mensis。月經週期的平均天數為二十八天，這恰巧與月亮的週期吻合，自古以來，也認為月經週期受著月亮週期的影響。

在過去父權高張及男性主義影響的年代，月經具有一種陰暗、負面、污穢的象徵，在月經期的女人更被認為是不潔的。隨著時代的進步，女性主義抬頭，女人對自己身體逐漸了解，月經不再帶有神祕的面紗，也不再難以啓齒。

大多數女人月經週期間隔約26～35天，經血排出天數約3～7天，每次月經所排出的經血量約為二十～八十毫升。經血的顏色是鮮紅或暗紅色，帶有一點黏稠的感覺，有時候會夾雜一些小的塊狀物，這是子宮內膜組織，剝落後隨著經血而下。

四個變化時期

1月經期（Menstruation）

子宮內膜剝落，經血從陰道

流出的第一天開始到結束，通常爲3～7天，排出的經血包含未受精而萎縮的卵子、血液、內膜黏液、前列腺素、酵素、細菌等，經血量約爲二十～八十毫升，平均爲五十毫升，大約是半瓶養樂多的容量，經血顏色爲紅色偏暗，通常不會凝結成塊。

2濾泡期（Follicular phase）

濾泡期包含著月經期，是從月經開始至排卵這段時間，約12～18天。這段時期由於腦下垂體所分泌出來的FSH的作用，使卵巢內的濾泡逐漸成熟，濾泡內所含的原始卵細胞也開始發育形成成熟的卵子，成熟的濾泡會分泌雌激素，由於雌激素的作用，

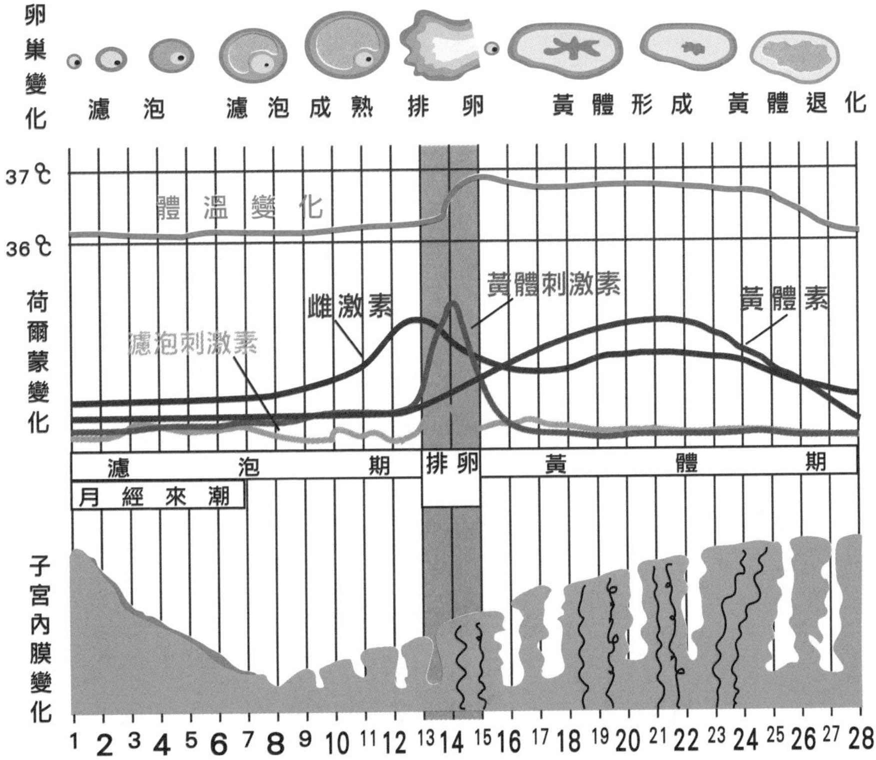

卵巢、子宮內膜、荷爾蒙及基礎體溫週期變化表

刺激子宮內膜逐漸增厚，準備迎接受精卵的著床。

3 排卵期（Ovulation）

當雌激素的分泌達到高點時，FSH便停止分泌，接著由腦下垂體分泌LH，在排卵前24小時，LH的濃度達到最高峰，接著成熟的濾泡便排出卵子。排卵期子宮頸腺體會分泌許多像蛋白的黏液，用來幫助精子通過子宮頸進入子宮，進而增加受孕機率。排卵時有時會伴隨著左側或右側下腹輕微悶痛或1～2天輕微出血，這是正常的生理現象。

4 黃體期（Luteal phase）

黃體期是排卵之後到下次月經來的這段時間，約爲12～14天，濾泡排卵後形成黃體，分泌黃體素，使子宮內膜肥厚豐潤，以利於精子的著床。如果沒有受孕，黃體萎縮成白體，停止分泌黃體素，子宮內膜就會剝落，形成月經，也開始進入下一個月經週期。

陳醫師小叮嚀

如何計算安全期？

一般而言，精子在女性的體內可以存活3天，最長存活時間可達到7天，而卵子的存活時間較短，大約為24小時。如果以精子、卵子存活的時間來看，排卵日的前3天到排卵後的一天，這5天是懷孕機率最高的時期，也就是危險日，避開這段時間便可以算是安全期。

♥認識基礎體溫

對於女生而言，體內荷爾蒙作用會使人體體溫產生細微的變化，我們便可以利用這樣週期性的體溫變化，初步了解自己月經及排卵的狀況。月經來潮到排卵期，這個階段是屬於低溫期，在低溫期最後時會出現一個特別低的溫度，這便是排卵日，排卵過後進入黃體期時，因為黃體素的影響，體溫會較濾泡期及排卵期來的高一些，大約相差攝氏〇・三～〇・五度，大概維持14天左右，等到黃體萎縮黃體素減少月經來潮，溫度便又恢復到低溫期，同時進入下一個月經週期。

測量時需注意什麼事？

黃體素影響體溫的變化非常細微，所以在測量基礎體溫時要注意幾件事情：

①需使用敏感度較高的體溫計：門診裡常看到許多基礎體溫表無明顯變化，甚至爲一直線，這往往是因爲使用錯誤的體溫計所造成。量基礎體溫需使用專門的基礎體溫計，這種體溫計刻度比較細微，也較爲敏感，即使很小的溫度變化也可以偵測到，市售有電子及水銀兩種，不管哪一種都可以。

②測量時間最好在一早起床6～8點時：記得前一晚入睡前，便將基礎體溫計放在床頭邊預備好。早上一睜開眼睛仍躺在床上尚未起身時，便將基礎體溫計含於舌下大約5分鐘，將溫度記錄下來。每日體溫紀錄以黑點點上，把點連結起來。

③基礎體溫表上除了記錄溫度之外，也要將月經來潮時間、性行爲、身體狀況例如感冒、發燒、熬夜等一併記錄下來。

從基礎體溫了解月經狀況

對於月經不順的人來說，基礎體溫是很重要的參考依據，不同的圖形，所代表的身體狀況也有所不同。

◎正常的基礎體溫

正常基礎體溫曲線表

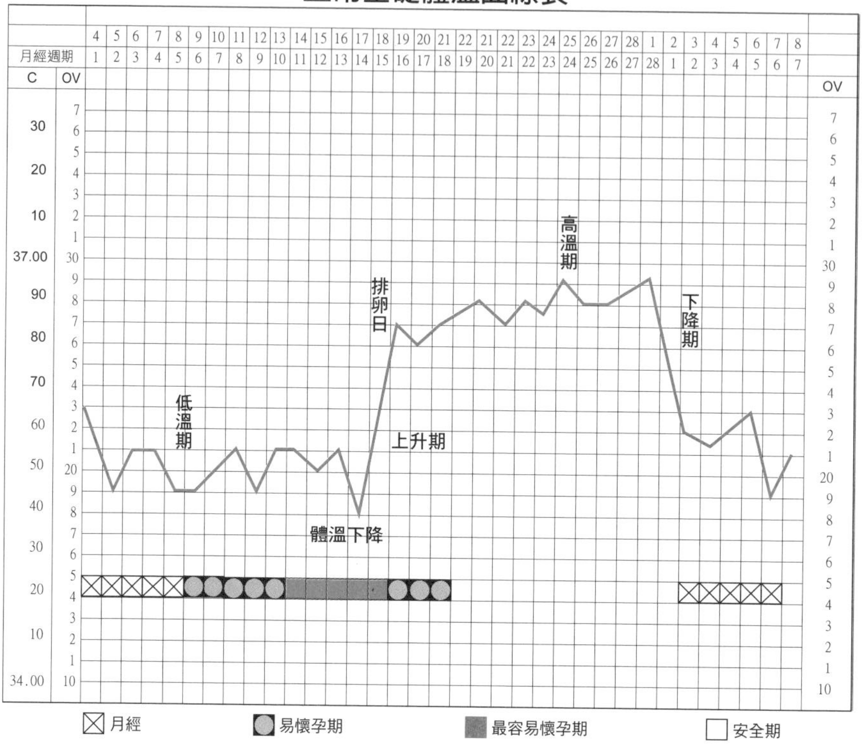

◎懷孕基礎體溫

在月經週期沒有來之後，若是體溫繼續呈現高溫期狀態，便是懷孕了（如左圖）。

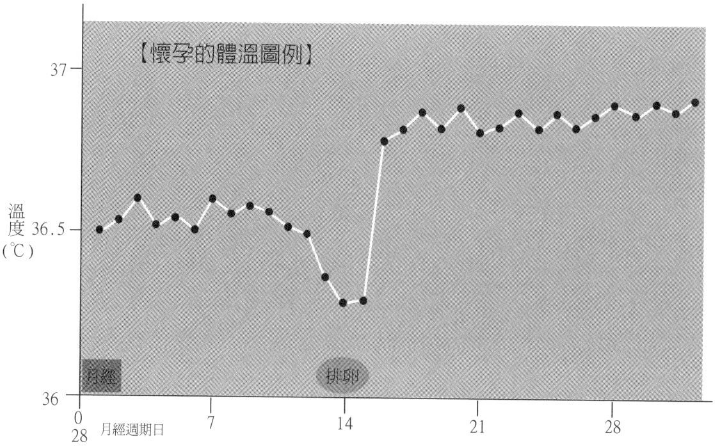

◎其他病理性基礎體溫

1 無排卵性月經

許多人認爲有月經就有排卵，其實並不盡然，若基礎體溫表一直維持在一定的溫度，無明顯的高低溫雙相，即使有月經來潮，仍有可能是無排卵性月經。（如下圖一）

2 黃體機能不全

如高溫期過短，小於10天（如下圖二）；高溫期和低溫期溫度差距太小（如下頁圖三）；高溫期中間溫度突然降低（如下頁圖四）；月經來時身體仍在高溫期（如下頁圖五），這些情形都可能是卵巢功能不佳或沒有排卵所引起的，也是造成不孕及月經不順的原因。

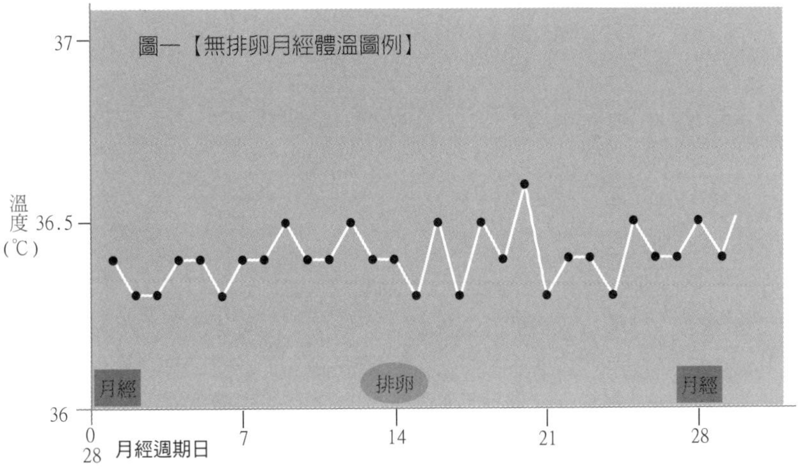

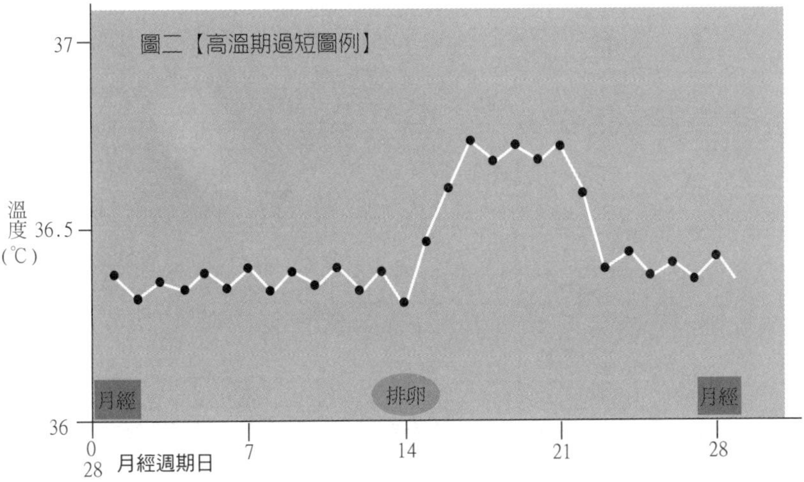

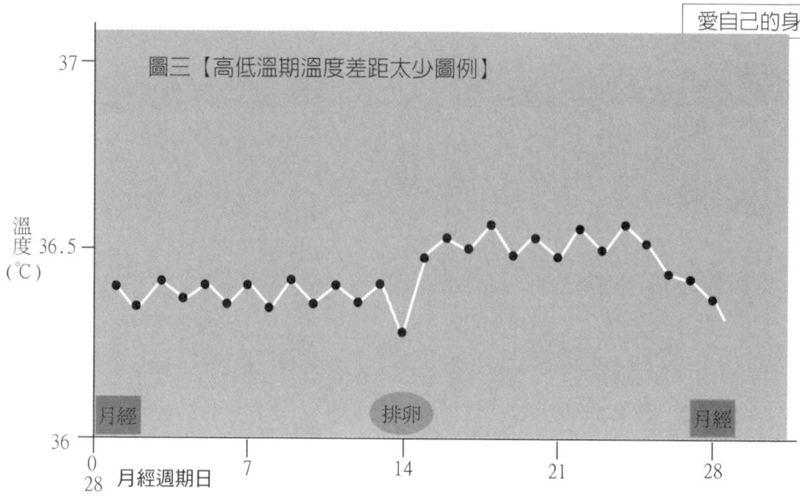
圖三【高低溫期溫度差距太少圖例】
溫
度 36.5
(℃)
37
36
月經
排卵
月經
0
28 月經週期日
7
14
21
28

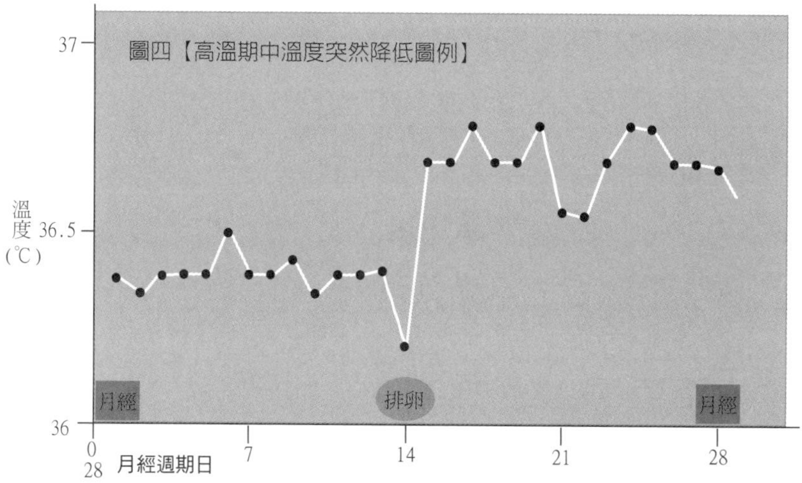
圖四【高溫期中溫度突然降低圖例】
溫
度 36.5
(℃)
37
36
月經
排卵
月經
0
28 月經週期日
7
14
21
28

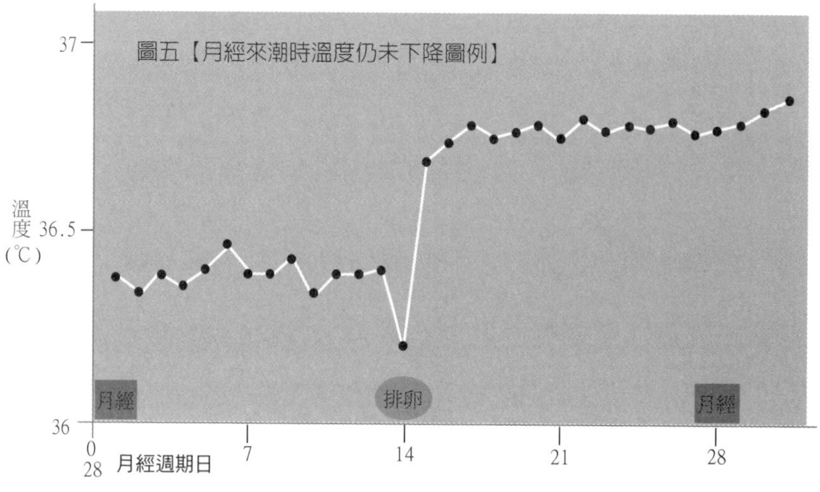
圖五【月經來潮時溫度仍未下降圖例】
溫
度 36.5
(℃)
37
36
月經
排卵
月經
0
28 月經週期日
7
14
21
28

陳醫師小叮嚀

中醫談月經

月經古代又稱月事、月水、月信，到了明代《本草綱目》的作者李時珍，才首稱之為月經。一般而言，月經的週期應為26~35天，但有些特殊體質的人，月經2個月來潮一次，古人稱為「併月」；三個月來一次，稱為「居經」或「季經」，一年來一次的，稱作「避年」；一輩子沒有月經，但卻能受孕者，稱為「暗經」。另外，還有一種特殊現象，懷孕之後的前兩、三個月，仍按週期有少量月經來潮，但對胎兒卻無大礙，稱作「激經」。

《內經素問．上古天真論》提到：「女子七歲，腎氣盛，齒更髮長，二七天癸至，任脈通，太衝脈盛，月是以時下，故有子……」主要是說，小女生在7歲的時候，女孩特有的發育性徵慢慢開始出現，到了14歲時便開始有月經，並具備可以懷孕的生理條件。這裡說明了月經產生的生理中，「腎」是主導的作用，天癸是促使月經產生的重要物質，衝任二脈聚集了臟腑的血氣，注入子宮，化為月經。

月經是否正常，與五臟氣血均有密切關係。其中，「天癸」是一種與人體生長發育和生殖有關的「陰精」，與生殖內分泌系統有相似之處，符合了現代醫學的理論，當生殖內分泌系統日趨成熟之後，子宮便在其影響下，內膜開始有週期性的增厚剝落的變化而形成月經。

Chapter 2

四個特殊變化階段

- 2-1青春期
- 2-2月經期
- 2-3懷孕期
- 2-4更年期

2-1 青春期

青春期的生理發育

青春期是指性器官開始發育成熟、具有生殖能力、出現第二性徵的年齡階段。小女生的青春期大約是在8～18歲之間，這個時期子宮漸漸發育，卵巢開始分泌荷爾蒙，皮下脂肪也豐厚起來，身體的曲線變得圓潤豐腴，第二性徵逐漸明顯。第二性徵開始發育的平均年齡是8～12歲，女生比同齡男生早約一年左右，發育的順序通常是：乳房發育→長高→陰毛生長→腋毛生長→初經。當初經來時，便象徵妳已從小女生漸漸轉變為成熟的女性。平均初經來潮的年齡大約在11～15歲之間。

子宮漸漸發育成熟

子宮的發育在青春期前幾年時仍尚未完全成熟，這期間雖然初經尚未到來，但子宮已開始接收卵巢及其他生殖荷爾蒙所發出的訊息，當子宮體漸漸長大，子宮壁增厚，子宮內膜血管也會逐漸成熟，爲初經來潮做好準備。

初經來潮之後，子宮卵巢便邁向成熟階段，子宮內膜會週期性隨著卵巢荷爾蒙的影響，增厚剝落形成月經；子宮頸也同樣受到荷爾蒙的作用分泌物增加，這都是爲了孕育下一代做準備。

長高的重要階段

影響身高發育的主要因素有遺傳、營養、運動、睡眠、初經等。女孩生長發育快速時期在初經前，此時長骨兩端的生長板是生長最快的時期，一旦月經來了，生長板受女性荷爾蒙的影響，促進骨癒合的速度，骨頭鈣質開始沈積骨質，使得骨頭硬度增加，卻不再拉長，頂多再長高4～5公分，臨床上可藉由X光來監測骨齡，可以判斷骨骼生長情形。

乳房發育關鍵期

乳房主要是由胸肌、乳腺、乳管、脂肪及結締組織所組成。青春時期乳房開始發育，乳房的發育受遺傳、營養、運動等各種因素影響。乳房發育一般是從乳頭開始長大，年齡大約在9～10歲。10～11歲時乳腺增生，形成乳核，摸上去有一個結節或小硬塊，有輕微壓痛感。12～13歲時乳腺、乳管與皮下脂肪漸漸增加，乳房漸漸隆起豐厚並富有彈性，乳暈和乳頭的顏色變深。到了16～18歲，乳房的發育已逐漸成熟。女孩的乳房隆起常常造成小女生的困擾，甚至在與其他同學相處時會感到不自在，而刻意彎腰駝背來掩飾胸部的變化。這個時期是否穿戴內衣或該如何選擇內衣，便是很重要的課題。

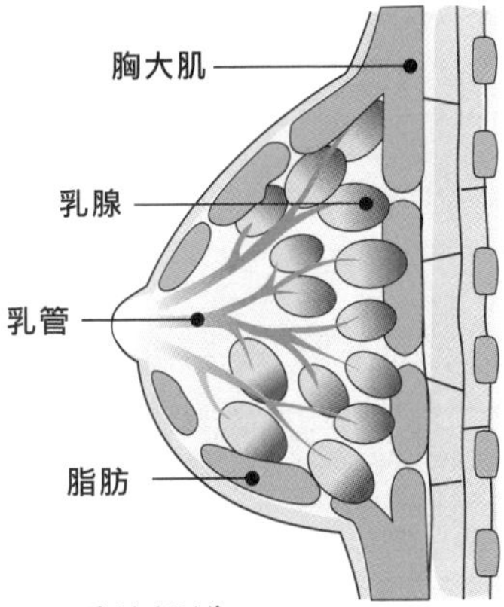

乳房的構造

心理產生微妙變化

人格特質的發展在青春期逐漸明朗成型，並且開始建立自我的價值觀，以及獨立思考的能力，人生觀也逐漸形成，但這些人格特質尚未十分成熟，往往缺乏社會經驗，容易受周遭環境的影響，這也是自我認知的一個重要時期。如何培養正向思考，學會自尊、自重、自愛，發展出自立性與自發性，對於青少年而言是相當重要的。

另外，青春期是性發育和性成熟的時期，這個階段開始對異性感到好奇與愛慕，看到喜歡的男生會臉紅心跳，開始體驗男女之間微妙的情愫，性慾開始萌芽會產生強烈的性感受和性幻想，少女陰道分泌物會增加，可能開始出現自慰的行爲，不必過度壓抑與限制，應給予正確的兩性知識，教導安全的性行爲。

青春期的女性正處於課業及升學的壓力較大的時期，熬夜、壓力可能造成內分泌失調而造成痘痘狂冒，甚至於月經失調。青春期是自我的認知重要時期，開始重視外表，也對於流行與美開始追求，有些少女可能因爲過度減肥，而造成無月經的現象，應學習正確的審美觀念，才能同時擁有健康與美麗。

陳醫師小叮嚀

迎接初經要做好的準備

1.初潮來時心理適應

以往兩性教育被刻意忽略，媽媽常不知該如何和女兒談論有關月經的問題，令許多小女生在初經來潮時，未有心理準備，而被突發性的陰道出血嚇到，感到不知所措。但隨著兩性教育的開放，家長可以在日常生活中教育正確兩性的知識，並教導衛生棉正確使用方式，讓家中即將邁入青春期的小女生，做好心理建設。

2.初潮生理包

初經來潮的時間是無法預期的，隨身準備好生理包，裡面預備著衛生棉2～3片及生理褲，也可以準備止痛藥，以備不時之需。

♥什麼是初經？

青春期女孩在生理上最大的轉變便是月經的來臨，第一次月經來潮稱為初經。

臺灣的小女生初經通常在11～15歲之間，平均為13歲，不過這因人而異，主要影響因素在於遺傳，通常小女生初經的年紀和媽媽初經的年紀不會相差太遠。現在小朋友大多攝取高熱量與高蛋白飲食，許多人可能提前到9～10歲月經就來了，也有人會晚一點到16～17歲才來。

一般而言，熱帶地區的女性或體型略胖的人初經較早，相反的，體重過輕、營養不良則初經較晚；一旦拖過17歲仍未有月經，即需要到醫院婦產科門診詳加檢查，是否為其他先天性性器官發育不良的問題。

每個月都會有月經嗎？

一般初經來潮之後，剛開始的月經週期並不是很穩定，而且也不是每個月都會排卵，但是隨著卵巢功能漸漸發育成熟，月經週期便會慢慢穩定下來，這段適應時期約需要1～2年左右時間。通常只要觀察就可以，並不需要特別調經治療；但是若是大約一～兩星期便來一次月經，或是月經量很多，或是滴滴答答拖上十幾二十天，則需要進一步治療，以免氣血流失過多。

初潮前的分泌物

當初潮來臨之前幾年，陰道開始會有一些透明黏液的分泌物出現時，常會讓小女生覺得濕濕黏黏的不舒服，甚至會出現發炎或搔癢的症狀，記得要經常使用衛生紙擦拭，保持乾爽，穿著棉質的內褲，避免穿著過度緊身的褲子。但是如果分泌物過多並產生不好的氣味，則要小心是否爲尿道或陰道的感染，可以進一步就醫檢查。

♥青春期調養重點

瑋庭是高二的學生，應該是正要享受著美麗而多采多姿的青春年華，然而她卻為了惱人的青春痘而成天煩惱不已。用遍了各種抗痘產品，卻不見療效，瑋庭為此甚至於不想上學，終日愁眉苦臉。小容是瑋庭的同班同學，個子嬌小體格瘦弱，看著瑋庭及其他同學日漸發育的身高與豐潤的乳房，因而對自己平坦的胸部及矮個子十分自卑，同時小容也發現自己的月經有時來有時不來，讓她不知如何是好。瑋庭與小容所遇到的問題同樣困擾許多青少年朋友，其實只要在青春期好好調養，要擁有美麗健康的青春年華並非難事。

子宮保養6要訣

青春期子宮、卵巢等生殖器官正處於成熟發育快速期，這些器官發育是否良好？內分泌是否協調？都會影響乳房發育、皮膚狀況、經期的順暢等。所以這時期的子宮保養，對女性維持美麗與健康是相當重要的。

1生活作息正常、避免熬夜

由於這個時期生殖內分泌系統發育旺盛，而子宮卵巢也處於發育時期，若長期熬夜、生活作息不正常，容易導致內分泌失調，影響子宮發育，甚至造成月經失調、痛經等現象。所以不熬夜，睡眠充足，對子宮的生長發育相當重要。

2營養均衡的飲食

青春期是生長發育的重要時期，身體許多器官組織生長快速，加上活動量大，故須注意營養的攝取。五大營養素均衡攝取對子宮發育也相當重要。月經來潮後，鐵的攝取尤須注意，要適當的補充鐵質，以免長期缺乏造成貧血。儘量避免吃冰品、冰飲料，冰冷的食物容易阻礙氣血，造成經血排出不順暢，引發痛經，也會造成分泌物增多。少吃烤、炸、辛辣等刺激性食物，易造成痰溼體質，引發經期不正常。青春期女孩有時爲了愛美減肥，過度節食甚至厭食，這會造成體內營養素嚴重缺乏，影響子宮卵巢發育，而形成無月經。

3適當的運動

適當運動可以加速身體的血液循環、促進新陳代謝，也可以幫助子宮收縮，避免子宮下垂。運動的項目，可依個人的喜好選擇，如瑜珈、慢跑、游泳、球類運動等。要避免長期久坐，下課時，建議可以做些簡單的伸展操，以免下半身的血液循環不佳，而造成子宮循環變差。

4保持愉快的心情

青春期正處於課業、升學及人際關係壓力較大的時期，熬夜、緊張和壓力，都可能使的內分泌失調造成月經不正常。應儘量放鬆心情，凡事盡力就好，避免得失心過大，尋求家人、朋友、師長的支持，保持開朗樂觀的心態，面對每一次的挑戰。

5注意個人清潔衛生

青春期時個人的衛生習慣相當重要，尤其是女孩子初經剛來，生理期時應勤換衛生棉，以免陰部悶溼，在高溫潮溼的環境容易造成病菌感染。洗澡時避免泡澡，宜採取淋浴的方式，內衣褲要每天更換清洗，保持局部乾爽清潔，如廁後，記得從前往後擦拭，以避免污染。

6穴位保健

三陰交、足三里、關元、太衝（請參考附錄272頁「簡易穴位按摩」）。

正確的皮膚保養

青春期的少男少女是愛美的時刻，偏偏這個時期的皮膚最容易好發青春痘，往往成了青少年們的一大困擾。造成青春痘的原因很多：

①**皮脂腺分泌旺盛：**青春期開始，臉部、前胸和後背的皮脂腺會開始分泌皮脂，皮脂的主要作用是滋潤及保護皮膚，若是分泌過多，則容易造成毛孔

阻塞引發青春痘。

②**毛孔堵塞：**過多的皮脂、過量的角質、壞死的表皮細胞都可能會堵住了毛孔，造成皮脂腺發炎而形成青春痘。

③**細菌增生與發炎：**痤瘡桿菌是皮膚毛孔中的正常菌種，一旦毛孔阻塞，痤瘡桿菌就會過度繁殖，引發毛囊發炎，甚至化膿。

④**荷爾蒙因素：**青春期之後，由於性荷爾蒙開始大量分泌，尤其是雄性激素會刺激皮脂腺分泌皮脂，皮脂腺分泌旺盛的結果，就會開始冒痘痘。女性生理期前一個星期或是懷孕時，也都會因爲體荷爾蒙改變而特別容易長痘痘。

⑤**情緒因素與生活習慣：**生活作息不規律、緊張、壓力、熬夜、睡眠不足等，都可能使得青春痘惡化。

⑥**遺傳、藥物、食物等：**藥物如類固醇、雄性素、避孕藥等；食物如油炸食物、巧克力、高熱量食物等，都可能加重青春痘產生。

預防青春痘的方式

①**正確的清潔：**青春期的肌膚首重清潔，除去臉上多餘的油脂，加強洗淨T字部位，可以避免過剩的油垢阻塞毛囊，造成黑頭粉刺、油光滿面、毛囊發炎、或青春痘。選擇溫和不刺激的清潔產品，以溫水清洗，洗臉時不可用力搓揉，每天洗臉次數可依膚質狀況及氣候變化來調整（中乾性肌膚1～2次，油性肌膚可增至3次，氣候炎熱汗出多時，可增加洗臉次數）。

②**避免擠壓青春痘：**青春痘擠壓容易造成感染與發炎，並且容易形成痘疤。

③**良好的生活作息：**保持正常作息、放鬆心情、睡眠充足，以及避免熬夜。

④**清淡飲食、防止便秘：**多吃蔬果多喝水以避免便祕，飲食清淡，避免油炸辛辣的食物、花生、巧克力等。

⑤**適當的保養品：**可以使用保溼性良好不含酒精成分的化妝

水、乳液，青春期膚質狀況良好，不須過分使用營養成分過高的保養品，過油產品反而容易造成毛孔阻塞。油性肌膚需選擇清爽型，乾性肌膚質則選用較爲滋潤的保養品使用。可定期使用去角質產品，一星期學約1～2次即可，過度使用反而會造成皮膚損傷。

⑥**注意防曬**：紫外線不僅容易造成皮膚的老化，也可能造成青春痘惡化，或是形成色素沉積，隨時要注意防曬的工作，使用適當的防曬用品如洋傘、遮陽帽、防曬乳液等。

⑦**穴位保健**：迎香、足三里、合谷、太衝（參考附錄穴位篇）

幫助生長發育的6個方法

青春期是生長發育快速的時期，在這個重要的時期，可藉由日常生活作息的調整、均衡營養的飲食，也可以選擇適當的中藥材加以調養，對於青春期的生長發育將有很大的幫助。

1適當的運動

根據研究指出，運動是刺激長高的最有效方法，尤其是藉由身體上下跳動的運動，最能刺激骨骼生長，如：籃球、跳繩、游泳、跳高等。過度的重量訓練，如：體操、舉重反而會妨礙生長，建議在成長階段最好能避免。

2多攝取鈣質及其他營養素

青少年正值骨骼生長重要時期，足夠熱量攝取相當重要，男孩每天約需2200～2700卡，女孩則需2100～2200卡。食物中的五大營養素皆應均衡攝取，其中以蛋白質與鈣質尤其重要。蛋白質是肌肉、骨骼與身體其他組織構成與修復的基本物質，而鈣質更是骨骼生長不可或缺的重要營養素，所以青春期時對於蛋白質與鈣質的需求很大，飲食應要額外補充。維生素D在骨骼發育中也扮演相當重要的角色，當體內缺乏維生素D時，骨的鈣化作用會受到嚴重影響。其他的如維生素C、及鋅、鎂等，也都有助於身高的發育。青春期發育期間多攝取魚、肉、蛋、奶，以及新鮮的蔬菜、水果等，更要注意不挑食，不偏食，不刻意減肥，注意均衡飲食。

3良好作息及充足睡眠

生長激素分泌最旺盛的時候，是夜晚入睡後的「慢波期」，不熬夜，睡眠充足，對成長發育都有較大的幫助，儘可能在晚上11點前上床休息。

4紓解情緒壓力

青春發育期正好遇上課業壓力最重的階段，許多青少年都會在此期間出現情緒壓力或心理壓力，而影響荷爾蒙的分泌，阻礙身高的發育。因此保持愉快心情，在課餘之時培養其他興趣，從事健康的課外活動，來紓解課業的壓力。

5轉骨藥方

所謂轉骨，便是趁著青春期生長發育較快的期間，運用一些中藥的作用，來幫助骨骼得到較好的發育，中醫認爲生長發育與氣血及脾腎有著密切關係，所以一般運用補氣養血，健脾補腎的方法來促使生長板的生長。在運用中醫的補腎藥時，也要小心遵循中醫師的指示，不能一昧的亂補，影響自身生殖內分泌系統，造成性早熟而提前使月經來報到，得不償失。

6穴位保健

委中、腎俞、大椎、足三里（參見附錄穴位篇）。

如何擁有傲人雙峰

現在整型風盛行，許多女生因不滿意自己的乳房，而進一步接受隆乳手術。其實若青春期能注意適當的調養，想擁有健康漂亮的雙峰，並不是一件難事，下列四種方法供您參考。

1注意營養的補充

①**奶、蛋、肉類：**牛奶、優酪乳、起士、蛋、牛肉、豬肉等含有豐富的蛋白質，能幫助胸肌生長，進而幫助乳房發育。

②**蔬果類：**深色及含有β-胡蘿蔔素的蔬菜，如：胡蘿蔔、韭

菜、波菜、綠花椰菜等，能幫助乳房發育。蘋果、哈密瓜、香蕉有豐富的膠質，而青木瓜含有的豐富木瓜酵素，可以分解蛋白質，搭配肉類食用，可使蛋白質吸收增加，達到豐胸效果。

③**含膠質類食物：**豬腳、雞腳、海參、鱔魚、鰻魚等則有豐富的膠原蛋白，能夠促進胸部支持組織的飽滿。

④**海鮮類：**蛤蜊、蚵仔（牡蠣）則含有鋅、銅等微量元素，皆有助於乳房的發育。

⑤**堅果類：**核桃、黃豆、松子、腰果、蓮子、杏仁、芝麻等，因含有豐富的脂質及蛋白質，對乳房發育也很有幫助。

2適當的運動

乳房的豐滿與否除了和乳腺組織及脂肪組織的飽滿有關之外，胸肌豐厚與否，也可以增加胸部豐滿的程度，所以適當的運動，如擴胸運動、游泳等，皆可達到豐胸的目的。

3中醫豐胸法

中醫豐胸乃從調理胃、肝、腎三經之氣來著手。中藥如當歸、熟地、淮山、紅棗、枸杞、黨參都具有補氣養血、滋陰補陽的功效，可以幫助乳房發育。以中醫處方再配合食物，如多吃膠質、蛋白質等也可以讓乳房豐滿而美麗。另外，也可以藉由胸部的按摩來達到豐胸的目的（如P40圖）。

4內衣的選擇

過早或太晚穿戴內衣，或不當的內衣，都會妨礙乳房的發育，一般而言，可稍微測量乳房的大小，用皮尺從乳房的上方較爲隆起處爲基準，經過乳頭到乳房的底部，上下距離若大於15cm時，就建議應穿著內衣。

一般建議純棉材料的內衣，穿起來感覺舒適容易吸汗，較不容易發生過敏及刺激現象。量一下胸圍，而且要先量乳房下方的下胸圍，再量乳頭處的胸圍，根據這兩個尺寸，來決定所內衣的大小型號，選擇正確舒適的內衣，才能讓你擁有健康漂亮的乳房。

胸部按摩

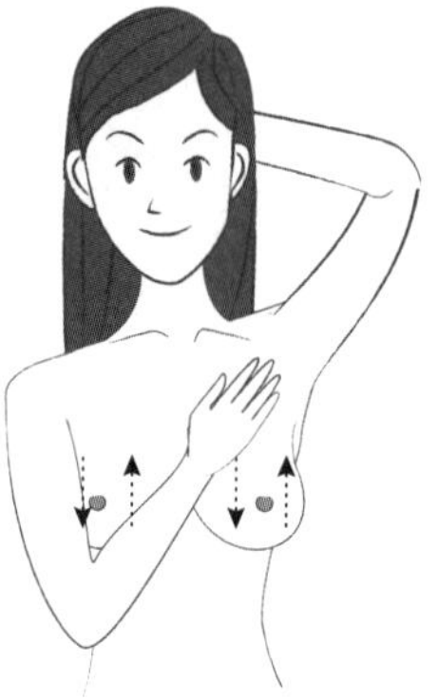

1

先用右手掌面在左側乳房上部（鎖骨下方），柔和地向下按摩至乳房根部，再向上沿原路線推回，反覆20～50次，換另一側乳房按摩。

2

用左手掌面自胸正中部橫向推按右側乳房直至腋下，返回時用五指將乳房組織拉回，反覆20～50次，換另一側乳房按摩。

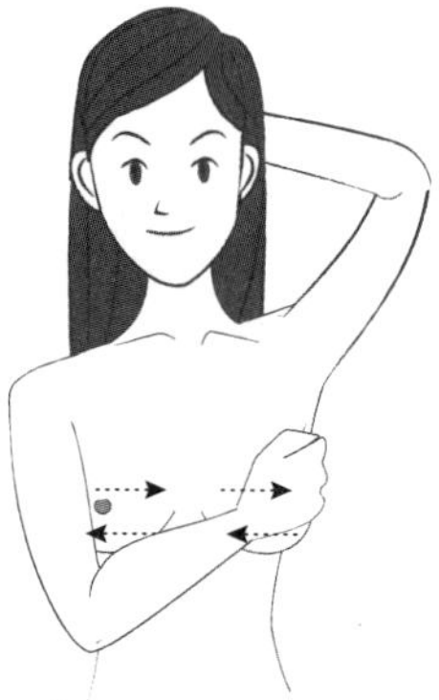

3

用熱毛巾敷兩側乳房3～5分鐘，用手掌部按摩乳房周圍，順時針按摩，再逆時針按摩，反覆20～50次。

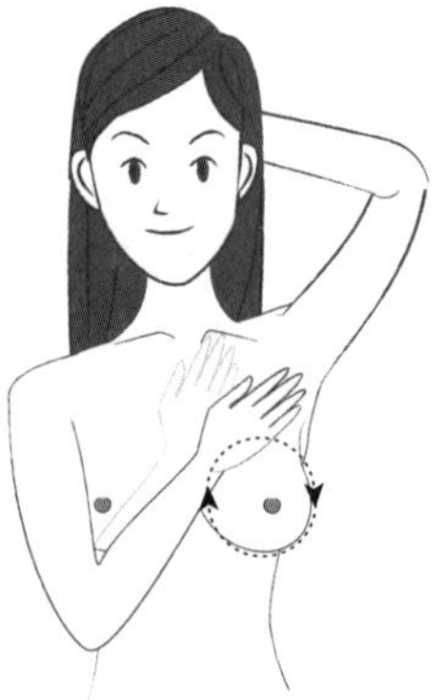

4

穴位按摩：乳根、中府、膻中、內關。

陳醫師小叮嚀

青春期前的子宮發育與調養

小寶寶一出生雖有男女性別的不同，但8歲前，小女孩體內的卵巢功能處於靜止狀態，並未發揮作用。子宮也處於初始狀態，雖然有內膜組織，但因為卵巢功能尚未發揮，女性荷爾蒙不足以影響子宮內膜，所以內膜處於在休眠時期，尚未發揮功能。但也有非常少數的女寶寶剛出生時，會出現一點點月經，這是因為小寶寶體內還有來自媽媽的女性荷爾蒙，尚未完全代謝所產生的現象，這種現象很快會消失，父母不必驚慌。若小女生在8~9歲前出現月經，則應該到醫院詳加檢查。

青春期前子宮調養

青春期前和青春期的子宮調養大致相同。

①早睡早起、睡眠充足：夜晚是生長激素分泌旺盛的時期，而生長激素與全身組織器官的生長發育息息相關，對子宮的生長發育也相當重要。

②均衡營養的飲食：兒童時期較容易偏食，造成營養不均衡。要養成小朋友飲食均衡的好習慣，五大營養素均衡攝取，對於子宮的發育相當重要。儘量避免冰冷飲食，影響子宮氣血循環，初經來潮後容易造成痛經的情形，也會使得分泌物變多。

③注意體重控制：現在的小朋友，因為飲食西化的關係，炸雞、薯條、可樂等食物大多含有過量的熱量，小胖子的比例也逐漸增加。要注意飲食均衡，少吃烤、炸、辛辣等刺激性的食物，容易造成痰溼體質，引發青春期的經期不正常。

④適當的運動：適當的運動可以加速身體的血液循環、促進新陳代謝，調整體內荷爾蒙，幫助子宮生長發育。建議選擇較有趣味性的運動，如：慢跑、游泳、球類運動等。避免久坐，下課時，做些簡單的伸展操，以免下半身的血液循環不佳，影響子宮氣血循環。

⑤注意個人清潔衛生：避免陰部悶溼，在高溫潮溼的環境容易造成病菌感染，內衣褲要每天更換清洗，保持局部乾爽清潔，如廁後，記得從前往後擦拭，以避免污染。

♥ 青春期調理藥膳
——子宮調養、豐胸、轉骨、美膚

青春期對於女生而言是一個相當重要的時期，子宮卵巢在此時期達到成熟狀態，而乳房與身高的發育及成長，也是最為快速的時期。在這個重要期間，不妨使用一些中藥藥膳來加以調理，可以使妳擁有健康美麗的青春期。

子宮調養藥膳

＊歸耆調經茶

材料 當歸1錢、黃耆3錢

作法 先將藥材以冷水洗淨，用1000cc水先煎煮黃耆，大火滾開後轉小火約15分鐘，加入當歸再煮3分鐘即可。

功效 當歸補血，黃耆補氣，對於貧血、免疫功能較差、經血量少、經血量過多的人是很好的茶飲。

＊補血歸芍蝦

材料 白芍1錢、當歸2錢、川芎1錢、熟地3錢、黃耆2錢、枸杞2錢、草蝦500克、米酒1小匙

作法
1. 草蝦挑除腸泥洗淨備用，藥材洗淨裝入紗布袋中。
2. 將草蝦及藥材放入電鍋中，加入500cc水及米酒，外鍋加半杯水，蒸熟後即可食用。

功效 補肝養血、化瘀止痛、活絡血氣、緩解經期不適症狀。

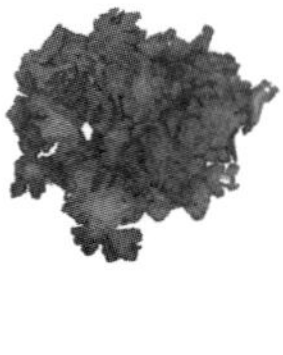

豐胸藥膳

＊豬蹄豐胸湯

材料 A.黨參3錢、白朮3錢、茯苓3錢、炙甘草2錢、麥冬3錢、通草1錢、當歸2錢、白芍3錢、枸杞4錢、淫羊藿1錢、紅棗5粒B.豬蹄2隻、青木瓜2個、生薑3片；米酒、鹽各適量

作法
1. 將A藥材裝入紗布袋中，入鍋加水1500cc，大火滾開後以小火熬煮約20分鐘，取湯汁備用。
2. 豬蹄洗淨切塊、汆燙；將青木瓜洗淨去籽削皮，切成塊狀。
3. 把豬蹄及青木瓜放置鍋內，倒入上述湯汁，加生薑、米酒後，以小火熬至豬蹄及木瓜爛即可，起鍋前加入少許鹽調味。

功效 能調補氣血、豐乳健胸。

＊木瓜燉排骨

材料 青木瓜1個、排骨半斤、薑片3片、蔥段少許、鹽少許

作法
1. 將排骨汆燙後備用；青木瓜洗淨去皮去籽，切成小塊。
2. 排骨與蔥段、薑片一起放入1500cc水中，以大火煮沸，再入青木瓜，轉小火燉煮至青木瓜軟爛，最後加鹽調味即可。

功效 豐胸健乳。

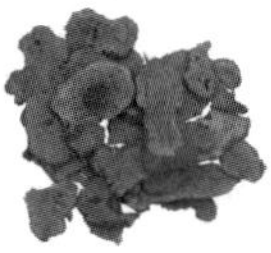

轉骨藥膳

＊八珍轉骨湯

材料 A.杜仲、續斷、黨參、當歸、黃耆、白朮、川芎、熟地黃、川七各3 錢

B.山藥、枸杞子、桂圓肉、蓮子各2錢；紅棗8粒、豬尾骨（俗稱尾冬骨）半斤，生薑約10克、鹽適量

作法 1. 先將尾骨汆燙去血水，切塊洗淨放入鍋內。

2. 將材料A洗淨裝入紗布袋，生薑切片，與材料B一起加1500 cc水，小火熬煮一小時後，入鹽調味即可。每週吃一次。

功效 補氣養血、補腎健脾，具有強壯筋骨，改善體質的效果。

＊增高粥

材料 黑糯米100克、枸杞子4錢、新鮮山藥20g、胡桃肉、桂圓肉各30克、紅棗6粒

作法 黑糯米先浸泡過，紅棗去籽；黑糯米和紅棗、山藥、枸杞子、胡桃肉、桂圓肉，加1500cc水同煮，以小火熬煮至成粥即可。

功效 補腎、健脾、幫助發育、促進長高。

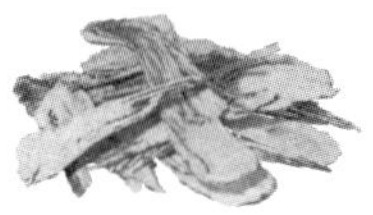

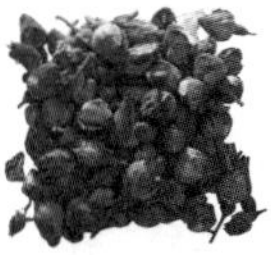

美膚藥膳

＊玫瑰綠茶凍

材料 玫瑰花20g、綠茶粉8～10g、蒟蒻果凍粉50g、糖140g

作法
1. 綠茶粉加200cc溫水攪勻，備用。將玫瑰花洗淨裝入紗布袋中，加300 cc水，大火滾開後轉小火約5分 鐘，藥汁備用。
2. 蒟蒻果凍粉與糖和勻，加500 cc水攪勻，再加1500 cc水，邊煮邊攪動，避免結塊黏鍋底，至煮沸，熄火。續加入玫瑰花茶水及綠茶粉水攪拌勻。
3. 室溫放涼後即可裝杯，放入冰箱半日即可食用。

功效 活血清熱、美白除痘。

＊銀花美膚蜜茶

材料 金銀花3錢、黃耆1錢、甘草1錢、蜂蜜少許

作法 將上述藥材以冷水洗淨，加水1000c.c.煮滾，再滾5分鐘，加入適量蜂蜜，即可飲用。

功效 清熱解毒，防癌殺菌，消暑除痘。

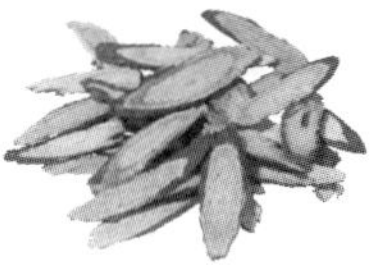

♥如何做好避孕？

隨著性觀念的開放，血氣方剛的年輕人往往容易陷入激情而想進一步發生親密關係，但如果未做好保護措施，激情過後所留下的後遺症，恐怕是條無辜的性命，也可能造成自己身心莫大的傷害。

青少年平時就應有正確的避孕觀念，並且要有健康的兩性關係，愛情是建立在尊重彼此的基礎上，在有衝動時，應想想這是雙方的意願嗎？已做好心理準備了嗎？這樣才不至於讓美好的青春年華變了調。

安全的性行為不但要能夠保護自己避免性傳染疾病，如梅毒、淋病、愛滋病等，也要避免在未預期的情況下懷孕，而不得已實施人工流產造成子宮的傷害，或甚至變成未婚媽媽。

所謂避孕便是藉由一些方法，干擾精子與卵子相遇，達到避孕的目的。方法有很多，主要功能在：①抑制排卵、②殺死精蟲、③防止授精、④干擾著床。

自然避孕法

藉由自然的方法達到避孕的目的，具有健康、經濟以及不違背宗教信仰的優點，但避孕效果較低。方法如下：

◎安全期推算法

❖失敗率：約15％。

推算安全期是所有避孕方法中最簡單卻也是最不安全的方法。首先，妳必須計算出排卵的可能時間，在這段比較容易受孕時期，避免同房或是同時採用保險套避孕。推算安全期有許多方法，例如基礎體溫法、月經週期日曆等。

①**基礎體溫法**（參考24頁「認識基礎體溫」）：藉由基礎體溫的測量來計算排卵期，再以排卵期來推算月經週期中安全期

及危險期。體溫上升當天、前後三天內應避免性生活。

②**月經週期推算法**：以月經週期來推算安全期，首先必需要記錄六個月以上的月經週期，區分出最長與最短的週期，月經期間的第一天就是週期的第一天。

危險期的計算方式爲最短週期天數減去18天即爲危險期的第一天；而最長週期天數減去11天即爲危險期的最後一天。

舉例來說，一個婦女其月經週期從25天到33天不等，那麼她的危險期從月經週期的第7天（25－18＝7）算起，直到第22天（33－11＝22）爲止；這其中16天必須避免從事性行爲，或是配合其他方法避孕。

③**排卵期測量法**：通常在排卵前24～36小時內，女性體內會產生大量黃體刺激素（LH），黃體刺激素會從尿液裡排出體外，這時便可使用排卵測試劑來偵測。

排卵測試劑跟驗孕棒一樣有兩條顯示線——T線跟C線；當發現T線顏色較C線深或相當時，則表示達排卵期，在當天或隔天行房，可以提高受孕機率。反之，不想受孕的女性朋友便要避開此段期間同房。

◎性交中斷或體外射精法

❖**失敗率：**50％。

男性在射精之前抽出陰莖，避免射精於女性體內，是古老的避孕法，這種方法是非常不安全的，因爲男性勃起時到射精前事實上已有些許分泌物流出，而這些分泌物中已含有精子，雖然數目不多，卻足以讓女性受孕。

人工避孕法

藉由人工的方法阻止精子與卵子結合，或阻礙受精卵著床。

◎保險套

❖失敗率：15％。

保險套避孕是較安全也是方便又快速的一種方式，尤其是針對時下的年輕人，因爲年輕人的性行爲一般都是較衝動的。

保險套避孕原理說明表

避孕原理	性交前，將保險套套在勃起的陰莖上，使精子無法進入陰道，達到避孕效果
優點	使用方便、副作用小，不但可以避孕，還可以防治因為性行為而傳染的性病，進一步保護女性因為性行為感染而產生的子宮頸癌
缺點	破壞快感或因保險套破損而失敗
使用方法	1.沿包裝邊緣拆封，用手輕擠出保險套，不可拉出，以免保險套破損 2.先用拇指和食指將前端的空氣擠出，再套於勃起的陰莖上 3.將保險套展開包住陰莖，要一直帶到陰莖根部，須小心避免指甲或粗糙物傷到保險套致破損 4.射精後，立即用手指臥住陰莖根部保險套的開口端，避免精液漏出，連同陰莖抽出陰道外 5.小心取下保險套，避免分泌物滲出，用衛生紙包好丟入垃圾桶，不可丟入馬桶、水溝
注意事項	‧未用過的保險套要保存在乾燥、涼爽的地方，避免陽光直接照射，以免溼度、溫度影響保險套的品質，尤其不可長時間放在皮夾或高溫的車內，會造成乳膠變質 ‧若要使用潤滑劑則只能使用水性潤滑劑，例如K-Y，不可使用油性潤滑劑，例如凡士林、按摩油等，因為油性潤滑劑會使保險套變質 ‧保險套具伸縮性，可不必擔心大小不適 ‧每個保險套只能使用一次，不可重複使用 ‧情趣保險套的花樣很多，選購時注意是否獲得合格認證
失敗率	15%

◎保險套使用方法

①將保險套從密封邊線拆開，用手輕輕擠出保險套。

②先將保險套前端貯存的空氣排出，以免套用時造成保險套破裂；在彼此性器官尚未接觸，但陰莖已勃起時馬上使用。

③擠出空氣後，再套上陰莖，順勢往下套至陰莖根部，套時要避免指甲劃破保險套。

④射精後，握住陰莖根部及保險套邊緣，小心將保險套取下。

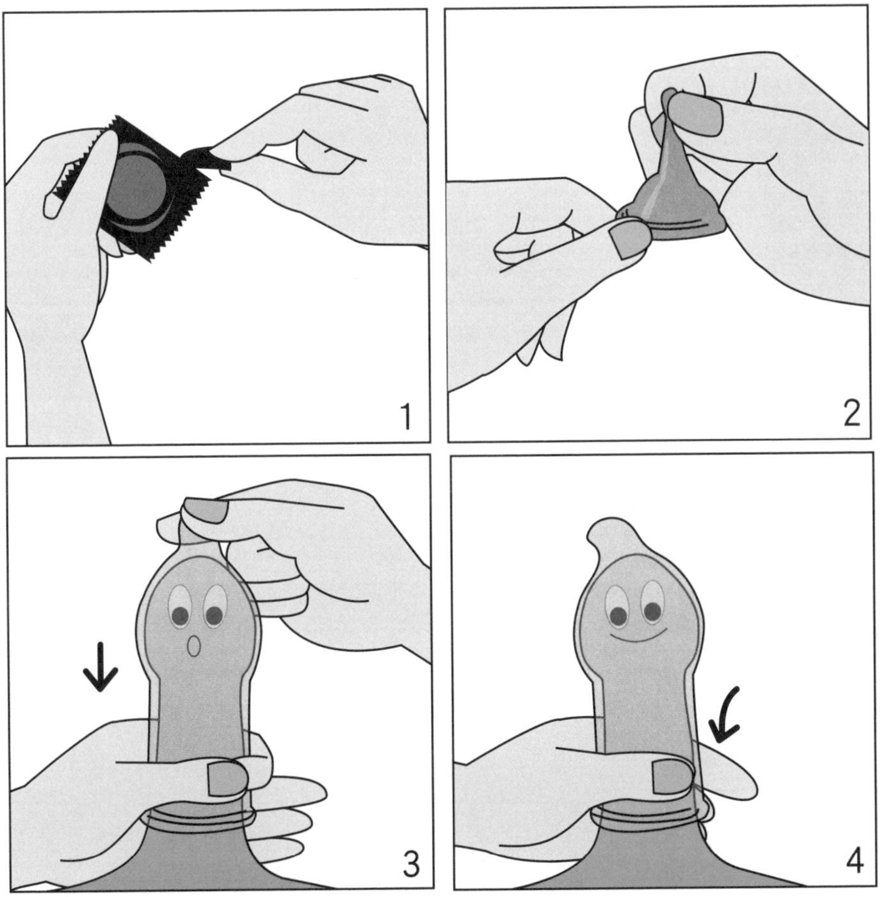

保險套使用方法步驟圖

◎子宮避孕隔膜

❖失敗率：6%。

子宮避孕隔膜俗稱爲女性的保險套，配合殺精子凍膠使用效果更好。

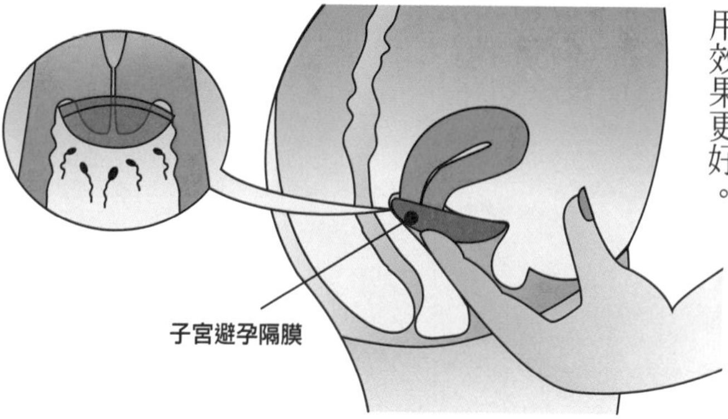

子宮避孕隔膜裝置位置圖

子宮避孕隔膜避孕原理說明表

避孕原理	以矽膠製成的薄膜狀物覆蓋在子宮頸口上方，以防止精子進入子宮中
優點	使用方便、副作用小
缺點	安裝較不易，需要有技巧，國人使用較少
使用方法	1.裝置時先排尿，把手洗乾淨，檢查子宮避孕隔膜有無破損現象，然後在子宮避孕隔膜上及彈簧圈上塗上殺精劑 2.採取站立彎腰的姿勢，一隻腳踩在凳子上。放置時應先將兩腿分開，用右手拇指、食指和中指將子宮避孕隔膜捏成狹長形，左手分開陰唇，然後將其沿陰道後壁送入陰道內；彈簧圈的後緣一直頂到陰道後上部，用食指將彈簧圈緊緊托住陰道頂部，恰好把子宮頸蓋住，再把陰道隔膜的彈簧圈前緣向上頂在恥骨後面 3.最後用手指進入陰道內檢查陰道隔膜是否將子宮頸蓋好，如果沒有蓋好，應取出重放 4.取出陰道隔膜的姿勢同放入時一樣，用洗淨的手指伸入陰道內鉤住彈簧圈輕輕向陰道外拉出即可。陰道隔膜取出後用溫水或肥皂水洗乾淨，乾燥後放在潔淨乾燥的盒子中，以備下次再用
注意事項	‧不適合使用：對乳膠或殺精劑過敏者、反覆泌尿道發炎者、子宮下垂患者 ‧必須在性交前裝入，並且在隔膜上及邊緣塗上殺精子的凍膠 ‧如果裝入後到性交時間超過4小時，則應再塗上殺精子的凍膠，一直戴著直到性交後6小時才拿掉 ‧最長不宜超過24小時，若放置時間過長容易引發金黃葡萄球菌感染而導致毒性休克症候群
失敗率	6%

◎子宮內避孕器

❖失敗率：0.6%。

子宮內避孕器是過去節育時代常使用的避孕方式之一，形狀有許多種，大多是較軟的塑膠材質及配合銅線圈。

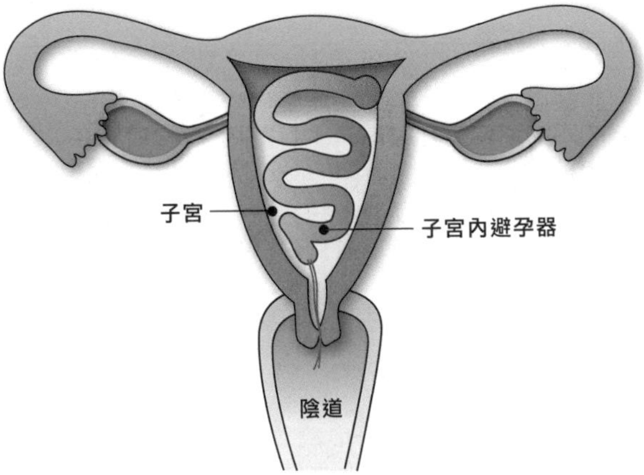

子宮內避孕器裝置位置圖

子宮內避孕器避孕原理說明表

避孕原理	‧子宮內避孕器可以加速輸卵管蠕動，減少受精機會 ‧子宮內避孕器會使子宮內膜產生異物感，使子宮內膜產生化學反應或增加吞噬作用，使受精卵無法著床 ‧避孕器所釋出的銅離子也會破壞精子
優點	‧對大部分婦女來說，副作用少，安全而且效果好，減少人為的疏失 ‧不影響性生活，不影響哺喂母乳 ‧想懷孕時，取出後當月，即可準備受孕
缺點	少數人有下列情況： ‧剛裝入的幾天有輕微的腹痛、腰痠及點狀出血，以後會自行停止 ‧月經量增加、經期時間延長 ‧刺激子宮頸，平時分泌物會增加 ‧極少數發生避孕器仍在子宮內卻懷孕或子宮外孕、子宮穿孔、骨盆腔發炎 ‧少於10%的人，其避孕器會自動排出體外
使用方法	一般是由專業婦產科醫師加以裝置，裝置3～5年左右最好更換
注意事項	‧不建議使用子宮內避孕器：未曾生產過的女性、容易骨盆腔發炎的患者（如過去曾經3次以上骨盆腔發炎者）、近3個月有骨盆腔發炎者、糖尿病、多重性伴侶、凝血功能異常、月經量過多 ‧裝置時間在經期即將結束還剩下一點點經血時或乾淨之後2～3天內 ‧裝置後一星期內最好不要有性行為 ‧裝置後即可開始工作，或休息一天即可工作 ‧每3～6個月經期結束後切記自行檢查，將手洗淨，食指或中指深入陰道內觸摸尼龍線尾是否存在，要注意避免拉扯線尾
失敗率	0.6%

◎口服避孕藥

❖失敗率：0.3%。

口服避孕藥是一種人工合成的，類似女性荷爾蒙之動情素和黃體素製劑。

口服避孕藥避孕原理說明表

避孕原理	‧影響腦下垂體使得濾泡刺激荷爾蒙（FSH）無法釋出，而阻止其對卵巢的刺激，一旦缺了FSH，濾泡即無法成熟，就無法排卵 ‧黃體素（prugesterone）可以干擾子宮頸黏液的製造，阻止精子進入也可以防止子宮內膜的發展，不利於受精卵著床
優點	‧性交前不必再採取任何措施 ‧使月經規則，經血減少，同時可以減輕痛經
缺點	‧少數人在服用初期有下列症狀：頭暈頭痛、噁心或胃不舒服、乳房壓痛、點狀出血、體重稍為增加。通常在兩、三個月後，這些症狀就會消失 ‧另一個可能發生的問題是血栓栓塞、子宮肌瘤的快速成長及黃疸，而35歲以上，抽菸且服避孕藥者，會增加罹患心臟病的機會 ‧營養學上發現使用口服避孕藥會缺乏葉酸、維生素C和B 12，若原本就有良好的健康與飲食習慣，較不易發生問題，如果原來就偏食或營養不良的婦女，則應補充維生素和礦物質
服用方法	不同劑量的避孕藥有不同的服用方式，第一次用藥，一般而言是從月經週期第5天，也就是月經來潮第5天開始服用第1顆。第一顆藥服用時間很重要，超過時間服用，常是避孕失敗的主要原因。有些低劑量的口服避孕藥，第一次服用時則一定要在月經週期的第一天。初次服用者，應先由醫師診療後再服用。必須記得每天服用，否則避孕會失敗，最好每天同一時間服藥，可保持血中一定濃度維持避孕效果。
注意事項	‧有以下狀況避免服用：有心臟病、糖尿病、高血壓、血管栓塞性病症、肝臟機能障礙、曾患乳癌或生殖器癌症者、子宮肌瘤患者；產後3～4週、餵母乳中；35歲以上，有抽菸習慣的人 ‧開始服用的第一週期效果比較差，最好併用其他方法避孕 ‧準備懷孕前3個月停藥
失敗率	0.3%

◎殺精子的藥劑

❖失敗率：12%

殺精劑經常與別種避孕法合併使用，如保險套、隔膜等。市面上有許多各式各樣的冷霜、凍膠、泡沫劑、氣溶膠、栓劑和錠劑，都是具有殺滅精蟲作用的化學劑，在性交之前擠入陰道。

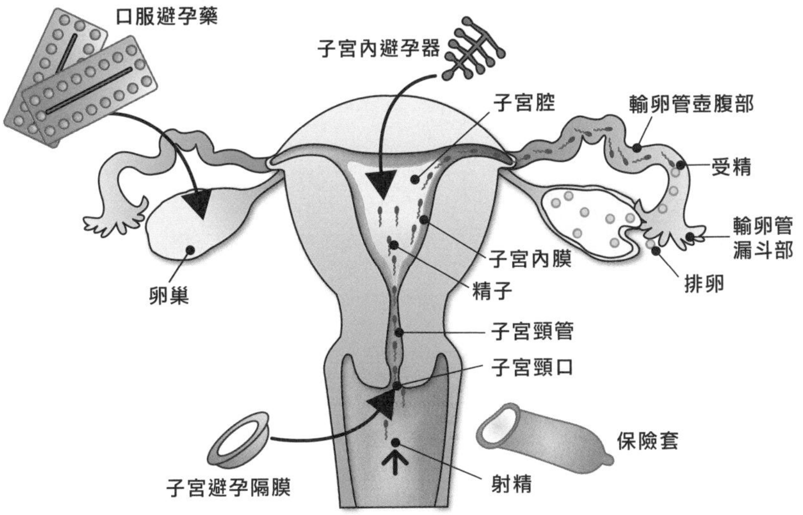

各種避孕方式的作用點及避孕原理圖

殺精子的藥劑避孕原理說明表

避孕原理	藉由化學藥物來殺滅精蟲
優點	‧方便快速 ‧同時具有潤滑陰道的效果
缺點	‧單獨使用失敗率較高 ‧性行為時間過長則藥效減低
注意事項	‧不適合使用者：反覆性泌尿道感染者、對殺精劑過敏者 ‧不同的製劑在性交前塞入陰道的時間亦不同，視藥物的物質而定 ‧性交後約六小時內避免沖洗
失敗率	12%

手術的絕育法

對於手術的方法，不管是男性或女性結紮，都是永久性的絕育方式。選擇此項方式避孕前，男女雙方一定要深思熟慮，避免將來後悔莫及。

◎男性結紮

❖失敗率：0.1%

可藉輸精管切除來達成，只需使用局部麻醉，在睪丸兩側的輸精管上切開2～3公分，隔開輸精管，切斷並結紮末端，最後縫合傷口皮膚，即完成手術。

殺精子的藥劑避孕原理說明表

避孕原理	阻斷精子運輸路線
優點	成功機率高
缺點	一旦手術後再接通機率小，所以手術前需仔細考慮清楚
副作用	包括血腫、傷口肉芽腫、感染、出血等
注意事項	．手術後須經4～6週或6～36次的射精後，輸精管內的精子才能完全清除，在此階段應採其他方法避孕 ．手術後一星期內避免粗重工作 ．結紮手術並不會影響性功能
失敗率	0.1%

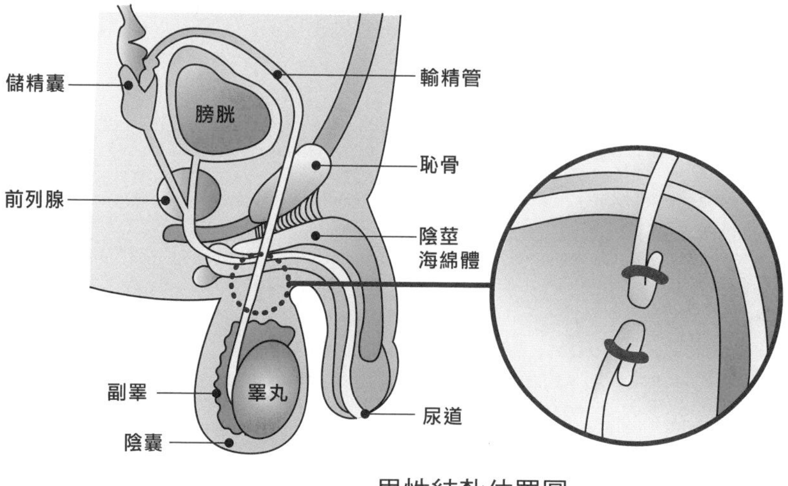

男性結紮位置圖

◎女性輸卵管結紮

❖**失敗率：0.2%。**

此項手術可藉由腹腔鏡實施，將輸卵管橫切、以夾子夾住或電燒等方式來阻斷輸卵管，須在全身麻醉下進行。

女性輸卵管結紮避孕原理說明表

避孕原理	阻斷卵子運輸路線，同時也阻斷精子與卵子的受精
優點	成功機率高
缺點	一旦手術後再接通機率小，所以手術前需仔細考慮清楚
副作用	有腸穿孔、感染、出血等
注意事項	・手術後一星期內避免粗重工作 ・結紮並不影響卵巢功能，更不會提早更年期
失敗率	0.2%

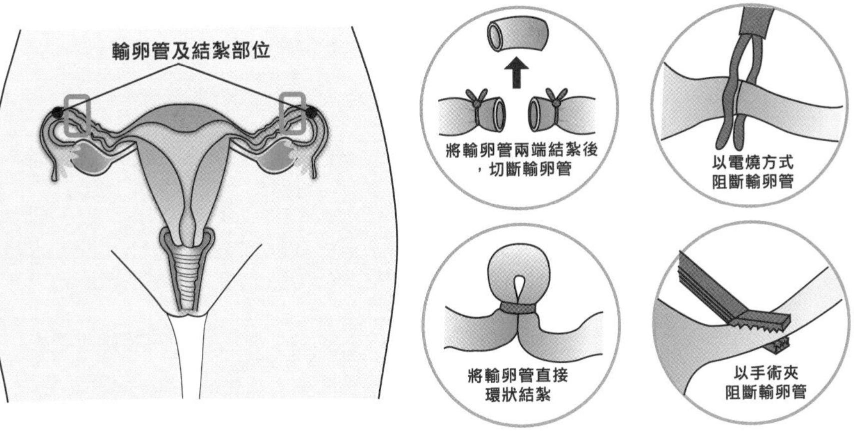

女性結紮位置及手術方式圖示

人工流產對子宮的傷害

人工流產的方式很多，目前主要以口服的藥物RU-486及子宮內膜吸引刮除術爲主，人工流產的方式都將對子宮造成莫大的傷害，在性行爲之前，一定要注意保護自己，以免造成無法彌補的傷害。

RU-486的作用機轉主要是藉由阻斷黃體素接受器，達到終止妊娠的目的。在使用RU-486十二小時後會開始抑制子宮內膜生長，使子宮內膜缺乏黃體素的支持，破壞胎盤功能達到流產的效用，它還可以刺激前列腺的分泌，加強子宮的收縮，幫助胚胎排出體外。

所謂的**子宮內膜吸引刮除術**是用金屬擴張器將子宮頸口慢慢擴張，放入金屬刮杓，慢慢的由子宮底往外刮除，並重複各個方向直到感覺到粗糙的子宮內膜面爲止，再將管子放入子宮內，連接著眞空抽氣機將胚胎、胎盤、子宮內膜一起抽吸出來。子宮內膜吸引刮除術可能會產生許多併發症及後遺症：

1手術時所出現的併發症

出血過多需要輸血；子宮破裂、穿孔並引起腹內臟器如腸、網膜、血管等傷害；子宮頸裂傷導致日後子宮頸閉鎖不全或子宮內沾黏；麻醉的危險性；致死性的血栓、空氣或羊水栓塞症；胚胎遺留造成細菌感染，嚴重者會引起敗血症。

2子宮內沾黏

過度子宮內膜刮除後，或於子宮內膜感染下進行手術，常會造成子宮內沾黏，引起月經量過少，經常性的痛經或是腹痛，不孕症及習慣性流產，並提高下次懷孕時前置胎盤、植入性胎盤的發生率。

3子宮頸閉鎖不全

手術中對子宮頸造成傷害，導至後來懷孕時出現子宮頸閉鎖不全，造成在懷孕中期的流產。

2-2 月經期

月經各種症狀

月經週期間隔約26～35天，經血排出天數約3～7天，每次月經所排出的經血量約為30～80cc。經血的顏色是鮮紅或暗紅色，帶有一點黏稠的感覺，有時候會夾雜一些小的塊狀物，這是子宮內膜組織，剝落後隨著經血而下。如果月經出現了一些症狀，便要加以注意，如月經不調、痛經等。月經不調是指月經的週期、經量、經色、經的質量出現異常。

痛經

巧韻是17歲的高中生，從初經開始，每次月經來時小腹就疼痛難耐，甚至於痛到冒冷汗、臉色蒼白，根本無法上學，一心只希望月經永遠不要來。淑玲則是32歲的上班族，結婚已有3年，仍未懷孕，近幾年來，每當月經來潮時，下腹脹痛的感覺一次比一次嚴重，甚至於在月經週期以外的時間也會感覺悶脹不適。經婦產科診斷才發現是子宮內膜異位症。

痛經的問題困擾著許多女性朋友，發生率甚至於高達50%以上，坊間許多人都認爲痛經就喝四物湯或中將湯就可以解決，但眞的所有的痛經這樣就可以解決嗎？其實藥物若不對證，反而有害而無利。

◎痛經分類

痛經是指女子在月經期間或行經前後，出現小腹疼痛，或伴隨其他症狀如：頭暈、頭痛、噁心、嘔吐、腹瀉和全身無力等症狀，可分爲「原發性痛經」和「繼發性痛經」。

所謂「原發性」是指患者骨盆腔內生殖系統沒有明顯的病變，發生的原因可能是子宮內膜前列腺素過多、子宮肌肉與纖維組織比例失調、子宮頸管的壓力過高等所造成。原發性痛經多少與體質和遺傳有關，心理因素例如情緒不穩定、神經過敏等也產生很大影響，通常發生在年輕未生育的女性。

「繼發性」則是骨盆腔內生殖系統有可見的病變，如子宮內膜異位、子宮肌瘤、子宮腺肌症、骨盆腔發炎、子宮內沾黏，以及生殖器官先天性異常者，多發生在30歲以上女性，疼痛較爲持續性，並且越來越厲害。

如上述巧韻應屬於原發性痛經，而淑玲則是因爲子宮內膜異位症所造成的繼發性痛經。

◎西醫治療

痛經的治療在西醫主要還是以前列腺素抑制劑、口服避孕丸爲主，若是有子宮內膜異位或子宮肌瘤患者則可能進一步建議手術。但有些病患擔心止痛劑或避孕藥所帶來的副作用，卻又不願意手術時，可藉由中醫的調整來改善痛經的問題。

◎中醫觀點

中醫治療痛經會依據病人的體質不同，歸類爲下列幾型：

①**氣滯血瘀型**：經前或經期小腹脹痛或刺痛、按壓時疼痛加劇，小腹下墜感，經色偏紫暗，會伴隨血塊，月經量少，經前乳房脹痛。

②**寒濕凝滯型**：經期或經後小腹冷痛或絞痛，熱敷可改善疼痛，經量少，經色偏黑。平常容易出現四肢冰冷、腹瀉等症狀。

③**濕熱下注型**：經前或經期甚至於經後數天小腹脹痛、按壓時疼痛加劇，經量多、經色偏紅，陰道分泌物較多。

④**氣血虛弱型**：經期或經後小腹悶痛且有下墜感，按壓時疼痛減輕，月經色偏淡而量少、質地稀薄，臉色蒼白，容易疲倦。

⑤**肝腎虧損型**：經後小腹作痛，經來色偏淡、經量少、質地稀薄，經來腰痠。

◎中醫治療

中醫的治療則是依每個人不同的體質狀況，給予最適合的藥物調理。但對於痛經治療的關鍵期是在經前五天到經行第三天，若能掌握時間及早用藥預防，可以將經痛症狀可減至最低。中醫認爲痛經大部分的病因是「瘀」和「寒」，是因爲氣血虛弱運行不暢所致，即一般人所認爲的「冷底」體質，可運用中醫溫經散寒養血的藥物來加以治療，但也需要根據病人體質狀況加以調整，否則反而容易上火，出現口乾舌燥、青春痘或便秘現象。

但是繼發性痛經如子宮內膜

◎經痛症狀自我檢查表

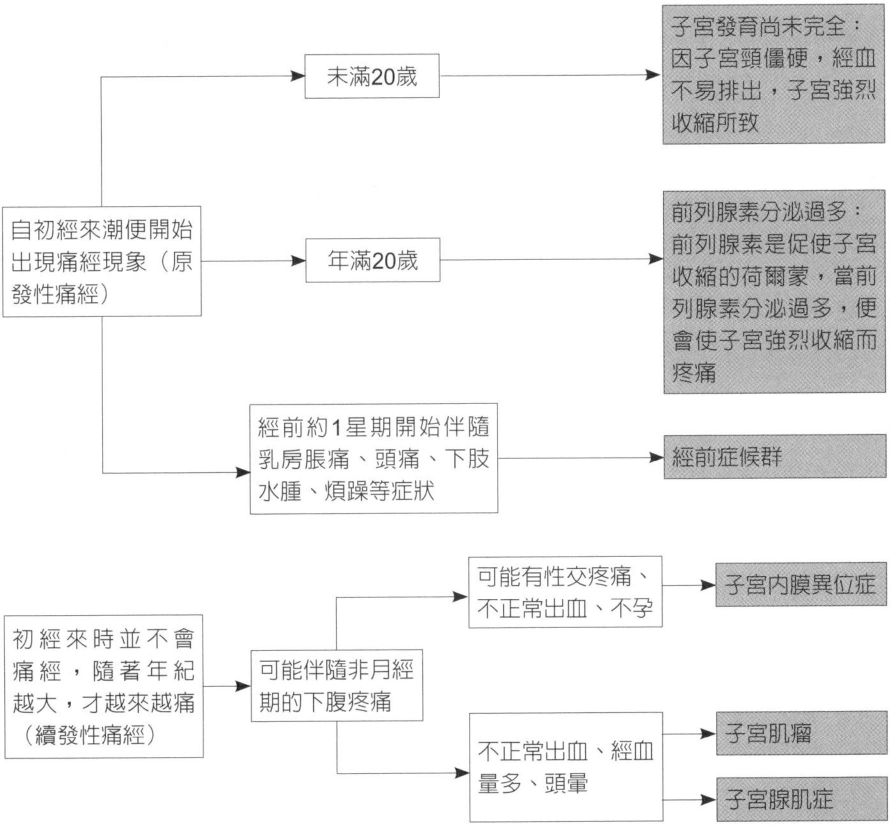
自初經來潮便開始出現痛經現象（原發性痛經）
未滿20歲
子宮發育尚未完全：因子宮頸僵硬，經血不易排出，子宮強烈收縮所致
年滿20歲
前列腺素分泌過多：前列腺素是促使子宮收縮的荷爾蒙，當前列腺素分泌過多，便會使子宮強烈收縮而疼痛
經前約1星期開始伴隨乳房脹痛、頭痛、下肢水腫、煩躁等症狀
經前症候群
初經來時並不會痛經，隨著年紀越大，才越來越痛（續發性痛經）
可能伴隨非月經期的下腹疼痛
可能有性交疼痛、不正常出血、不孕
子宮內膜異位症
不正常出血、經血量多、頭暈
子宮肌瘤
子宮腺肌症

異位症的病人，則是子宮病灶產生局部充血現象，發炎細胞聚集釋放激素造成疼痛，這種狀況依中醫理論，反而是一種溼熱的表現，隨便給予溫補的藥物，反而會造成症狀加重。

臨床上我們發現越來越多的女性痛經是屬於溼熱所引起的，千萬不可以隨便到藥房買四物湯、十全大補湯進補，反而造成更大的傷害，應經由醫師診斷，對症下藥，讓妳的「好朋友」來的時候，輕鬆自在。

月經週期不調

月經週期不調是指月經的週期出現異常。大致可分爲下列幾種：

月經週期異常症狀

症狀	說明	原因
無月經或閉經	分為「原發性閉經」超過18歲卻仍無初經來潮，以及「次發性閉經」本來有月經，但超過3個月以上無月經來潮	1.內生殖器或外生殖器病變，如無子宮症或陰道閉鎖。 2.染色體異常。 3.裝置子宮内避孕器。 4.早期懷孕或子宮外孕。 5.長期從事劇烈運動如馬拉松、體操等。 6.藥物影響如精神科用藥。 7.過度減重。 8.荷爾蒙分泌失調： a.月經初來前幾年荷爾蒙分泌系統尚未成熟。 b.更年期婦女荷爾蒙分泌不足。 c.長期緊張壓力、熬夜、睡眠不足，會導致荷爾蒙紊亂。 d.性荷爾蒙軸發生分泌失常，如多囊性卵巢症、腦下垂體腫瘤、高泌乳激素。 e.其他内分泌系統問題，如甲狀腺機能亢進或低下。
月經先期	連續2個月經週期提前7天以上，月經量基本正常	
月經後期	連續2個月經週期延後7～10天以上，月經量基本正常	
月經先後不定期	月經週期或前或後約7天以上	

◎中醫觀點

月經先期

證　型	表　現	治療藥物
氣血虛弱	容易疲倦、頭暈、經血量多、質地稀薄呈淡紅色	補氣養血：黃耆、當歸、川芎、熟地
肝鬱脾虛	胸悶易怒，經來腹瀉，經血濃稠血塊	疏肝補脾：柴胡、白芍、白朮、茯苓
血熱	自覺熱，口乾，經量多，經血濃稠色鮮紅或暗紅，血塊	涼血清熱：梔子、丹皮、生地
腎虛	腰膝痠軟，經量少，不孕	溫經補腎：菟絲子、淫羊藿、山茱萸

月經後期或無月經

證　型	表　現	治療藥物
血虛	容易疲倦，頭暈，經血量少或閉經，質地稀薄呈淡紅色	補氣養血：黃耆、當歸、川芎、熟地
肝鬱脾虛	胸悶易怒，經來腹瀉，經血濃稠血塊、經血量少或閉經	疏肝補脾：柴胡、白芍、白朮、茯苓
血瘀	經痛，血塊多，經量或多或少或閉經，經色暗紫	活血化瘀：桃仁、紅花、丹參
腎虛	腰膝痠軟，量少或閉經，不孕	溫經補腎：菟絲子、淫羊藿、山茱萸
痰濕瘀阻	體重增加，血塊多，量少或閉經	燥溼化痰祛瘀：茯苓、桂枝、蒼朮
寒濕凝滯	小腹冷痛，四肢冰冷，血塊，經量少或閉經	溫經散寒：小茴香、炮薑、香附

月經先後不定期

證　型	表　現	治療藥物
血虛	容易疲倦，頭暈，經血量少或閉經，質地稀薄呈淡紅色	補氣養血：黃耆、當歸、川芎、熟地
肝鬱脾虛	胸悶易怒，經來腹瀉，經血濃稠，血塊、經血量少	疏肝補脾：柴胡、白芍、白朮、茯苓
腎虛	腰膝痠軟，經量少，不孕	溫經補腎：菟絲子、淫羊藿、山茱萸

◎經來後期及無月經症狀自我檢查表

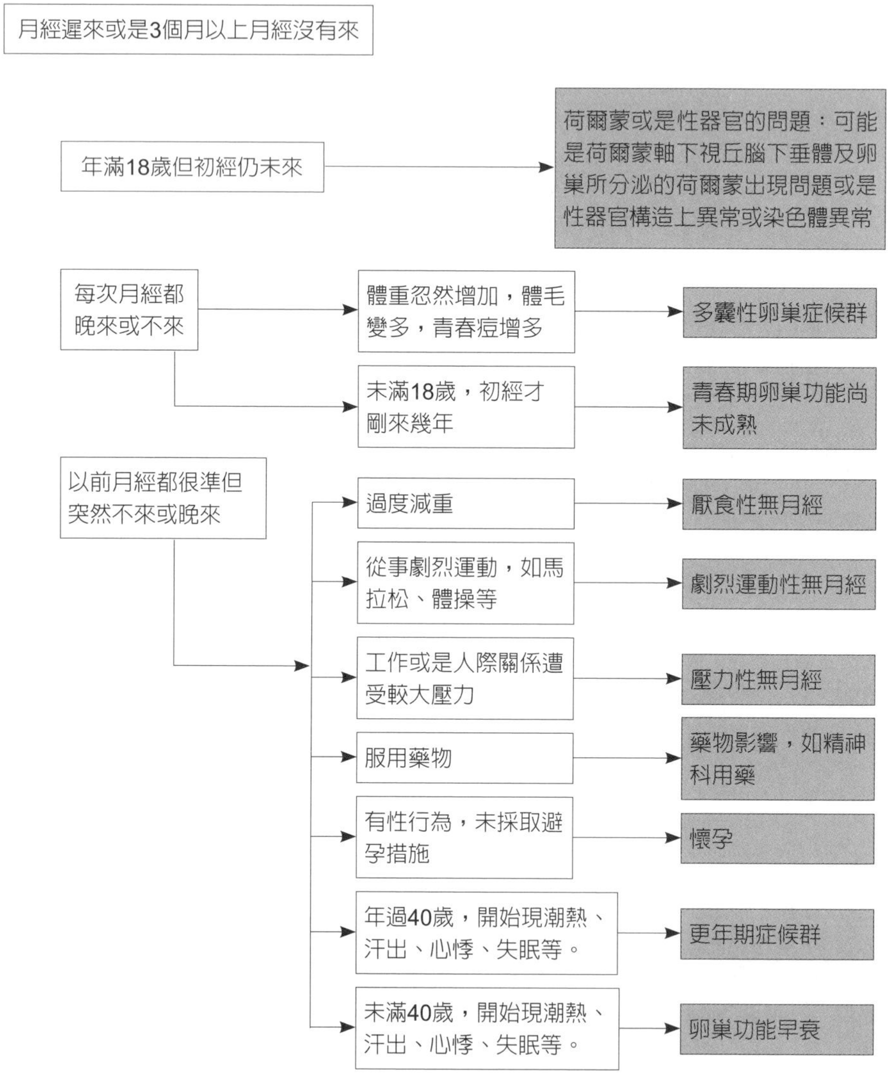
月經遲來或是3個月以上月經沒有來
年滿18歲但初經仍未來
荷爾蒙或是性器官的問題：可能是荷爾蒙軸下視丘腦下垂體及卵巢所分泌的荷爾蒙出現問題或是性器官構造上異常或染色體異常
每次月經都晚來或不來
體重忽然增加，體毛變多，青春痘增多
多囊性卵巢症候群
未滿18歲，初經才剛來幾年
青春期卵巢功能尚未成熟
以前月經都很準但突然不來或晚來
過度減重
厭食性無月經
從事劇烈運動，如馬拉松、體操等
劇烈運動性無月經
工作或是人際關係遭受較大壓力
壓力性無月經
服用藥物
藥物影響，如精神科用藥
有性行為，未採取避孕措施
懷孕
年過40歲，開始現潮熱、汗出、心悸、失眠等。
更年期症候群
未滿40歲，開始現潮熱、汗出、心悸、失眠等。
卵巢功能早衰

月經經量失調

月經經量不調是指月經的經量、經色、經的質量出現異常。可能出現經量過多、淋漓不止或經量過少等症狀。

症　狀	說　明	原　因
月經過多	一般月經來的天數約在3～7天，而平均經血量30～80cc，如果經血量較正常明顯增多，多於100cc，則為月經過多	1.骨盆腔發炎 2.子宮肌瘤 3.子宮內膜異位症 4.功能性子宮出血，多因黃體素或雌激素功能失調所導致 5.子宮頸息肉、子宮頸癌、子宮內膜癌 6.性荷爾蒙失調。 7.其他血液性疾病如血液凝血不良 8.裝置子宮內避孕器
月經淋漓	月經來時滴滴答答無法乾淨	
月經過少	月經週期基本正常，經血量較正常明顯減少，少於30cc，或天數少於3天，則為月經過少	1.子宮沾黏 2.服避孕藥 3.性荷爾蒙失調 4.子宮內膜過薄

◎中醫觀點

經量過多

證　型	表　現	治療藥物
氣虛	容易疲倦，小腹下墜感，經血量多、質地稀薄呈淡紅色	補氣升陽：黃耆、升麻、白朮、黨參
血熱	自覺熱，口乾，經量多，經血濃稠色鮮紅或暗紅，血塊	涼血清熱：梔子、丹皮、生地
血瘀	經痛，血塊經量多、經色暗紫	活血化瘀：桃仁、紅花、丹參

經來淋漓

證　型	表　現	治療藥物
血熱	自覺熱，口乾，經量多，經血濃稠色鮮紅或暗紅，血塊	涼血清熱：梔子、丹皮、生地
血瘀	經痛，血塊經量多，經色暗紫	活血化瘀：桃仁、紅花、丹參
心脾血虛	心悸，頭暈，臉色白，經色淡稀	補脾攝血：當歸、阿膠、白芍
腎虛	腰膝痠軟，經量少、淋漓不盡，不孕	溫經補腎：菟絲子、淫羊藿、山茱萸

經量過少

證　型	表　現	治療藥物
血虛	容易疲倦，頭暈，經血量少，質地稀薄呈淡紅色	補氣養血：黃耆、當歸、川芎、熟地
血瘀	經痛，血塊經量多，經色暗紫	活血化瘀：桃仁、紅花、丹參
腎虛	腰膝痠軟，經量少、淋漓不盡，不孕	溫經補腎：菟絲子、淫羊藿、山茱萸
寒濕凝滯	小腹冷痛，四肢冰冷，血塊，經量少或閉經	溫經散寒：小茴香、炮薑

◎經量多及不正常出血症狀自我檢查表

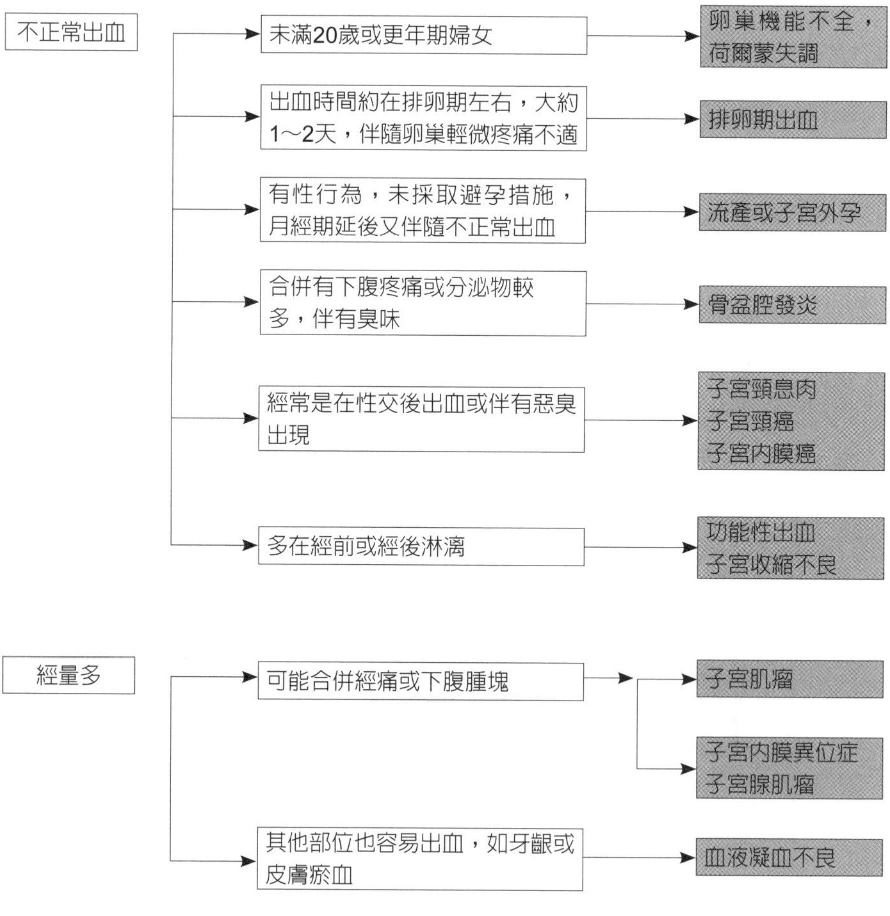

經前症候群

有些女性在排卵日到月經來之前的這段期間，因爲荷爾蒙變化的關係，可能會出現一些經前不適的症狀。通常症狀會在月經期消退，在下一次月經前的兩星期又開始出現，這些不舒服的症狀統稱爲「經前症候群」。常從青春期就開始、或懷孕後、使用避孕藥後、子宮切除或輸卵管結紮後出現症狀，一般認爲與遺傳有一定的關係。從初經到停經，大約有20％～30％的女性會受到經前症候群的影響，而有5％的女性，症狀嚴重到影響學業、工作、日常活動與人際關係。

◎常見的症狀

①**疼痛**：肌肉僵硬、頭痛、腹部絞痛、關節痛、全身痠痛。

②**行為改變**：日常功能減退、嗜睡、不喜歡出門、不參加社交活動、性慾改變。

③**自律神經反應**：暈眩、胸悶、頭暈、冒冷汗、自覺熱、嘔吐反胃、皮膚風疹塊。

④**水分滯留**：體重增加、乳房脹痛、水腫。

⑤**情緒障礙**：容易情緒化、哭泣、孤獨感、煩躁不安、情緒不穩定、憂鬱、緊張、失眠、健忘、意識恍惚、協調性運動功能差。

⑥**腸胃道症狀**：腹瀉、便秘、腹脹氣。

⑦**其他症狀**：容易感冒、口瘡、耳鳴、麻木感、視力模糊、進食型態改變。

◎中醫觀點

中醫對於經前症候群的治療，根據臨床上不同的症狀，大致分爲：

1肝氣鬱結——焦慮緊張型

此型最爲多見，臨床上多表現胸悶、易怒、焦躁、眩暈、經前頭痛及經前乳脹等現象。多因荷爾蒙不平衡，造成自律神經失調，而導致情緒變化。中醫治療以疏肝解鬱的中藥，如柴胡、白芍、鬱金等，具有調整自律神經系統的作用。

2氣血虛弱——倦怠、容易感冒型

有些患者明顯在每次月經前或結束後，開始出現疲倦、頭暈的症狀，並且容易感冒。一般多爲氣血虛弱導致免疫功能較差。中醫治療以補氣養血中藥爲主，如黃耆、當歸、白朮等，具有增強免疫力的作用。

3脾腎陽虛——腹瀉、水腫型

症狀多見經前手腳水腫、全身緊脹感，甚至體重也隨之增加，也有些人表現經前腹瀉，中醫認爲主要是因爲脾腎陽虛而造成水溼不化，進而影響全身水分代謝，因此在臨床上多用溫腎健脾、通經利水的中藥，如茯苓、白朮、黨參、澤蘭、薏仁等，可以幫助水分代謝。

4氣滯血瘀——全身痠痛型

患者主要在月經來前出現全身痠痛骨節疼痛的症狀，中醫認爲主要是因爲氣血瘀滯，而造成脈絡不通，治療以活血化瘀疏經活絡爲主，如桃仁、紅花、川七和當歸等。

5肝腎陰虛——口瘡、發熱型

這一型的病人在經前容易出現口腔潰瘍或是潮熱的現象，中醫認爲屬陰虛體質，而出現陰虛火旺的現象，治療主要以養陰清熱爲主，如枸杞、菊花、生地、丹皮、知母等。

月經週期保養

月經週期是女人很重要的特殊生理變化，隨著體內荷爾蒙的變化，女人的子宮卵巢也有所變化，影響範圍包括皮膚狀態、體內的代謝循環，甚至情緒的轉變。所以女性朋友在月經週期，針對不同時期的特點加以保養是相當重要的，如此一來，才能讓月經週期處於絕佳狀態。

心理調適放鬆法

月經來時情緒較為不穩定，可能會出現無精打采、情緒低落、緊張易怒、性慾降低或失眠等症狀，這種現象可能跟黃體激素和雌激素比例失調有關。

當出現上述現象，可以下列方法來調適情緒，減輕並舒緩症狀：

①**吐納呼吸：**穿著寬鬆的衣服舒適的坐下或躺下，背脊挺直。用鼻子緩慢而均勻的呼吸，想著將新鮮的空氣吸到丹田，接著緩緩的以嘴巴吐氣，吐氣的時間是吸氣的兩倍，重複5～10次。

②**運動：**適度運動有助促進血液循環、放鬆肌肉並排出水分，也能促進大腦製造腦內啡，有助全身舒暢。每週至少運動三次，每次不要少於20～30分鐘。有氧運動，散步、慢跑、騎單車和游泳都是不錯的方式。

③**多出去郊外走走**，曬太陽，藉由陽光療法使人心情愉悅。

④**發洩情緒，分享感受：**寫下被壓抑的情緒，將不滿的情緒發洩出來，如抱枕，也可以大笑或大哭一場，或與親朋好友姊妹淘一起分享心情會比較舒坦。

⑤**好好疼愛自己**，度假或逛街，做一些自己喜歡的活動，看看書、聽聽音樂、出去走走。

生理衛生確實做

①月經來潮期間應避免陰道灌洗及使用外陰噴霧劑，以免因得陰道酸鹼度的改變，進而造成感染情形或引發過敏反應。

②勤換衛生棉，以免陰部悶溼在高溫潮溼的環境，造成細菌黴菌感染，最好2～3個小時更換一次。

③經期間洗熱水澡可促進血液循環、鬆弛肌肉、解除痛經，但最好採淋浴方式避免泡澡。還可以藉由熱水袋或暖暖包來熱敷下腹，能夠減輕痛經症狀，也有預防的效果。

④月經期間，衣著以寬大舒適爲宜，儘量不要穿緊身不透氣的衣物，如皮衣、皮褲、牛仔褲、褲襪等，內褲選擇吸汗、透氣的棉質內褲。

⑤每天都要更換內褲。

⑥如廁後，由前往後擦拭，以避免感染。

飲食營養又均衡

①避免吃冰品、冰的飲料，食物中的西瓜、水梨、白菜、白蘿蔔、苦瓜、橘子、柚子、椰子、葡萄柚、綠茶等較涼性的食物也要減少攝取；最好避免吃生冷、油膩、酸澀的食物，因爲較易氣血阻礙，造成經血排出不順暢，而引發痛經。

②月經前少食高鹽食物，高鹽食物會使體內蓄積過多的鹽分和水分，使月經期間出現全身腫脹、頭痛、煩躁不安等現象。

③避免咖啡因（咖啡、茶、可樂等）或酒等刺激性飲料，因爲會加重經期的不適，所以對於這類的飲料的攝取也要限制。

④採低蛋白、高醣飲食，減少蛋白質、脂肪、鹽的攝取可緩解經期痛經、下腹悶脹等症狀。

⑤飲食應清淡，避免吃太鹹食物。少吃烤、炸或辛辣，如辣椒、咖哩、麻辣火鍋或醃製品。

⑥多吃高纖維食物，如蔬果及全穀類麵食、糙米、燕麥等食物，可以幫助腸胃蠕動，減少經期的便秘。

⑦月經期間，還應補充一些有利於「經水之行」的食品，如羊

肉、雞肉、紅棗、豆腐皮、蘋果、薏苡仁、牛奶、紅糖、益母草、當歸、桂圓等溫補食品，有利於經血的排出。

⑧經血流量較多，容易頭暈、貧血的女性，應適量攝取紅肉、黑芝麻、紫菜、海帶、蘋果、紅豆、蜜棗、紅菜、葡萄乾等含鐵質的食物來補血。

⑨高熱量的甜食，如巧克力、甜點能夠增加血液循環，減緩平滑肌的收縮與血管的痙攣，有助於緩解經痛。也可用三、四片生薑加上適量的紅糖煮湯當開水喝，可使經期的血塊順利排出，減少疼痛。

⑩月經期間女性凝血功能會較差，目的是爲了幫助排出經血，一些具有抑制血液凝結的藥物或食物，如阿斯匹靈、魚油和銀杏等，在月經期間應避免服用，以免造成經血過多。

⑪可經醫師指示適度服用適量的維生素或礦物質，如維生素B_6（100mcq），可紓解情緒、有助排出水分、乳房脹痛、疲勞；維生素A及D可以改善經前的粉刺及皮膚油脂過盛的現象；維生素C（1000mg）可減輕情緒緊張及經前口瘡；維生素E（400IU）可緩和乳房疼痛、焦慮沮喪；鈣（1200mg）與鎂（300mg）可預防經前子宮的痙攣及疼痛，鎂並能控制對食物的渴望同時穩定情緒，鎂同時可幫助鈣質的吸收。

皮膚保養撇步

經期因體內荷爾蒙的分泌急速下降、代謝變慢，皮膚對外在環境的防護力下降，因此會變得乾燥、敏感、暗沉。所以在皮膚保養方面，要多注意臉部清潔，潔膚用品最好有去油作用，每日用溫水清潔皮膚2～3次，特別是T字部位要加強清潔。防止乾燥導致肌膚粗糙和細紋，保溼很重要，選擇能鎖住水分及保溼功能較好的保養品。此外這時皮膚較敏感，宜選擇低敏感性產品，最好不要使用刺激性或營養成分太高或過於油膩的保養品。這段時間肌膚容易受紫外線影響，因此防曬與美白工作顯得格外重要。

經期女性因氣血流失，容易

感到疲倦，眼睛周圍容易出現黑眼圈及眼瞼浮腫現象。可在晚上洗完臉後，用熱敷加以改善，或用乳霜在眼睛周圍輕輕地畫圈按摩，以及點壓眼部穴位，也很有幫助。

其他注意事項

①女性在月經期間，身體的抵抗力比平常稍弱，生活最好規律、睡眠充足、不要過度疲勞、不要熬夜。

②注意保暖，經期禦寒能力下降，受涼易引起疾病，像是月經過少或突然停止。因而要避免淋雨、涉水、用涼水沖腳等。身體保暖也可以加速血液循環、鬆弛肌肉減輕痛經。

③穿著顏色較深的衣褲，保持心情愉快。

④傳統認爲月經期間不能洗澡、洗頭，這是不合時宜的，月經期間維持個人身體的清潔是相當重要的，但是洗澡應以淋浴爲主，小心不要著涼，洗頭後要儘快吹乾以免感冒。

⑤下腹局部熱敷，可用的暖暖包、熱水袋或將保特瓶裝熱水在腹部熱敷，可促進骨盆腔血液循環，幫助肌肉鬆弛、減緩疼痛。

⑥喝溫熱的水有助減緩經期的疼痛。

⑦下腹局部穴位按摩可緩解肌肉痙攣。

⑧多休息、多睡覺，讓自己舒服放鬆

⑨避免久蹲及搬取重物，以預防子宮下垂。

⑩若經血排出不暢，可於經期第1、2、3天各服用一帖生化湯，以利經血排出。

經期穴位保健

月經經量失調：三陰交、足三里、公孫、太衝

痛經針灸治療及穴位按摩：合谷、太衝、公孫、太谿、三陰交。針灸也可應用在痛經的治療；尤其在痛經發作時若配合針刺或按摩穴位，有助於即時緩解疼痛。

經前症候群：三陰交、足三里、內關、合谷、太衝。

舒緩痛經的運動

適當且規律的運動，促進血液循環、增加新陳代謝、舒緩身心壓力、減輕經期不適。但儘量避免過度激烈運動如有氧舞蹈、游泳，建議經期採行適當緩和運動如慢跑、散步、快步走、瑜珈、氣功等。

另外，也可藉由一些特殊動作緩解痛經。這幾種動作在經期與非經期都可以做，不僅能改善子宮收縮所帶來的疼痛，也能加強卵巢的功能，改善荷爾蒙的分泌，對女性很有幫助。

舒緩痛經的運動

1 膝胸臥式：採俯臥姿勢，臉朝下（可墊枕頭），以膝及胸平貼於地板上或是硬板床上，然後將屁股抬高，膝蓋彎曲跪著，使大腿與小腿呈90度，將臉、胸部、膝蓋碰到床面或地板，雙膝分開與肩同寬，一天三次，每次持續約5~10分鐘。

＊這種姿勢，對骨盆腔血流循環有幫助，可調整子宮前傾或後傾，減少經痛。

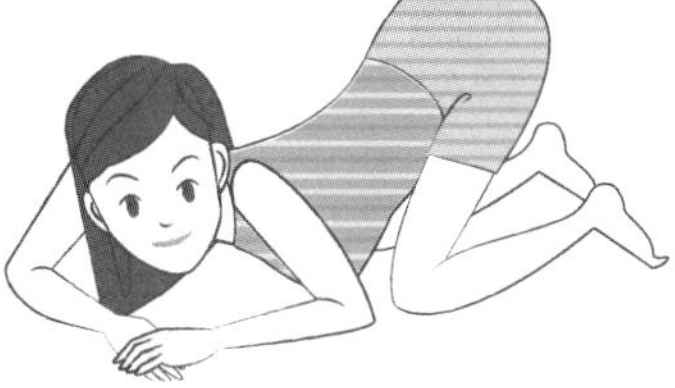

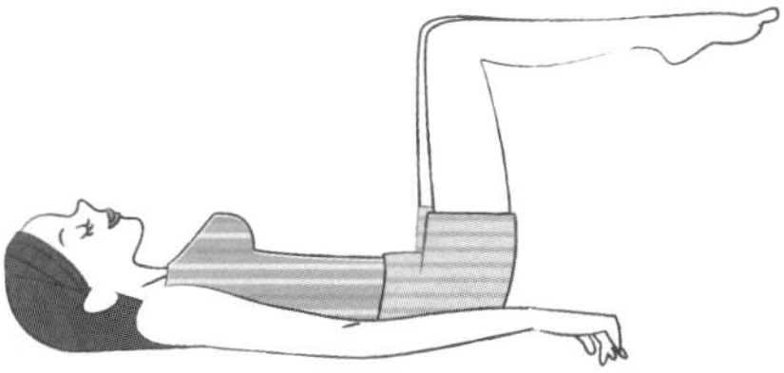

2 平躺後用厚棉被或墊子墊在小腿下，讓小腿與大腿之間的膝蓋呈90度角，如此躺一段時間可聽音樂來放鬆心情。

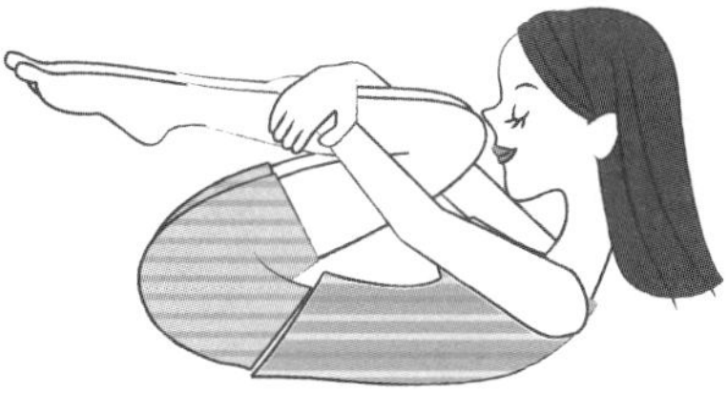

3 平躺後兩手抱膝，用力使膝蓋往腹部貼近，反覆數次。

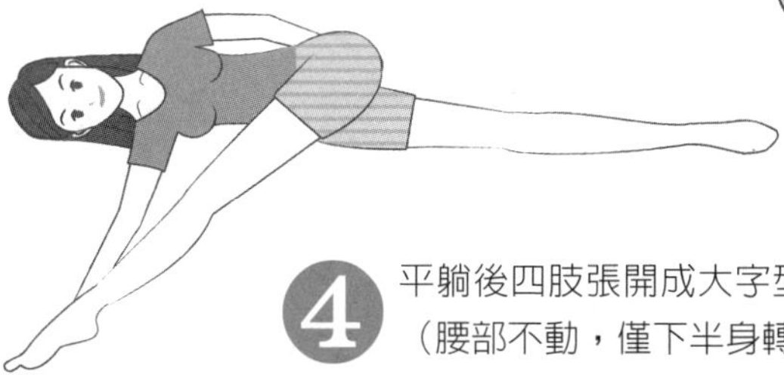

4 平躺後四肢張開成大字型，將右腿舉起放向左手邊，（腰部不動，僅下半身轉）左腿亦同反覆數次。

陳醫師小叮嚀

子宮保養三階段

經後期保養（濾泡期）

1. 經後期可以多攝取鐵質豐富的食物以利造血，如紅肉、黑芝麻、紫菜、海帶、蘋果、紅豆、蜜棗、紅菜和葡萄乾等。
2. 也可以依照醫師指示服用少量的四物湯。四物湯由當歸、芍藥、地黃、川芎四味藥組成，功能補血活血，是理血調經的基本方。但並不是每一個人都適合服用，體質偏熱證或實證則不適合使用，以免造成上火，出現口乾舌燥、便秘、冒痘痘等症狀。
3. 飲食均衡，不要過食冰冷的東西，發育期的青少年則要多攝取高蛋白的食物，如魚、肉、蛋、奶等，來促進乳腺發育。
4. 適當且規律的運動，可促進血液循環、增加新陳代謝、調節自律神經系統，有助於體內荷爾蒙協調，以利於濾泡的成熟與發育。
5. 濾泡期至排卵期，皮膚處於一個較為平衡的狀態，體內雌激素分泌最充裕，肌膚的血流量增加，是新陳代謝最快速、吸收營養最好的時候，肌膚變得光滑細緻。這段時期仍須注意適當的清潔，可以利用這段時間給予肌膚更深層的滋潤和保溼，使用一些營養成分較高、保溼效果較好的保養品，以增加肌膚的滋潤與光滑。每天補充足量的水，多飲用檸檬水，對皮膚具有美白效果。
6. 穴位保健：足三里、三陰交、太衝。

排卵期保養

1. 排卵期子宮頸腺體會分泌許多像蛋白的黏液，注意保持局部乾爽，避免長期使日常護墊，儘量不穿緊身的衣物，內褲選擇吸汗透氣的棉質內褲。
2. 有些人排卵時會伴隨著左側或右側下腹悶痛或1~2天輕微出血，這是正常的生理現象，不用過度緊張，保持愉悅心情，可以減緩不舒服的症狀；但是若疼痛劇烈，或是出血量較多時間也較長，則應進一步就醫診治。
3. 打算生育的女性朋友，可測量基礎體溫來初步預測排卵時間，在排卵期前後放鬆心情，營造浪漫氣氛，讓身心做好最佳準備。

4. 對尚未打算生育的人，則要選擇適合的避孕法，做好預防措施。
5. 穴位保健：內關、足三里。

經前期保養（黃體期）

1. 經期前有些人會出現下腹部或下肢浮腫的現象，這是因為黃體素的作用造成水分的蓄積，飲食應減少鹽分攝取，避免造成水腫情形加重。可以多吃紅豆、薏仁等食物，因為紅豆富含鐵質又有利尿的功能，薏仁則有利溼的作用，可以減輕水腫現象。
2. 避免在睡前2個小時喝過多的水，因為夜間活動力降低，基礎代謝率也較為減緩，如果這時候攝入過多水，容易造成水分蓄積狀況加重。
3. 有些女性在經期前會有食慾大增的問題，通常這是荷爾蒙的作用所引起的，但要適度節制以免造成肥胖問題。
4. 多補充含鈣、鎂、鋅等礦物質及維生素B_6和維生素E等，對於經期前與經期的不適有緩解的作用。
5. 另月經前期最好不要減肥，因為刻意壓抑食欲，容易造成情緒低落與焦慮。
6. 這個時期因為黃體素的影響，造成皮脂腺肥厚而阻塞，容易長青春痘，飲食儘量清淡，避免油炸甜膩的食物，並且避免熬夜，以免造成青春痘的增多。
7. 月經前期陰道容易有較多的分泌物，注意保持局部乾爽，避免長期使用日常護墊，衣著以寬大舒適為宜，儘量不穿緊身不透氣的衣物，內褲選擇吸汗透氣的棉質內褲。
8. 皮膚保養方面，這個時期，血液中黃體素和雌激素的平衡逐漸失調，黃體素分泌增加，皮脂與黑色素分泌變得旺盛，痘痘、粉刺和膚色暗沉等現象開始紛紛顯現。肌膚在保養上要特別注重卸妝和清潔，特別是油性皮膚更要預防毛孔堵塞。保養時應該要以控制油脂分泌為重點，最好還能具有溫和、維持肌膚充足水分的洗面乳及化妝水。這個時期肌膚較為敏感，避免使用刺激性強的保養品，例如磨砂、去斑、去痘等產品；肌膚保養的程序儘量簡化，選擇保溼性佳的化妝水及乳液即可。另外要特別加強防曬與美白，即使在秋冬季也要注意防曬，選擇含維生素C等具美白效果的產品保養肌膚。
9. 穴位保健：三陰交、太衝、關元。

♥ 經期調理藥膳

對於月經各種不調症狀，最好先至醫院請婦產科醫師詳細檢查，看看是否有特殊問題，針對問題加以治療。以下提供的一些藥膳，可作為月經不調的婦女平時保養的方式。

月經先期

＊涼血涼拌芹菜

材料 生地黃3錢、丹皮2錢、枸杞子1錢、西洋芹菜30克、鮮山藥15克、紅蘿蔔15克、和風醬適量

作法 將藥材放入紗布袋中，將藥材放入500cc水，大火煮開後，轉小火滾煮30分鐘取藥汁備用，將西洋菜、山藥、紅蘿蔔洗淨切片，加入藥汁和風醬拌勻，灑上枸杞子即可食用。

功效 清熱涼血，主治月經提前，經量多，經血鮮紅，經質濃稠，時有血塊。

＊烏骨雞歸耆湯

材料 烏骨雞1隻，當歸、黃耆、茯苓各3錢、鹽少許、米酒1小匙

作法 將藥材洗淨放入紗布袋中，另將雞洗淨，把藥袋放入雞內，放入砂鍋內加水淹滿雞隻，小火燜煮爛熟，去藥渣，加入鹽及米酒調味，即可食用。

功效 健脾養心、益氣養血、適用於月經提前、經量過多、經質較稀、精神疲倦、心悸、失眠等。

＊逍遙調經茶

材料 柴胡2錢、白芍2錢、白朮2錢、薄荷1錢

作法 將藥材放入紗布袋中，放入600cc水，大火煮開後，轉小火

滾煮20分鐘，即可飲用。

功效 疏肝調經；適用於月經提前、月經色紅或紫、乳房及小腹脹痛等。

月經後期或閉經

＊八珍豬肝湯

材材： 黨參5錢、茯苓3錢、山藥4錢、炙甘草與當歸各2錢、熟地3錢、川芎1錢、白芍2錢、豬肝半斤、太白粉10克、薑3片、麻油適量

作法 將藥材洗淨，裝入紗布袋中，以600cc水煎煮30分鐘，取藥汁備用。將豬肝切片洗淨，裹上太白粉後，以沸水汆燙以去除腥味，快速撈起。將藥汁滾沸後加入麻油、薑片及鹽少許調味，最後將豬肝放入滾煮約1分鐘，熄火悶煮1分鐘，即可食用。

功效 補氣養血調經；適用於氣血虛弱、月經延後、經血量少、經血顏色淡，甚至於經閉的現象，伴隨容易疲倦、頭暈、面色蒼白或萎黃，心悸。

＊溫經羊肉爐

材料 黨參5錢、桂枝2錢、吳茱萸2錢、炙甘草2 錢、當歸2錢、川芎1.5錢、黃耆3錢、生薑15克、小茴香1錢、羊肉100克、高麗菜半顆

作法 將上述藥材洗淨放入紗袋中，加水800cc大火煮開轉小火煎煮30分鐘，藥汁備用。將羊肉洗淨切塊，以滾水燙過去血水，將羊肉撈起，放入砂鍋中，煮至羊肉爛熟，加入藥汁及高麗菜，調味後即可食用。

功效 溫經散寒；適用於虛寒性月經後期、月經色暗紅量少、小腹疼痛、畏寒肢冷、面色蒼白。

＊二陳粥

材料 陳皮1錢、半夏1錢、茯苓5錢、甘草1錢、白米100克

作法 將藥材洗淨裝入紗布袋，加水500cc大火煮開轉小火煎煮20分鐘，藥汁備用。將白米洗淨放入砂鍋，加水用小火煨煮成稠粥，將藥汁加入，拌勻，繼續煨煮至沸，即可食用。

功效 燥溼化痰；適合月經延後、屬痰溼內阻、體重增加、血塊多、經量少或閉經。

經量過多

＊益母草涼血粥

材料 益母草3錢、生地黃4錢、蓮藕汁40cc、生薑汁2cc、蜂蜜10cc、白米100克

作法 將益母草、生地黃洗淨，裝入紗布帶中，加水500cc大火煮開轉小火煎煮20分鐘，藥汁備用。將白米洗淨放入砂鍋，加水用小火煨煮成稠粥，加入藥汁、蓮藕汁、生薑汁、蜂蜜，拌勻，繼續煨煮至沸，即可食用。

功效 清熱涼血；主治月經提前、經量多、經血鮮紅、經質濃稠、時有血塊。

＊補中益氣茶

材料 黨參3錢，白朮3錢，黃耆3錢，當歸2錢，柴胡3錢，陳皮1錢，升麻1錢，甘草1錢

作法 將藥材放入紗袋中，加水600cc以大火煮開，轉小火再煮20分鐘，代茶飲用。

功效 補脾調胃，升陽益氣；適用於經血量多、質地稀薄呈淡紅色、容易疲倦、小腹下墜感。

經量過少

＊補血歸芍蝦

材料 白芍1錢、當歸2錢、川芎1錢、熟地3錢、黃耆2錢、枸杞2錢、草蝦500克、米酒1小匙

作法 草蝦挑除腸泥洗淨備用，將藥材洗淨裝入紗布袋中，將草蝦及藥材放入電鍋中，加入500cc水及米酒，外鍋加半杯水，蒸熟後即可食用。

功效 補肝養血，活絡血氣；適用於氣血虛弱、月經量少、頭暈、心悸等症狀，並可以緩解經期不適症狀。

＊桃紅四物粥

材料 桃仁1錢、紅花1錢、當歸2錢、川芎1.5錢、熟地3錢、白芍2錢、紫米100g

作法 將藥材洗淨裝入紗布袋，加水500cc大火煮開轉小火煎煮20分鐘，藥汁備用。紫米洗淨，浸泡半小時，放入砂鍋，加水用小火煨煮成稠粥，加入藥汁，拌勻，繼續煨煮至沸，即可食用。

功效 活血化瘀；適用於瘀血停滯、經量過少、經色暗、血塊、小腹刺痛。

＊菟絲山藥排骨粥

材料 菟絲子3錢、鮮山藥20克、小排骨30克、白米60克、雞湯2匙

作法 先將排骨汆燙去血水，山藥削皮洗淨後，切塊備用，將菟絲

子裝入紗布袋中，將紗布袋、小排骨、鮮山藥、1500cc水及白米熬煮成粥，起鍋前加入雞湯2匙及少許鹽巴調味，即可食用。

功效 溫經補腎；適用於腰膝痠軟、經量少、淋漓不盡、不孕。

經來淋漓

＊歸脾止血茶

材料 黨參2錢、白朮2錢、龍眼肉2錢、炙黃耆1.5錢、當歸2錢、遠志2錢、炙甘草1錢、薑2片、紅棗3枚

作法 將藥材放入紗布袋中，放入600cc水，大火煮開後，轉小火滾煮20分鐘，即可飲用。

功效 補脾攝血；適用於月經淋漓、經色淡質稀、心悸、頭暈、臉色蒼白。

痛經

＊玫瑰益母去瘀茶

材料 玫瑰花2錢、益母草3錢、澤蘭2錢、黑糖8公克。

作法 將藥材洗淨裝沙布袋中，放入鍋中加入500cc水，大火煮開後轉小火，熬煮10分鐘，加入黑糖攪拌，即可飲用。

功效 理氣活血化瘀；適用於氣滯血瘀型的患者。

＊薑母紅棗茶

材料 薑母、紅棗各20克、紅糖10克。

作法 薑母洗淨切片，紅棗去核，放入鍋中加入500cc水，大火煮開後轉小火，熬煮10分鐘，加入紅糖攪拌，即可飲用。

功效 溫經散寒；適用於寒凝型的患者。

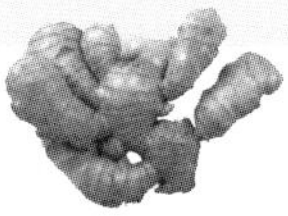

＊蓮藕薏仁粥

材料 蓮藕粉10克、薏仁、白米各30克

作法 將薏仁、白米洗淨，浸泡20分鐘，加水1000cc煮成稀粥，粥成後灑入蓮藕粉攪拌均勻，即可服用。

功效 利溼清熱涼血；適用於溼熱型的患者。

＊歸耆調經茶

材料 當歸1錢、黃耆3錢

作法 先將藥材以冷水洗淨，用1000cc水先煎煮黃耆，大火滾開後轉小火約15分鐘，加入當歸再煮3分鐘即可。

功效 補氣養血；適合氣血虛弱型的患者。

＊首烏枸杞麵線

材料 首烏5錢、枸杞3錢、桂枝1錢，麵線300克

作法 將藥材洗淨，首烏及桂枝裝入紗布袋中，將紗布袋放入鍋中加入500cc水，大火煮開後轉小火，熬煮10分鐘，取之備用。將麵線加水煮熟撈起，加入藥汁及枸杞，略滾後，即可食用。

功效 滋補肝腎；適合肝腎虧損型的患者。

經前症候群

＊逍遙解鬱飲

材料 柴胡、夏枯草、枳殼各3錢；白芍4錢、丹參4錢、紅糖適量

作法 先將藥材以冷水洗淨，裝入紗布袋中，用1000cc水大火滾開後轉小火約15分鐘，加入紅糖調味即可食用。

功效 疏肝解鬱；適用於焦慮緊張型。

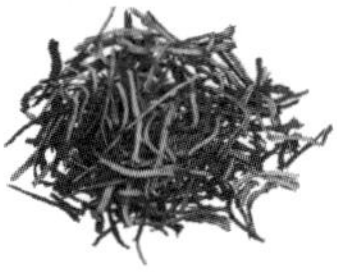

＊歸耆調經茶

材料　當歸1錢 黃耆3錢

作法　先將藥材以冷水洗淨，用1000cc水先煎煮黃耆，大火滾開後轉小火約15分鐘，加入當歸再煮3分鐘即可。

功效　當歸補血，黃耆補氣，適用於頭暈、容易感冒型。

＊川七烏骨雞

材料　川七3錢、益母草5錢、當歸2錢、烏骨雞肉500g

作法　先將藥材洗淨，裝入紗布袋中備用。將雞肉洗淨切小塊，同藥材放入砂鍋中煮湯，等雞肉煮熟後加入少許鹽調味，即可食用。

功效　活血去瘀止痛，適用於全身痠痛型。

＊紅豆山藥薏仁粥

材料　紅豆30g、薏苡仁30g、白米50g、新鮮山藥30g、紅棗10枚

做法：將紅豆、薏仁洗淨，冷水浸泡半小時，山藥洗淨切塊備用，將紅豆、薏仁、紅棗及白米加1500cc水滾煮，當紅豆、薏仁煮爛後，加入山藥再滾煮3分鐘，即可時用。

功效　健脾補腎利水，適用於水腫、腹瀉型。

＊枸杞麥冬茶

材料　枸杞子4錢、麥冬4錢

作法　先將藥材以冷水洗淨，用1000cc水大火滾開後轉小火約15分鐘，即可飲用。

功效　養陰滋潤，適用於口瘡、發熱型。

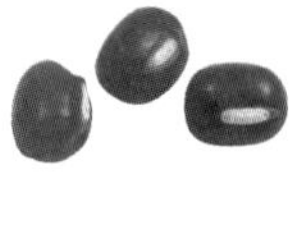

♥衛生用品選擇

衛生棉的選擇可根據月經期間出血量的不同，選擇不同的衛生棉。

衛生用品小叮嚀

目前市售的衛生棉有兩種材質，不織布及棉質，不織布吸收較快回滲率較少較爲乾爽，棉質則觸感較爲舒服。活動時避免陰部感到不適，在購買棉片時，可依自行需要來選擇。

市售夜用型衛生棉可用在長時間無法更換棉片時使用如夜晚，但白天時要記得勤換衛生棉，否則局部悶溼的環境下容易造成黴菌及細菌增生而感染。建議每次如廁或2～3小時應更換衛生棉。

注意衛生棉的使用期限，通常爲2～3年，避免放置過久，購買前也要注意包裝是否完整。

此外保存時最好遠離浴室，放置乾燥處：許多人會因爲使用方便而將衛生棉放在浴廁內，但是浴室較爲潮溼，衛生棉容易受黴菌污染，造成陰道感染。最好將衛生棉放置在浴室以外較爲乾燥的地方，需要使用時再帶進浴室。

市售衛生棉的種類及建議使用時機

衛生棉種類	建議使用時機
日常護墊	量極少或點滴狀出血時，如排卵期出血或分泌物較多時
一般基本型	量較少時，如經期的後幾天或是第一天
量多加長型	經期的第二與第三天量較多時
夜晚或量多（28cm）	長時間無法更換棉片時使用，如夜晚
夜用超長型（32～33cm）	夜晚量多時使用，可避免後漏的問題

使用步驟如下：

①更換時須注意，手指儘量不要碰觸到棉片中央的部分，避免污染乾淨棉片。將衛生棉的背膠撕除，注意避免蝶翼與中間的棉片黏在一起。

②將棉片中間有膠的那面黏貼在底褲。

③蝶翼型的棉片，在穿上內褲後，將蝶翼反折黏貼至內褲外面，可以幫助棉墊更固定。

④用過的衛生棉捲好再丟棄垃圾桶，勿丟到馬桶中，以免造成阻塞。

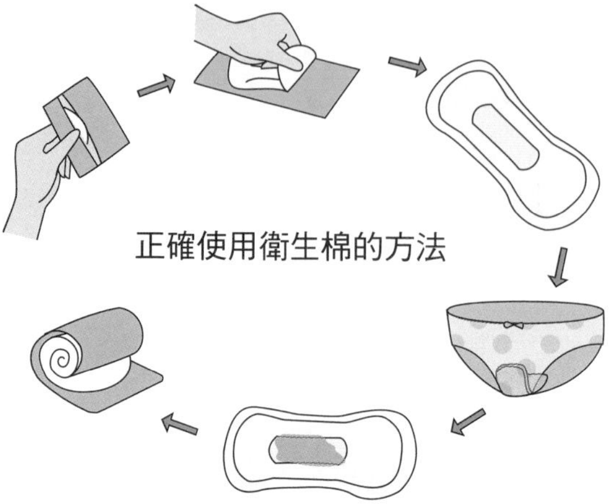
正確使用衛生棉的方法

陳醫師小叮嚀

關於漢方衛生棉

市面上有許多標榜漢方成分的衛生棉，主要是在衛生棉製作過程中加入一些中藥成分，例如薄荷、乳香、樟腦、沒藥、冰片、檜木油，或是靈芝、珍珠粉等，有各種不同的配方；也有些標榜含有草本植物精油，如蘆薈、薰衣草、茶樹精油等，這些成分大多都有清涼、舒爽的功效，而廠商也都宣稱可抗菌、除異味、舒緩經期不適、預防經期感染等效果。但實際上單由衛生棉與皮膚的接觸，就要藥物達到治療，其效果可能非常有限。要預防經期的感染，只有正確使用衛生棉、保持局部的清潔與乾爽才是最重要的。漢方衛生棉的價格通常較為昂貴，此外，也要注意其添加的成分是否會引起過敏現象，或是否有其他的禁忌（例如：蠶豆症患者碰到樟腦會引起溶血反應）。

如何選擇衛生棉條？

國人較習慣使用衛生棉，西方國家則常用衛生棉條，現在的婦女活動量較大，有越來越多人使用衛生棉條，以下是使用衛生棉條時需注意的事項：

①衛生棉條同樣可根據月經期間出血量的不同，選擇吸收量不同的衛生棉條。

②衛生棉條一般有兩種設計，一種是以手指推進，另一種則有一個推進管，有管式設計的棉條在使用上較手指式衛生，也較容易滑入陰道內。

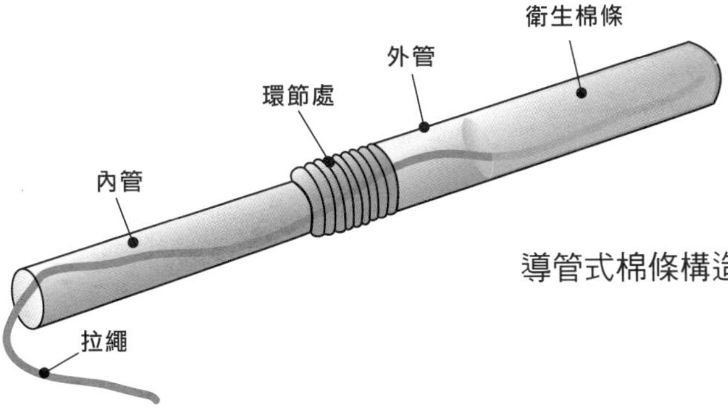

導管式棉條構造圖

手指推進式棉條構造圖

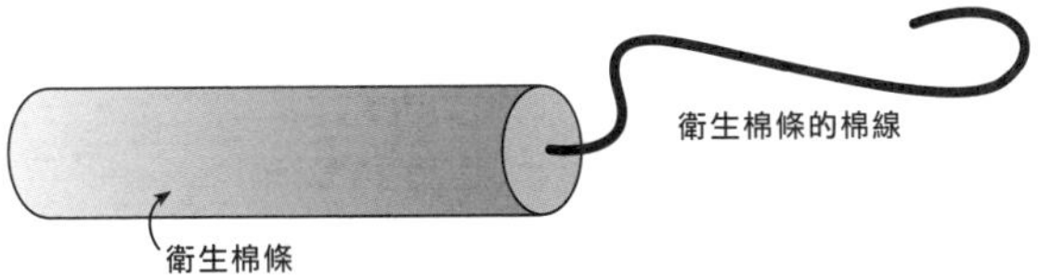

◎注意小細節

①每次使用先洗淨雙手，拆包裝紙時避免接觸棉身或導管前端。

②初用少女可選用直徑較小的衛生棉條，並可以在出血量較多的日子使用，因下體較溼潤而容易插入。

③衛生棉條放置體內超過8小時，或是因選用吸收力過強的型號，使得陰道過分乾燥，造成陰道黏膜受傷，陰道內的金黃色葡萄球菌因此較容易進入血液循環，而造成「毒性休克症候

棉條正確使用法

①雙手洗淨除去包裝紙，放鬆自己並選擇一個最舒適的姿勢。

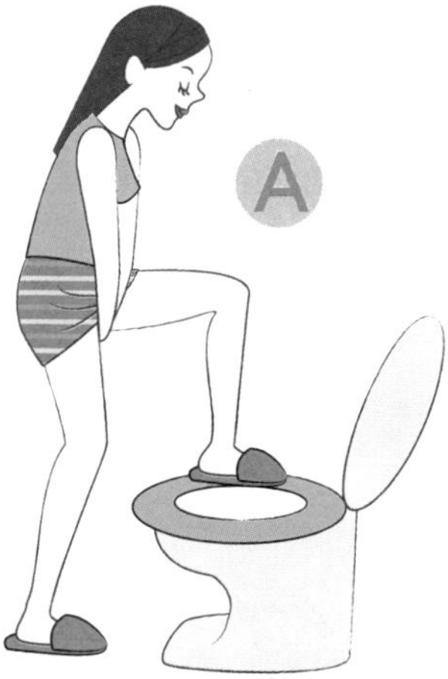

單腳站立，另一隻腳踏於坐廁上。

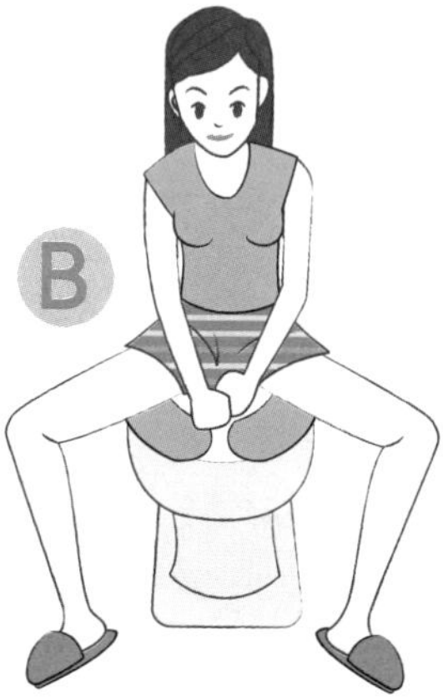

雙腳分開坐於坐廁上。

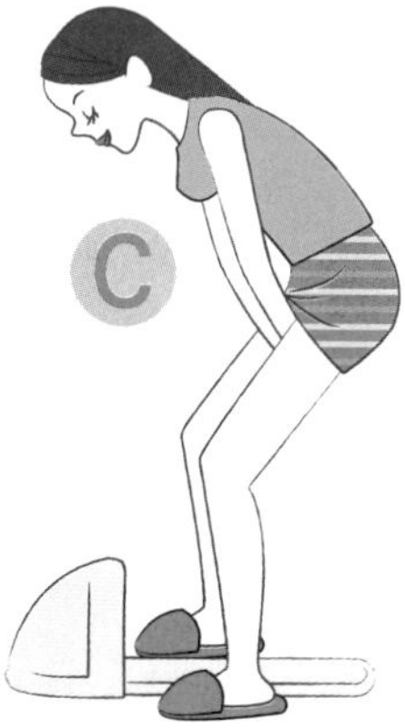

雙腳分開站立，膝蓋向前微彎。

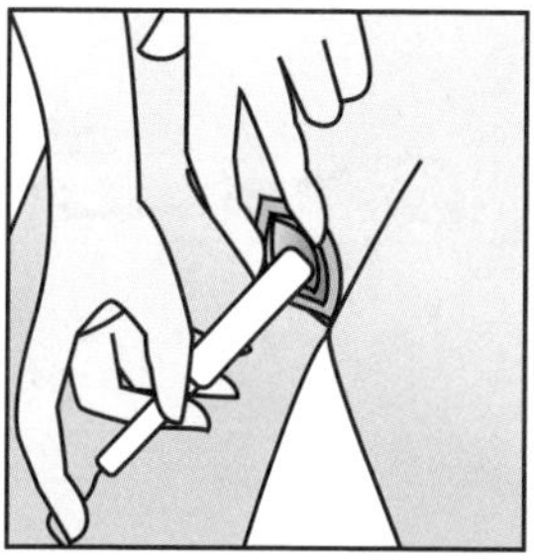

②用一隻手的手指張開大、小陰唇，另一隻手將棉條（無線頭一端），向斜上方60度慢慢塞入陰道內。

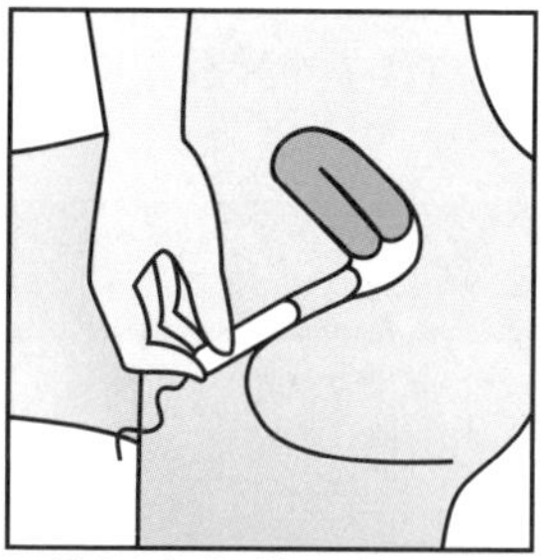

③以食指將內管一直推壓至完全藏於外管裡面。

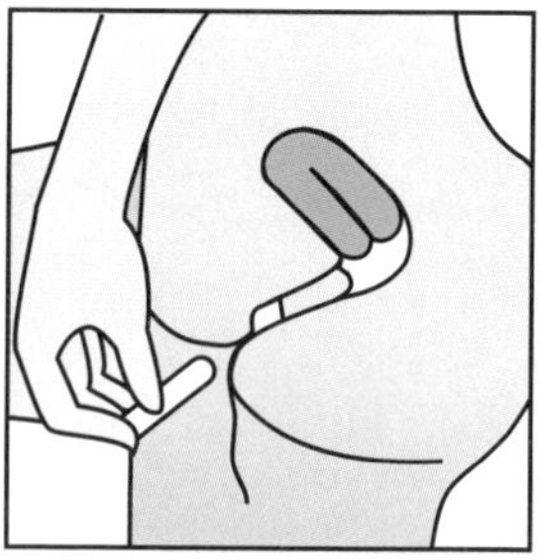

④小心將內外管一併拉出體外，棉線則外露於陰道。

PS：另一種為手指式，即是把食指置於棉條底部，將棉條推入陰道內，深度大約是一個指　則外露於陰道。更換棉條時只需輕力拉動線頭將棉條拉出即可。

群」。所以，每支棉條不宜留在體內超過6小時，最好4個小時就更換一次，也應避免睡眠時使用。

④在非來經期間或流量較少的經期前後，應避免使用。

⑤使用期間若感到不適，如突然發燒、嘔吐、肚瀉、皮膚長紅疹等症狀，應立即取出，並儘快就醫。

陳醫師小叮嚀

什麼是毒性休克症候群？

症狀：

1. 高燒（＞38～39℃）。
2. 皮膚出現紅疹並脫皮。
3. 侵犯全身多處器官引起腹痛、腹瀉。
4. 頭暈嘔吐、肌肉疼痛。
5. 侵犯腎臟、肝臟及心臟，嚴重的話會在短時間內（＜24小時）發生休克現象甚至死亡。

病因：

金黃色葡萄球菌的感染後，其所產生的毒素所引起的。

2-3 懷孕期

♥生命的誕生

記得很久以前有一部的電影──「看誰在說話」，影片一開始，便以動畫方式呈現出男歡女愛之後，由陰莖射出的成千百萬的精子，經由陰道進入子宮、輸卵管，與卵子結合，然後孕育出新生命，這便是受精的過程。

當精子遇到卵子

「受精」是指精子與卵子的結合。正常成年男子每次射入陰道內的精子數約有千萬到1～2億，從陰道口到輸卵管雖然只有20～30公分，但對精子而言，卻是一條漫漫長路，這趟千辛萬苦的旅程是如何完成的？讓我們隨著精子來一趟奇妙冒險之旅，一窺究竟吧！

首先，精子遇到的第一個關卡，便是陰道內酸性環境，精子一進入陰道內，有多達75～90％的精蟲在陰道內陣亡。接下來，有部分精子無法通過子宮頸。因子宮頸所分泌的黏液決定精子是否能穿過子宮頸，排卵期，子宮頸腺體會分泌許多像蛋白的黏液，用來幫助精子通過子宮頸進入子宮腔，因此精子只能在排卵期前後才有機會進入子宮。

進入子宮腔後，精子又面臨新的考驗，那就是白血球的挑戰，白血球對外來物具有吞噬的作用，因此，有一部分精子會被白血球吞噬，少部分的精子逃過一劫，來到子宮腔頂部，接著精子兵分兩路進入兩側輸卵管，正常的情況下，卵巢每個月只排一顆卵子，由一側輸卵管接收傳送，所以只有50％幸運的精子選對邊，經過長途征戰，能真正一睹女主角──卵子風采的精子所剩無幾，一般不超過兩百個，而最後能雀屏中選與卵子結合的精子也只有一個。

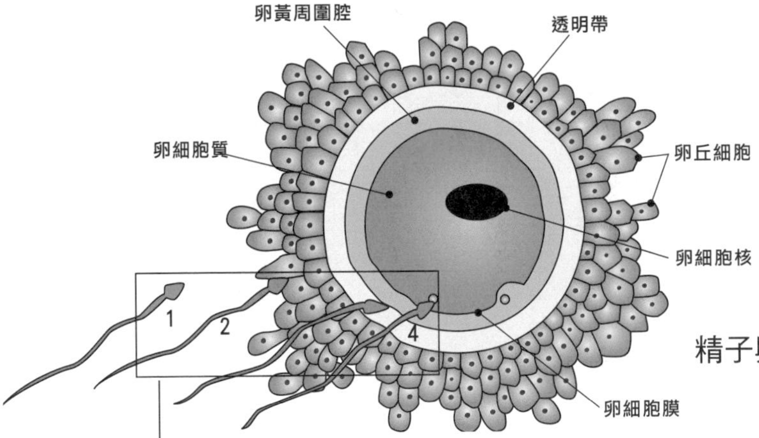

精子與卵子受精圖

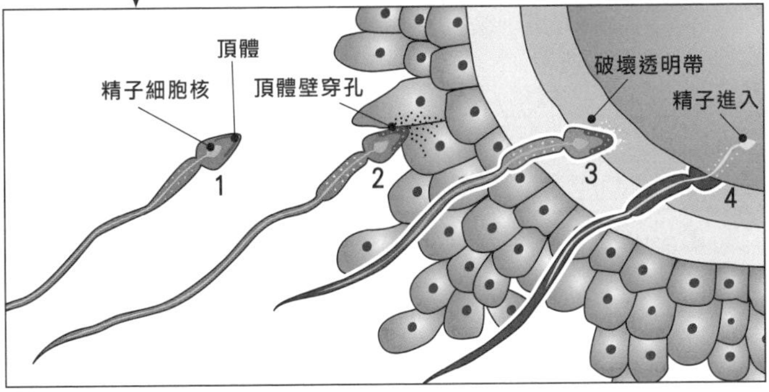

精子穿透卵子外
層的卵丘細胞及
透明帶

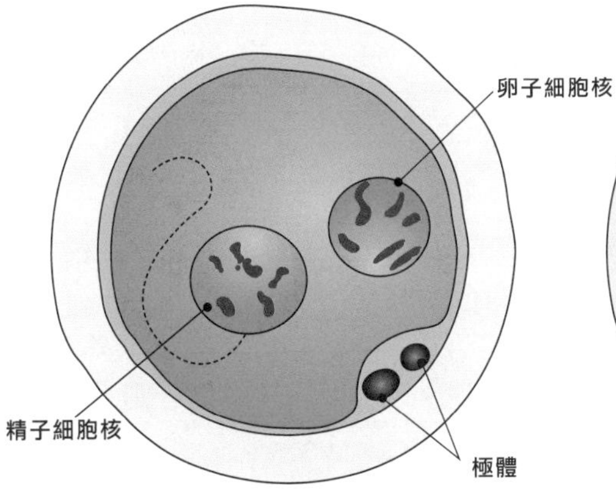

受精後精子的細胞核進入卵子內

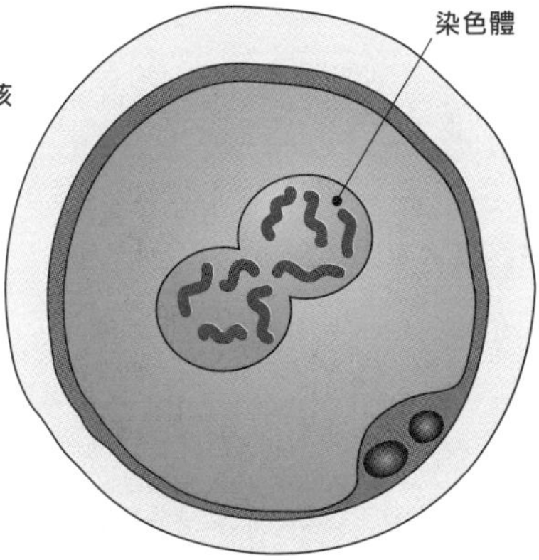

精子與卵子的細胞核融合

目前對精子受精的壽命長短了解不多。性生活後5天左右，在女性生殖道中仍能發現活動的精子，但這些精子多已喪失受精能力。一般認爲，精子在女性生殖道中的受精能力，大約只有48小時左右。

精子在女性生殖器內的活動，主要是靠如蝌蚪的小尾巴擺動來前進，每分鐘的速度約只有2～3毫米。然而有些科學的觀察卻發現，在性生活後30分鐘或更短的時間內，便能夠在輸卵管內發現精子，看來精子並不全單靠本身的游動完成和卵子相會，似乎還須配合著其他的條件。當性行爲女性發生性高潮時，會使子宮及骨盆腔的肌肉群收縮，除了陰道的大量分泌物，可幫助精子游動外，子宮收縮時，子宮頸也會向下移動，藉由規律的收縮將子宮頸口的精液向上推擠；另外，骨盆腔肌肉及子宮的收縮，會產生一股吸力，將精子吸入子宮腔，這些都是精子能夠快速到達輸卵管的重要因素。

當精子進入輸卵管接近卵子時，卵子外層有一圈稱爲「透明帶」的組織，會散發出一種吸引精子的特殊物質，可以把精子吸引過來。卵子被一層層的卵丘細胞所包圍，然而精子頭部含有一些蛋白質溶解酶，可以溶解這些卵丘細胞；另一方面，卵子透明帶也同樣的釋放一些能溶解蛋白質的物質，從裡面使卵泡細胞溶解，藉由精子卵子雙方合作，一旦缺口形成，精子便進入卵細胞內。當第一個精子鑽進卵子後，透明帶很快分泌一種物質，將原本溶解的缺口給堵上，避免其他的精子再闖入。精子進入後，便與卵子細胞核融合形成完整的23對染色體的受精卵，於是一個新的生命即將誕生了。

胚胎的發育

精蟲是人體中最小的細胞，卵子則是最大細胞。卵子體積爲精子的180倍。胚胎的發育便是由精子與卵子的結合開始。父母雙方各貢獻22條體染色體及一條性染色體。第23對染色體是性染色體，決定寶寶的性別。成功穿透卵子的精蟲就是決定性別的關鍵。如果X精蟲穿透卵子就是女生（46XX），Y精蟲穿透卵子就是男生（46XY）。

受精卵在受精30小時後，便進行有絲分裂，由一分爲二，二分爲四，如此不斷的分裂，受精卵一面分裂，一面自輸卵管向子宮移動，於受精後第3天到達子宮。受精卵在子宮內繼續發育成爲胚胞，胚胞的表面有一層細胞，叫做滋胚層（將來發育爲胎盤），內部有一團細胞，稱爲內細胞群（將來發育爲胚胎），胚胎腔內則充滿液體。至第7天胚胞開始植入子宮內膜中，稱著床。

著床時胚胞先附著於子宮內膜上，由滋胚層分泌酵素分解子宮內膜，使胚胞漸漸植入，至第11天，整個胚胞便埋於子宮內膜中，著床過程乃告完成。著床成功的胚胞，繼續發育形成胚胎和胚外膜。胚外膜包括：絨毛膜、羊膜、卵黃囊及尿囊。絨毛膜位於胚胎的表面，與母體的子宮內膜相接，相接處形成許多指狀突起，這些突起稱爲絨毛；絨毛與其周圍的子宮壁形成胎盤。羊膜包裹於胚胎的周圍，羊膜腔內充滿羊水，可以保護胚胎，免受機械性的傷害。卵黃囊和尿囊受羊膜的包裹和擠壓形成臍帶的部分構造。

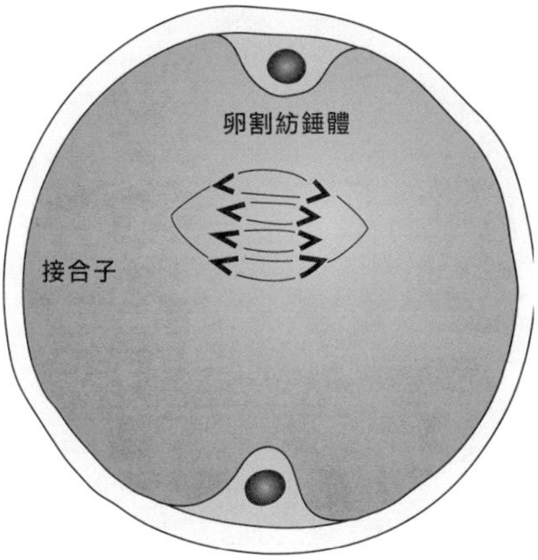

染色體進行有絲分裂

胚胞著床後，內細胞群即排列爲兩層，分別稱爲外胚層及內胚層（第2週）。以後在內、外胚層間，又產生中胚層（第3週）。由這三種胚層分化、組合出各種組織與器官。

胚胎在子宮內發育第3週時，胚胎只有幾公厘長，彎曲的身體呈柔軟、透明狀，形狀像海馬。此時大腦開始形成，全身神經管也開始發育。至第4週時，

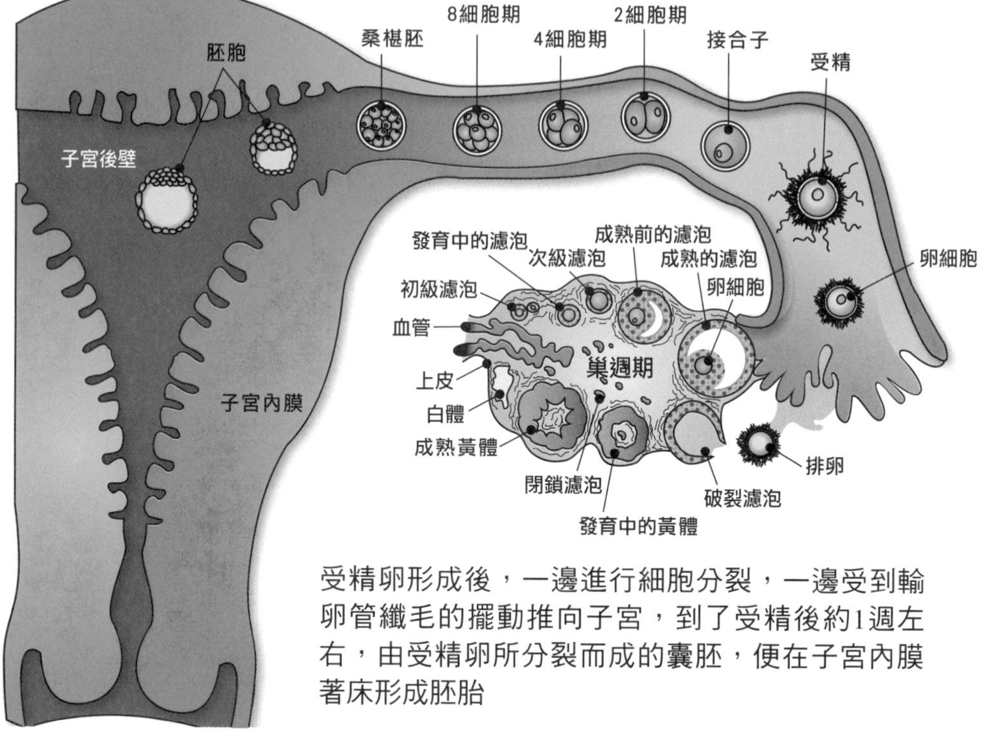

受精卵形成後，一邊進行細胞分裂，一邊受到輸卵管纖毛的擺動推向子宮，到了受精後約1週左右，由受精卵所分裂而成的囊胚，便在子宮內膜著床形成胚胎

外胚層	腦、脊髓及眼、耳、鼻等感官器官；表皮及其衍生物，如毛髮、指甲
中胚層	脊柱、泌尿生殖器、心臟、血管、骨骼、肌肉及真皮等構造
內胚層	消化管的內襯及肺臟、肝臟

約0.01克重，心臟開始搏動，此時腦部尚未受到保護、暴露在外。在第5、6週時，手和腳由芽逐漸生長成形。8週時的寶寶稱爲胎兒，胚胎大小約3.5公分長，臉部的輪廓已初步形成，所有新生兒該有的器官，只是都尚未發育成熟。

胎兒在16週大時，心跳約在每分鐘120~160下之間，約莫是成人的兩倍快，而且在出生前都維持這個速度。有生產經驗的孕婦約在胎兒16、17週大時便能感受到首次胎動。至於新手媽媽則要再過幾週之後才能感受到，胎動是準媽媽自我產檢的重要功課之一，如果胎動不好需找醫師確認胎兒是否有問題。

胎兒約在6個月大發育出味蕾，胎兒就可以嘗到味道。所有胎兒在6、7個月大之後，開始有聽覺，聽到聲音就會緊閉眼皮。這時可以每天多跟寶寶講話、唱歌、聽胎教音樂。32週大的胎兒開始有快速動眼期，快速眼動期就是眼睛在眼皮後快速轉動的睡眠期，與做夢有關，此睡眠期可以刺激胎兒的腦部發育。

胎兒的頭部，通常在懷孕7個月後（第28週），就會變換成分娩位置，即頭部接近產道。但有些寶寶反而是臀部或雙腿接近產道，即所謂的胎位不正。至9個月時（第38週），胎兒已發育成熟（稱足月），即將脫離母體。出生的過程，稱爲分娩。

胎盤與臍帶

胎兒與母親間氧氣及養分交換是透過胎盤及臍帶完成。寶寶是在出生後才開始呼吸。胎盤是胎兒的維生系統，是由胎兒絨毛膜與其周圍的子宮壁形成的構造。胎盤密布許多血管，胚胎可經胎盤自母體血液中獲得氧氣與養分，胎盤亦可將胎兒的代謝廢物滲入母體血液，再轉經母體的肺和腎臟排出。胚胎與胎盤連繫橋樑便是臍帶，臍帶是由羊膜的包裹卵黃囊和尿囊所形成的索狀構造，內包含有兩條臍動脈和一條臍靜脈，功能如下圖：

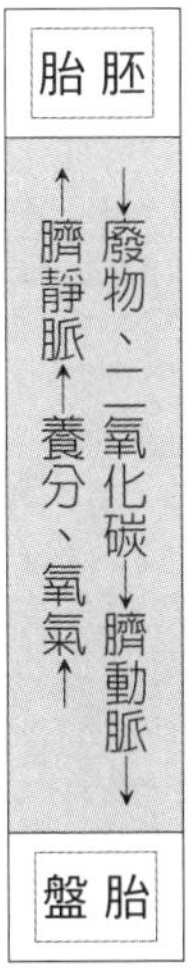
胚胎
→廢物、二氧化碳→臍動脈→
←臍靜脈←養分、氧氣←
胎盤

新生兒留臍帶血就是採集臍靜脈內的血液（大約100～150cc不等），內含豐富的臍帶幹細胞，保存這些臍帶幹細胞以備不時之需。

胎盤會產生人類絨毛膜性腺激素（簡稱HCG），可促使卵巢分泌更多的動情素和黃體素，一方面抑制卵巢排卵，一方面使子宮內膜成長旺盛。市面上的驗孕棒，含有和HCG產生反應的藥物，將尿液滴入驗孕棒的吸收棉區，如果顯示窗出現紅色線條，就表示婦女尿液中含HCG，亦即已經懷孕了。

♥做好懷孕前身體調養

莉莉結婚1年多，最近與老公計畫生小孩，但夫妻兩人工作都非常忙碌，時常加班熬夜，飲食也無法三餐正常，莉莉常覺得自己身體狀況並不良好，擔心是否會影響懷孕或是小寶寶的健康。每一對想孕育下一代的夫妻，一定都希望能夠順利地懷孕，平安產下健康的寶寶，但面對忙碌的生活，你們是否已經做好最佳的生理及心理準備，而哪些不良的生活習慣，會影響懷孕或對胎兒產生不良的影響，計畫為人父母的夫妻應該要調整自己的身心，做好最佳的準備。

懷孕前的心理準備

夫妻雙方最好先確定是否已做好懷孕的準備？有寶寶之後，孩子的照顧與教養，都是夫妻雙方即將面臨的問題，原本兩人世界的生活將會發生極大的變化，孩子不只是上天給予的禮物，更是父母雙方的責任。懷孕前就該做好心理、經濟等各方面的準備，夫妻倆於事前應該有良好的溝通，調整好態度共同面對，避免突如其來的變化，造成雙方沉重的壓力。此外，懷孕時逐漸增胖的情形，是女人最害怕的問題，飲食生活習慣發生變化，情緒較不穩定，沒有安全感，對丈夫的倚賴也會增加，這些都可能造成夫妻雙方心理上的壓力，因此準爸爸的支持、包容、耐心及傾聽是非常重要的。

保持正常生活作息

夫妻雙方應該養成規律的作息習慣，避免過度勞累熬夜、生活緊張焦慮。長期情緒緊繃或壓力過大，會造成內分泌失調，受孕機率降低；所以，晚上儘量在11點前就寢，將生理機能調整到最佳狀態，提升受孕機率。

飲食注意營養均衡

計畫懷孕，要特別注意營養均衡，五大類營養均衡攝取，避免過食高糖、高油脂的食物，預防妊娠糖尿病的發生，避免冰品、冷飲，容易造成氣血阻滯，影響子宮血液循環。多攝取葉酸含量豐富的食物如：綠色菜蔬、五穀類、麥片、豆類、木瓜、柑橘類等，能幫助胎兒神經管的發育。

性生活要適度

有些夫妻誤認爲性生活越頻繁越容易受孕，其實不然。想懷孕一定要注意性生活是否適度？但合適的性生活頻率則根據每人的身體、工作、作息時間等諸多方面而有所不同，但時間最好能與女方排卵的時間配合，才能提升受孕的可能。

測量基礎體溫

基礎體溫的測量可以了解自己的排卵狀況，更可進一步預測排卵時間。受孕率最高的時間，是在女性體溫升高的前後三天，可藉由基礎體溫的測量掌握住最容易受孕的時間。

避免處於有害環境

孕婦長期處於有害物質的環境，受精卵的品質將會受到影響，導致胎兒發育產生缺陷，甚至流產。想要懷孕的女性，無論懷孕前後，在日常生活中有一些應當避免的事項：

1茶及咖啡的攝取

研究指出，喝咖啡過量會增加胎兒畸形、流產的機率，以及出生嬰兒體重過輕等現象。同時咖啡的興奮作用，也容易造成胎兒心律不整、孕婦心跳加快、排尿增加。習慣喝咖啡的準媽咪們，最好選擇無咖啡因的咖啡或飲料。而茶葉中的單寧酸會降低人體對鐵質的正常吸收，最好一天不要喝超過2杯以上的濃茶。

2藥物使用

依據藥物對胎兒的影響程度分爲五個等級，A與B級不會有不良影響，若是C、D、X級則要儘量避免，即使是感冒藥，其中的成分各不相同，抗組織胺也有A級與X級之分。所以從準備懷孕開始，用藥應詢問醫師後才可使用，建議孕婦切勿自行使用成藥，有不舒服時應立刻求診，在醫師處方下用藥，才能避免藥物傷害胎兒，或造成畸形。

3 香菸、酒精

研究顯示抽菸會使受孕的機率降低，所以計畫懷孕時就應該要戒菸。抽菸的婦女在懷孕期不同階段，會造成不同影響。早期流產及新生兒死亡的機率會增加，嬰兒出生的體重會較輕，也比較容易造成嬰兒畸形，另外會增加胎盤早期剝離的機率。

酒精會抑制中樞神經系統，酗酒的婦女約有30～40％所懷的胎兒會產生「酒精中毒症狀」，包括：生長髮育遲緩、智力發育不足、頭圍過小、顏面畸形、學習障礙、記憶障礙和過動等不同症狀，而且會合併心臟、腦部發育畸形，懷孕最後三個月是影響最嚴重的時期，懷孕全程最好都不要喝酒，避免影響胎兒。

4 冰涼飲食

應避免吃冰品、冰的飲料，因爲較易阻礙氣血暢通，造成經血排出不順暢，而引發痛經，嚴重者還會影響生育能力。

5 X光照射

懷孕早期若非必要儘可能不要做腹部X光攝影，因爲X光暴露過量會引起胎兒畸形。一般在受孕兩個星期之後才能驗得出，所以準備要懷孕而未避孕的準媽咪，就醫時若需要照射X光，請務必要告知醫護人員懷孕的可能。

6 不當的化學藥劑或物理環境

孕婦應儘量不燙髮、染髮，因爲其中的化學成分會通過皮膚吸收，有可能造成對寶寶不良影響。同時孕婦要避免高溫，懷孕期間最好不要泡溫泉做三溫暖。另外要注意電磁波的影響，儘量縮短看電視、電腦的時間，與螢光幕及電腦主機保持一定的距離。另外建議懷孕前三個月不要使用微波爐，之後若需使用，請儘量避免近距離接觸。

必要的產檢項目

玲玲和先生結婚3年後終於傳出懷孕的好消息，對於喜歡小孩的玲玲來說，這種喜悅是無法言喻的。只是玲玲是藉由市售的驗孕筆在月經遲來後自行驗出懷孕的，接下來玲玲要如何進一步做懷孕後的例行檢查呢？孕婦又必須做哪些檢查呢？

每個懷孕的媽媽都希望自己在整個孕程中順利平安，當然更希望胎兒在子宮裡健康地成長，行政院衛生署也依國人的體格情況，制定出懷孕婦女在懷孕過程中必要的例行檢查項目，藉由這些檢查，可偵測媽媽及胎兒的健康情形。

初診

第一次到醫院產檢時便算是初診的病患，醫護人員會對相關的問題，提出較為詳細的詢問，請儘量配合回答。一般建議穿寬鬆方便的衣服，以便進行身體檢查。

◎病歷記載

①孕婦及丈夫姓名、初診日期、年齡、地址、和電話。

②家族史：有關於分娩的相關情形、妊娠高血壓與家族中是否有雙胞胎等。

③過去病史：高血壓、糖尿病、其他疾病、手術史和長期服用的藥物等。

④社會史：教育程度、職業、菸酒習慣或藥物癮。

⑤婦科史：初經的年齡、月經的週期、最後一次及再上一次的月經日期、過去懷孕次數（包括流產、早產）、是否有合併症、是否有難產手術等病史。

⑥主訴：懷孕時不舒服的症狀，包括：噁心、嘔吐、便秘、水腫、頭暈等。

⑦預產期的計算。

◎身體檢查

一般理學檢查、身高、體重、血壓、乳房觸診、胸腔聽診、腹

	週數	檢　查　內　容
一般檢查	6週	1.於妊娠娠第6週或第一次檢查需包括下列檢查項目： ①問診：家族疾病史、過去病史、本胎不適症狀 ②身體檢查：體重、身高、血壓、甲狀腺、乳房、骨盆腔檢查、胸部及腹部檢查 ③實驗室檢驗：血液常規（WBC、RBC、Plt、Hct、Hb、MCV）、血型、Rh因子、VDRL、尿液常規、子宮頸抹片細胞檢驗 2.例行產檢。
	8週	例行產檢、超音波檢查
	12週	例行產檢
	16週	例行產檢
	20週	例行產檢、超音波檢查
	24週	例行產檢
	28週	例行產檢
	30週	例行產檢
	32週	例行產檢、實驗室檢驗：HBsAg、HBeAg、VDRL、Rubella IgG
	34週	例行產檢、超音波檢查
	36週	例行產檢
	37週	例行產檢
	38週	例行產檢、骨盆腔檢查
	39週	例行產檢
	40週	例行產檢
特殊檢查	16～18週	母血篩檢唐氏症　羊膜穿刺檢查
	24～28週	50mg 葡萄糖耐糖試驗
備註		1.例行產檢內容包括： ①問診內容：本胎不適症狀，如水腫、靜脈曲張、出血、腹痛、頭痛、痙攣等 ②身體檢查：體重、血壓、腹長(宮底高度)、胎心音、胎位。 ③實驗室項目：尿蛋白、尿糖 2.Rubella IgG(－)之孕婦，宜在產後注射疫苗 3.羊膜穿刺檢查指上34歲以上孕婦或醫師認為必要者實施 4.母血篩檢唐式症及50mg葡萄糖試驗，醫師認為必要者實施

資料來源：中央健康保險局編印之孕婦健康手冊

部聽診扣診、皮膚和四肢等。

孕婦在整個懷孕週期體重增加以10～15公斤爲適宜，20週以後約每2週增加一公斤，若1週增加超過一公斤則需注意，是否可能有水腫、胎兒太大的問題，如果體重增加太少，則胎兒可能生長遲滯。

正常血壓應該在120／80mmHg以下，懷孕時的血壓可能比懷孕前略低。懷孕20週以前血壓高於140／90mmHg可能爲慢性高血壓；20週以後血壓仍高於140／90mmHg可能爲妊娠高血壓。

◎骨盆及子宮頸抹片檢查

檢查會陰，置入擴陰器以觀察子宮頸和陰道，並且做子宮頸抹片檢查，若懷疑有陰道感染則取分泌物進一步培養。內診檢查子宮的大小、軟硬度，以及坐骨棘是否突出。

◎實驗室檢驗

①尿液檢查：是否有葡萄糖、蛋白質、血球等，有需要時還要做尿液培養。

＊尿蛋白——尿蛋白過高會有水腫現象，並要注意是否有腎功能不全，若合併有高血壓，則可能爲子癇前症。

＊尿糖——尿糖經常較高者則要注意是否有妊娠糖尿病。

②血液檢查：除了一般的紅血球數目、血色素、血比容、白血球數目、和血小板數目外，還有幾項檢查需要注意：

＊血型：A、B、O、AB。

＊Rh血型：陽性或陰性。國人絕大部分的血型屬於Rh陽性，如果是Rh陰性的媽咪，先生爲Rh陽性，則要注意可能會發生胎兒水腫的情形。

＊梅毒血清檢查（VDRL）：母親患梅毒常可由胎盤傳染給胎兒，嚴重時引起胎兒之死亡或導致早產、流產或先天性梅毒。孕婦應在妊娠早期接受檢查，如驗知有梅毒，若能立即治療則可以獲得良好的療效。

＊B型肝炎表面抗原（HBsAg）：B型肝炎表面抗原的測定。若其爲陽性，則需

要再測其e抗原，若e抗原陽性的孕婦較容易將B型肝炎傳染給胎兒，因此胎兒出生後，須在24小時內注射B型肝炎免疫球蛋白。

＊德國麻疹抗體的測定（Rubella IgG）：妊娠中感染德國麻疹會引起胎兒畸型，尤其是懷孕後半階段。檢驗結果陽性表示曾感染過德國麻疹，具有終生免疫力，不過懷孕期間還是避免接觸患者。陰性者表示未曾感染過德國麻疹，懷孕期間應避免感染，產後可以考慮接種疫苗。

複診

每次複診應詢問孕婦是否有不適，身體一般情況、測量血壓、體重、及腹部檢查等。

1 檢查子宮的大小及胎兒的位置

①子宮底恥骨距：測量子宮底到恥骨的距離可以得知子宮的擴大情形，妊娠週數大致上等於子宮底恥骨距（公分），測量前需將膀胱排空。

②胎心音：大約在第10週可以用Doppler聽出，其頻率約爲每分鐘120～160次。

③腹部觸診。

2 超音波檢查

在第8、20、34週時進行例行性超音波檢查，對於畸形胎兒的發現、胎兒的生長發育情形都有相當的幫助。

特殊檢查

特殊檢查是針對懷孕時期可能出現的一些疾病或是高危險群的孕婦加以做進一步的檢查，來篩檢出特殊的疾病與狀況。

◎唐式症篩檢

這是以母血中的胎兒甲型蛋白（a-fetal Protein, MSAFP），和游離型之人類絨毛膜促進素（free B-hCG），再配合媽媽的體重、年齡來算出唐氏症胎兒的危險率，一般檢出率可達80％。35歲以上或是有唐氏症家族史的婦女，則建議做羊膜穿刺術。

◎羊膜穿刺檢查

於妊娠16～18週施行，經由超音波來抽取羊水，藉由胎兒脫落到羊水的細胞可檢查胎兒染色體，診斷各種胎兒染色體異常，如唐氏症。大於35歲的孕婦、曾懷有染色體異常胎兒的媽咪、或唐式症篩檢爲高危險者、或父母有染色體異常時，胎兒染色體異常之機率較高，應做羊膜穿刺，約2～3週後可以得到結果，若胎兒有嚴重的染色體異常，則可以中止懷孕。

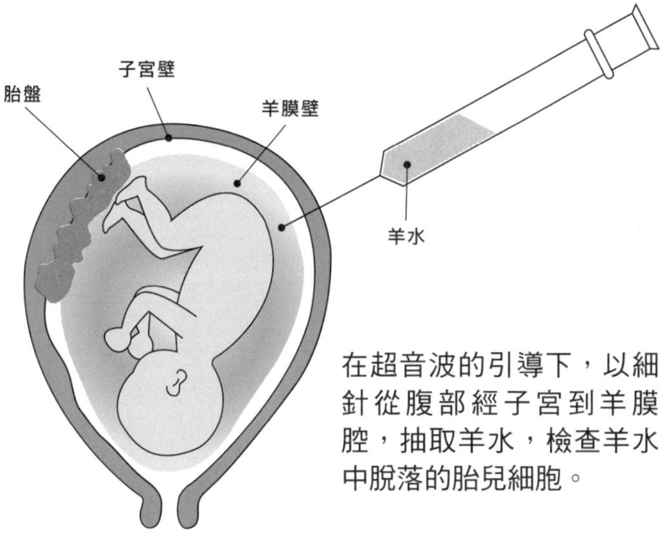

在超音波的引導下，以細針從腹部經子宮到羊膜腔，抽取羊水，檢查羊水中脫落的胎兒細胞。

◎妊娠糖尿病篩檢

懷孕期間從胎盤分泌的一些荷爾蒙會使血糖升高，大多數孕婦能適時反應，體內產生更多的胰島素使血糖下降，維持正常的血糖濃度，但是少數的準媽媽胰島素製造不夠而經常處於高血糖狀態，即稱爲妊娠糖尿病。約有1～3％的孕婦有妊娠糖尿病，若未發現，可能造成巨大胎兒，甚至危及胎兒或母體。產檢過程中，尿糖及葡萄糖耐糖測試，都是用來篩檢妊娠糖尿病的。

◎50gm葡萄糖耐糖試驗（GTT）

在沒有禁食的情況下，吃下50公克葡萄糖粉一小時後，測血中糖濃度，若大於140gm％，則進一步做100公克耐糖試驗，以確定診斷，此檢查在第24～28週施行。

♥懷孕期的營養

在懷孕期間，注意飲食調理，五大類營養均衡攝取，每天要攝入足夠量的優質蛋白、維生素、礦物質、微量元素和適量脂肪，這些營養物是胎兒生長發育的物質基礎。

熱量與蛋白質

懷孕第一期無須增加熱量，第二期及第三期每日熱量的攝取則需增加300大卡。懷孕第一期、第二期及第三期蛋白質的攝取宜各別增加2公克、6公克及12公克；其中一半以上建議來自高生理價值的動物性蛋白質，如蛋、牛奶、肉類、魚類等，植物性蛋白質可增加豆漿、豆腐等黃豆製品的攝取量。

礦物質

鈣：懷孕期應攝取足夠的鈣質，以滿足胎兒的生長和母體需要，每天孕婦約需1200毫克的鈣質，一杯牛奶（240cc）含鈣近300毫克，因此一天2～3杯以上的牛奶是必要的，或是含鈣量較高的食物，如：奶類製品、小魚乾、黃豆製品等。

鐵：懷孕及哺乳期間，需攝取大量的鐵質，除了供應孕婦本身及胎兒的需要外，並會貯存於胎兒的體內，以供嬰兒出生後四個月的利用。在懷孕第三期及分娩後的兩個月之內，更應多攝取鐵質含量較高的食物，以彌補分娩時血液的流失，如：肉類、蛋黃、肝、腰子、動物血液等都是鐵質良好的來源，可以搭配富含維生素C的蔬菜水果以利鐵質吸收。服用鐵劑也一樣，可與果汁共食，但不要與牛奶共飲。

碘：孕婦的基礎代謝速率因爲胎兒迅速生長而逐漸升高，同時甲狀腺的分泌量也隨之增高，而碘是甲狀腺素的組成物質，所以在孕期應增加碘的攝取量爲15

微克。海產及海藻類的食物含有豐富的碘。

鈉：懷孕期間若有高血壓或水腫，則應限制納的攝取量。含鈉較高的食物如：醃漬物、滷味、罐頭食品及速食品等。

其他微量礦物質：如鉻、鎂、錳、鋅、銅等，這些微量元素在人體體內的醣類及蛋白質的新陳代謝、血色素的形成與骨骼的發育過程中，占有重要的角色，因此在食物的攝取要多加注意。含量較多的食物有：深色蔬菜、豆類食物（黃豆、黑豆、豆腐）、堅果類（核桃、松子、杏仁、葵花子）、海鮮類（牡蠣、鮮貝、蝦子）、動物內臟（肝、腎），以及梨、葡萄、蘋果和鳳梨等水果。

維生素

懷孕期間，所有維生素的需要量均增加，以滿足伴隨熱量及蛋白質、脂質和醣類等營養素攝取量增加的代謝需要，以維生素A、B、C、D爲主。

維生素B群：懷孕期間所產生的許多不適，都可能與缺乏維生素B_6有關，如：噁心、嘔吐、抽筋、頭痛、失眠。維生素B群每日需增加〇．二毫克。維生素B群食物來源：酵母、肝臟、小麥胚芽、動物性食品，如內臟、蛤、牡蠣、蟹、蝦等。

在懷孕前3個月時可適量補充葉酸，葉酸是維生素B群的一員，是細胞快速分裂時不可或缺的重要物質。可以幫助胎兒神經管發育，臨床研究顯示，每天攝入400微克的葉酸，對預防神經管畸形和其他出生缺陷是有效的。

富含葉酸的食物包括：綠色菜蔬、五穀類、麥片、豆類、木瓜和柑橘類等，但是過度加熱的食物會破壞葉酸，所以可以多吃水果和生菜沙拉。

維生素C：每日增加10毫克。含量較高的食物，如：芭樂、柑橘類和木瓜等。

脂溶性的維生素也要注意適

當攝取，脂溶性維生素代謝較慢，攝取時不要過量，以免在體內堆積造成中毒。

維生素A：懷孕末期後期可慢慢增加，但是不宜增加太多，食用太多易造成肝脾腫大，引起食慾不振。含量較高的食物如：深綠色及深黃色的蔬菜、水果。

維生素D：由於懷孕後期胎兒由母親吸收大量鈣質，鈣的需要量增加，維生素D與鈣的吸收有關，所以也要增加攝取量，懷孕四個月後，每日增加5微克。食物來源：內臟類、小麥胚芽、深黃色蔬果。

維生素E：血中維生素E偏低，易引起溶血性貧血，間接引起黃疸，因此媽媽每日應多攝取2毫克。食物來源：內臟類、小麥胚芽、深黃色蔬果、魚肝油。

維生素K：由於新生兒出生後不能立即合成維生素K，因此媽媽在產前就應先補充維生素K。食物來源有：內臟類、小麥胚芽、魚肝油等。

纖維質及水

孕婦應攝取適量的纖維質及水分，以防止便秘。纖維質含量較高的食物，如：芹菜、竹筍及梨、蘋果等水果。每日至少攝取1500cc的水分。

懷孕時的身體變化

臺灣目前的生育率1.3%，已是全球倒數前幾名。生育率的降低，除了不孕的人口增加、經濟的考量和社會福利等因素外，許多女性也因為害怕懷孕所產生的生理變化，尤其是體重的變化，而遲遲不敢懷孕。懷孕究竟有哪些生理變化呢？

孕婦最後一次經期的第一天就算開始懷孕，正常的懷孕週期為40週。預產期就是最後一次月經週期之月分減三，日數加七，例如最後一次月經期為二○○五年十二月一日，則預產期為二○○六年九月八日。從懷孕開始，媽媽體內會產生一連串的生理變化，這些變化是為了讓寶寶能在子宮內順利成長，以及做好將來分娩時的準備。懷孕過程一般分為三期，第一期為初期，是指第1～3個月，第二期為中期，是指第4～6個月，第三期為後期，從第7個月開始一直到生產。

子宮會變大

懷孕時期生殖系統變化最大的是孕育胎兒的場所——子宮。懷孕時的子宮會變的柔軟，子宮的大小也隨著懷孕週數的增加而逐漸增大。到了懷孕末期，子宮大小由未受孕時的40～50公克增大到1000g，容量更

懷孕期母體的生理變化

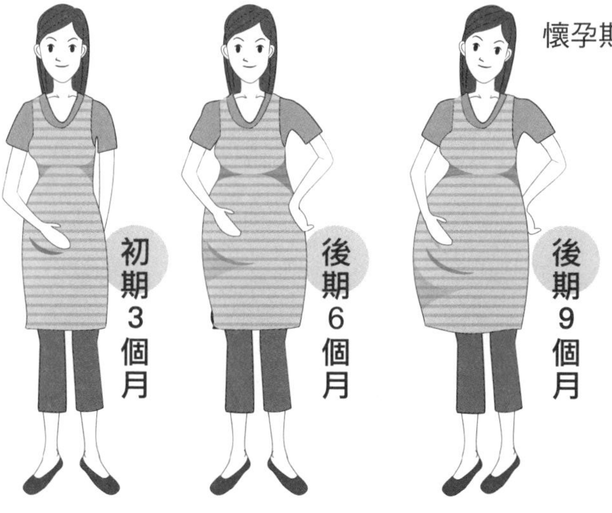

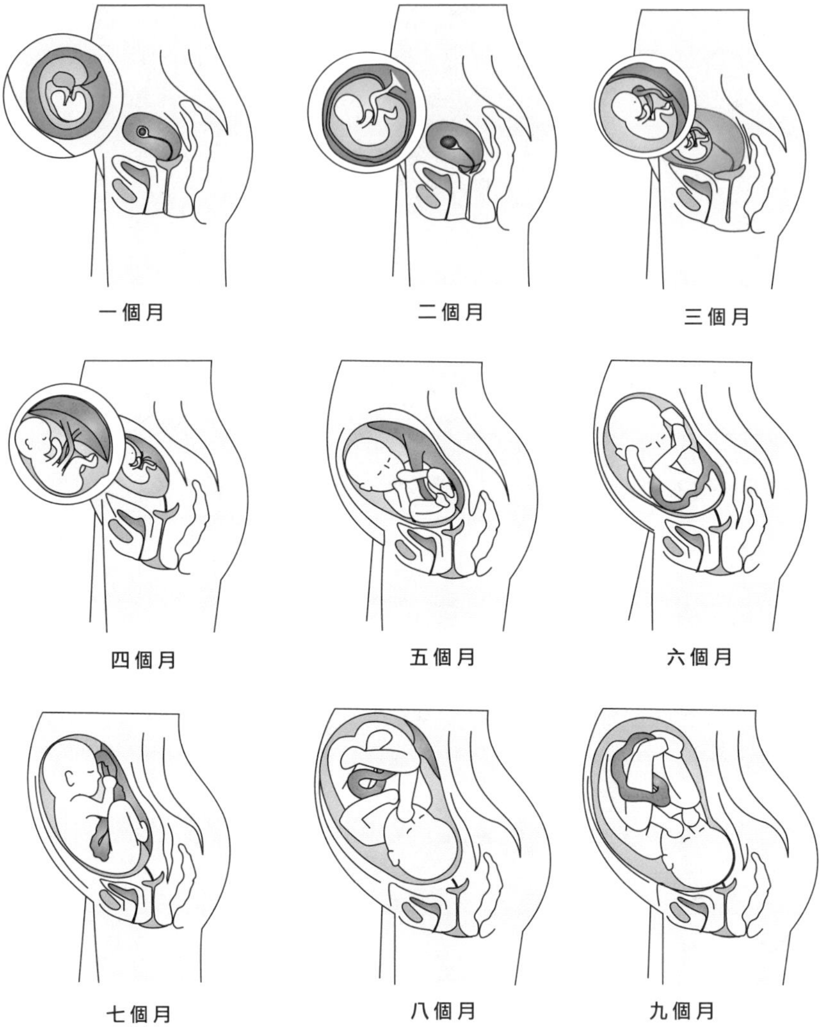

懷孕過程子宮胎兒變化，
以及子宮在腹腔中相對位置圖

是增加了500倍，從原先的10cc變成約5000cc。如此驚人的膨脹能力，是因爲懷孕時期子宮肌肉層的肌纖維數量逐漸增加，除了數目增加外，肌纖維也變長變粗（長度是原來的10倍，寬度則變爲3～5倍），這樣的變化是受到荷爾蒙的影響，像是雌激素或胎盤分泌的激素影響所致。

子宮的增大，一直到懷孕第16週左右，子宮開始從骨盆內上升，才比較明顯，這時子宮底大約是在恥骨聯合上緣；到了20週，子宮底則到了肚臍眼附近；到36週時，子宮底已經上升到胸骨的下方了，但是到了生產前1～2週，胎頭會下降，子宮則又重新下降。

懷孕時期子宮常有不規則性的收縮，這是爲了促進胎盤的血液循環，媽媽們對於這樣的收縮不必太過緊張。懷孕後半期，子宮收縮的頻率會增加，到了足月的時候則變爲有規律的收縮，當規律性的收縮頻率達到每3～5分鐘一次時，便是接近分娩的時候。

子宮頸和陰道會變得肥厚，分泌物會增加，呈酸性，防止細菌進入子宮內。

另外，懷孕最早幾週會感覺到乳房發脹，或有刺痛感及觸痛，懷孕8週後乳房明顯增大。乳腺組織增生，脂肪堆積，乳頭增大，並產生色素沉積，所以乳頭乳暈顏色變黑。到了懷孕後期，可由乳頭擠出少量黃色液體，稱爲「初乳」。

血壓的變化

懷孕期間爲了供應給寶寶充分的養分，媽媽體內的血液量會增加，也因爲血液總量增加，所以心臟的輸出功率也隨之增加。除此之外，心跳速率也會加速，但血液在血管內循環的阻力則因血管彈性增加而減少，身體的血液循環加速。也就是因爲孕婦的血管變得比較柔軟，卻因爲血液量增加使得血管伸展；加上子宮會壓迫到靜脈，造成血液回流受阻，所以懷孕期間，孕婦較容易形成靜脈曲張、痔瘡和下肢腫脹的情形。

懷孕中期之後媽媽在仰臥的姿勢時，子宮會壓迫到靜脈，使得血液流回心臟減少，可能會出現仰臥低血壓症候群（Supine Hypotension Syndrome）的症狀，如：反胃、暈眩或呼吸困難，這時只要將身體微微側躺，就能消除這種症狀。而懷孕時期若發現血壓異常上升，則要注意是否爲妊娠引起的高血壓；嚴重時若合併有水腫、癲癇產生，便是妊娠毒血症，中醫稱爲子癇，這是非常危險的，孕婦需做好定期測量血壓，以監測血壓的變化。

易頻尿、便秘或喘不過氣

懷孕時由於子宮漸漸增大會推擠到橫膈，橫膈活動受阻，肺和胸腔受到壓力，呼吸會變得比較吃力，有時候甚至會覺得喘不過氣。

荷爾蒙的變化會使得胃腸的活動變慢，早期懷孕期常有食欲不振、噁心、嘔吐、挑食及唾液分泌增多等現象，這情況維持幾週後會慢慢改善。因胃液分泌減少，胃酸減少，可能影響鐵的吸收造成貧血，所以懷孕後應要適當的補充鐵質。胃腸道蠕動減弱，易引起胃腸脹氣與便泌。懷孕後期子宮變大會把胃腸往上推，可能產生胃灼熱及消化不良的情形。另外，子宮壓迫直腸，容易造成便秘，或是加重痔瘡的症狀。

子宮變大以後會壓迫到膀胱，造成頻尿的情形，懷孕後期許多人有漏尿的現象，骨盆底肌肉收縮運動（凱格爾運動）有助於控制膀胱、預防漏尿。這個時期也容易有泌尿道感染現象，媽媽們要特別注意適當的水分攝取，避免憋尿，才能及早預防。

容易腰痠背痛與痙攣

爲了有利於生產時骨盆腔的伸展，卵巢在懷孕時會釋放一種稱爲「鬆弛素」的激素，使得懷孕的時候身體內的結締組織，變得較爲柔軟而更容易伸展，卻也因此關節的穩定度會較差，所以懷孕時期活動時要注意避免扭傷。孕婦由於子宮逐漸的增大，造成重心向前傾，影響身體的平衡，爲了維持平衡，身體會自然將雙肩往後，這種姿勢容易造成脊椎前彎，引起腰痠背痛和肌肉痙攣的症狀。

皮膚問題多

懷孕後皮膚常有色素沉著，主要在臉部、肚臍下正中線、乳頭、乳暈及外陰部等地方比較明顯。另外，眞皮層中的膠原及多糖黏膠原增加，並提高此處吸水的能力，一旦吸收水分後，加上肚皮的伸張度，造成纖維的斷裂，而導致妊娠紋。除了肚皮之外，乳房以及大腿處側面和臀部的皮膚也可能出現妊娠紋。第一次懷孕的初孕婦所出現的妊娠紋多爲紫紅色，而懷孕多次的經產婦妊娠紋則呈白色。

體重不宜增加太多

懷孕初期可能因爲食欲不振，體重可能下降，隨著懷孕週數的增長體重也逐漸增加，準媽媽所增加的體重中，胎兒、胎盤和羊水等部分其實占不到一半的重量。其餘的重量都在媽媽身上，包括子宮及乳房的發育、體內水分的蓄積、血液總量的增加，以及蛋白質和脂肪的儲存等。然而，體脂肪的堆積是讓孕婦最爲煩惱的問題，懷孕期間由於荷爾蒙的作用，身體會製造大量脂肪，以因應懷孕及哺乳過程所需，這些脂肪細胞大多堆積在腹部、背部和上臂。整個懷孕過程平均增加體重爲10～15公斤在第七個月時，是體重增加最快速的時期。一般妊娠第8～20週：平均每週增加0.35公斤；第21週～生產：平均每週增加0.5公斤；如體重增加過快，應考慮是否有病理情況，例如糖尿病或妊娠毒血症的問題。

♥出現不適症要如何處理？

秋瑤已經懷孕2個月了，最近常常會覺得噁心、想吐、食慾變得很差，讓她很擔心會不會因為營養攝取不夠，而影響寶寶的發育。其實秋瑤的問題，許多準媽媽都會遇到，在懷孕過程中所出現許多不舒服的症狀，是因為懷孕期生理的變化而產生的，可以藉由一些簡單的處理來緩解；如果症狀嚴重，產檢時要記得告訴醫生，尋求專業協助。

噁心、嘔吐與胃酸逆流

懷孕初期，有些準媽媽不是吃了東西就想吐，就是沒有胃口，體重不增反減，嚴重時還會造成營養不良。

處理方式：

①早晨醒來先吃點麵包或餅乾，休息半小時後再起床。

②少量多餐，避免空腹，食物以較乾爲宜，避免湯湯水水。

③儘量清淡，避免刺激性食物，如：油膩、腥味和辛辣等。

④避免產氣性食物，如豆類製品。

⑤避免用餐時喝湯及開水，最好餐後隔半小時後再喝湯或飲料。

⑥出現噁心嘔吐時，可吃點蘇打餅乾之類的鹼性食物，或是餅乾、麵包等高醣食物，此外蜜餞酸梅也可以抑制嘔吐。

⑦如體重明顯減輕或嚴重嘔吐時，請回院找醫師診治。

因爲懷孕初期體內荷爾蒙改變，使胃腸蠕動減少，加上子宮壓迫到胃部，使得胃部上移，胃酸容易逆流至食道。

處理方式：

①飲食方式宜採少量多餐，避免進食過量。

②少吃甜食、油膩與油炸、不易消化或容易發酵的食物。

③吃完飯後避免立刻躺下，可以採半坐臥的方式。

④如果症狀嚴重時，請回院找醫

師診治。

惱人的便秘、痔瘡與頻尿

由於懷孕時荷爾蒙作用使腸蠕動減低，以及增大的子宮壓迫直腸，加上運動減少，所以孕婦常發生**便秘**。

處理方式：

①養成定時大便的習慣，每天固定排便的時間或次數。

②多吃高纖維的蔬果穀物。

③增加水分攝取。每天攝取1500~2000cc的水分。

④避免食用容易產生脹氣的食物，像是豆類或油炸類食物。

⑤適量的運動，多散步，能幫助腸胃蠕動。

⑥若一直無法改善便秘的情況，可依醫師處方使用軟便劑。

痔瘡多數伴隨便秘問題而來，處理方式有：

①預防便秘，多攝取含多纖維的食物。

②養成定時大便的習慣。

③依醫師指示，局部使用藥膏或溫水坐浴。

懷孕的最初兩、三個月，骨盆腔內的子宮逐漸增大，壓迫到膀胱，使膀胱的容積變小，所以容易產生頻尿的情形。而三個月後，子宮已從骨盆腔大到腹腔，受壓迫的情況就會獲得改善。

處理頻尿方式：

①多做骨盆底肌肉收縮運動（凱格爾運動），減輕症狀。

②不要故意減少水分的攝取也不能憋尿，如此反而容易造成泌尿道感染。

③減少利尿食物的攝取，像是西瓜、蛤蜊等。

④晚餐後減少水分的攝取，避免半夜晚起來上廁所而影響睡眠。

注意頭暈及呼吸短促

懷孕時媽咪的血壓會比平常時稍微偏低，加上血液回流變差，約有三分之一孕婦會有頭暈現象。

處理方式：

①避免長時間站立，頭暈時立即坐下或蹲下避免跌倒。

②姿勢改變時要將動作放慢。
③避免仰睡，可藉由側睡加以改善。
④檢查後若爲貧血，應適當補充鐵劑。

懷孕時擴大的子宮壓迫橫膈，使得肺活量減少而造成呼吸短促。

處理方法：

①站或坐時，姿勢應正確。
②夜間若發生呼吸短促，則用枕頭墊高，採半坐臥式。
③避免舉重物。
④避免疲勞。

陰道分泌物增加

懷孕時子宮頸變肥厚，腺體分泌旺盛，孕婦會感到分泌物（白帶）增加，有時外陰會有輕微的搔癢。

處理方式：

①穿著棉質吸汗內褲，若有需要，一天可多更換幾次。
②可使用棉墊，但要勤於更換，保持乾爽。
③不要穿著太緊的褲子或褲襪，儘量保持通風乾燥
④淋浴替代盆浴，避免用肥皂或消毒水等刺激品清洗會陰部，以溫水清洗即可。
⑤內褲和其他衣物分開清洗。
⑥如廁後，衛生紙應由前往後擦拭，以防感染發生。
⑦白帶如有惡臭、外陰癢與疼痛，則爲細菌或黴菌感染，應該請醫師診治。

改善浮腫和靜脈曲張

懷孕最後六週有足背浮腫現象，這是因爲受荷爾蒙影響，而使體內鈉的濃度升高及水分滯留，加上子宮壓迫造成下肢循環不良，靜脈血液回流不易而造成的。但是如果浮腫發生在踝關節以上、手指、眼瞼，或懷孕34週以前有此現象，則需請醫師評估做進一步檢查。

處理方式：

①多抬高足部休息，避免長時間站立，可以促進血液循環。
②當長時間站立或久坐時，可常做腳的屈伸運動。
③減少鹽分的攝取，增加蛋白質

如瘦肉、蛋等攝取。

④定期產前檢查，注意是否有蛋白尿或高血壓症狀出現。

增大的子宮壓迫腹股溝靜脈，血液回流受阻，內分泌的改變，使靜脈管壁張力減少，均可導致靜脈曲張。

處理方式：

①不要穿緊身衣服。

②避免在膝部交疊雙腿，久站、久坐或久行；常抬高下肢。

③休息睡覺時採側臥姿勢。

④穿彈性襪或使用彈性繃帶。不要穿緊身衣。

⑤外陰部靜脈曲張者，躺臥時用枕頭墊高臀部。

⑥鬆弛衣服，臥躺床上，將腿伸直於牆上，臀部儘可能靠近牆，每日數次，每次2～3分鐘。

抽筋、腰痠背痛自救守則

多半婦女在懷孕後期會有腿部抽筋現象，夜間尤其容易發生。這主要是因爲體內鈣與磷比例不衡、子宮增大壓迫神經、下肢血液循環變差，以及腿部肌肉負荷增加而引起。

處理方式有：

①睡眠時保持下肢溫暖，抬高下肢多按摩，採側臥姿勢。

②不要過度疲勞。

③抽筋時下肢腳跟著地，或平躺時，伸直抽筋的腳，將足部往腳背彎曲，腳跟抵住牆壁。

④攝食含鈣較多的食物，如：牛奶、排骨、小魚乾，或依醫師指示補充鈣質。

懷孕時子宮變大，重心向前傾，爲了維持平衡，身體自然會向後傾，便會使腰薦椎的彎曲度增加。這種雙肩往後和腹部向前凸的姿勢，加上荷爾蒙的變化、韌帶鬆弛等現象，是引起背痛和肌肉痙攣的主要因素。

處理方法：

①保持正確的姿勢，且不宜久坐、久站。

②動作放慢，避免突然爆發性的動作，容易造成韌帶受傷。

③避免穿高跟鞋。

④避免過度疲勞。

⑤避免舉重物。
⑥必要時可用托腹帶。
⑦在醫護人員指導下做適當產前運動。

胎位不正

妊娠前三個月內，胚胎或逐漸發育的胎兒，無時無刻就是浮游在羊水腔中，它的方位處所隨時在變。隨著妊娠週數的增加，臀位的比率亦隨之遞減。

到28至32週左右即驟降到25％左右。33週以上到36週即可從20％遞減到10％以下。37週以後一直到分娩階段就降到約5％上下。

所以在妊娠32週以前，胎位不正大可不必太驚慌，因爲大部分的胎兒都會在懷孕後期自然矯正過來。

處理方法：
①「膝胸臥式」可矯正胎位（參考P71）。
②另外可藉由中醫艾灸至陰穴來矯正胎位。

方法：孕媽咪將小便排空，穿著寬鬆衣褲仰躺床上，由先生或家人用點燃的艾條，對準孕婦足小趾外側趾甲角後約1分處施溫和灸，艾灸20分鐘，艾灸後孕婦保持原位仰臥60分鐘。每天施灸一次，時間最好選在下午3～5時。至陰穴下分布有來自腰神經根的腓淺神經分支，通過艾灸刺激可經由神經反射來調節內臟的自律神經功能，改善子宮平滑肌的收縮，引起宮縮矯正胎位不正。

適合懷孕期的運動

懷孕時期若能適當地運動，對於孕婦有很大的幫助，改善血液循環及不舒服之症狀，到了懷孕後期，適當的運動對於分娩也有所幫助。

多做運動益處多

①改善循環，增進心肺功能，減輕懷孕時頭暈、疲倦及喘促。

②促進肌力平衡，增加關節穩定度，可以預防背痛及肌肉和關節痠痛。

③運動可以改善下肢靜脈血液回流不佳現象，預防靜脈曲張，減輕水腫及腿部抽筋情形。

④運動可以促進腸胃蠕動，減緩腸胃不適與便秘。

⑤訓練腹部肌肉，有利於生產。

⑥控制體脂肪的增加、預防妊娠紋，幫助產後身材恢復。

⑦運動時，大腦會釋放腦內啡（Endorphins），這種物質能使人心情愉快，幫助產婦紓解壓力調解身心，預防產後憂鬱。

⑧運動時，身體增加血糖的利用率，刺激胰島素分泌，可降低妊娠糖尿病的發生率。

注意事項不可少

①透過醫師的檢查了解己身健康狀況，及是否適合運動？

②與醫師及運動指導員討論，選擇適合的運動計畫。

③運動時穿著寬鬆、舒適的衣服，保持心情愉快。

④運動前排空膀胱，吃飯前後一小時內不可運動。

懷孕期可做哪些運動？

1 懷孕初期（0～滿12週）

此時屬於懷孕的不穩定期，

在沒有出血的前提下，懷孕前沒有規律運動者，懷孕期前三個月做的運動類型必須是最溫和的，最保守的方式就是散步。有規律運動者的孕婦，可以繼續從事懷孕前即從事的運動，但運動量和強度都應減低。

2 懷孕中期（第12週到滿28週）

滿12週之後，就進入了懷孕的穩定期，可視個人體能與原有的運動習慣進行有氧運動，如：孕婦有氧運動課程、孕婦瑜珈、輕鬆的游泳、固定式腳踏車、走路、健行（hiking）等。運動的性質仍需爲溫和、低衝擊，或是無重力運動。

3 懷孕後期（第28週到分娩）

此時期由於腹圍增大的速度較快，孕媽咪可以適度地降低原有的運動量。36週之後，孕媽咪可以開始爬樓梯，並且進行一些順產的功能性運動。

以下介紹一些簡單的懷孕期運動：

訓練腹部的肌肉

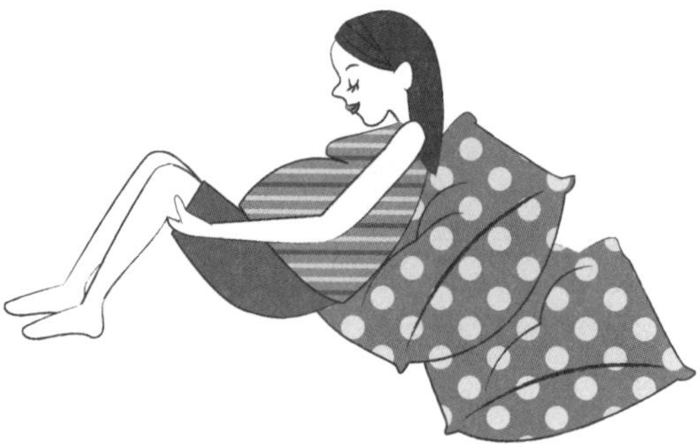

躺在床上，背部用枕頭墊高約90公分，雙腳彎曲雙手抓住膝蓋後側，將身體向雙膝靠近，維持約3秒即可放鬆，反覆約15次。

訓練手臂與肩部的肌群

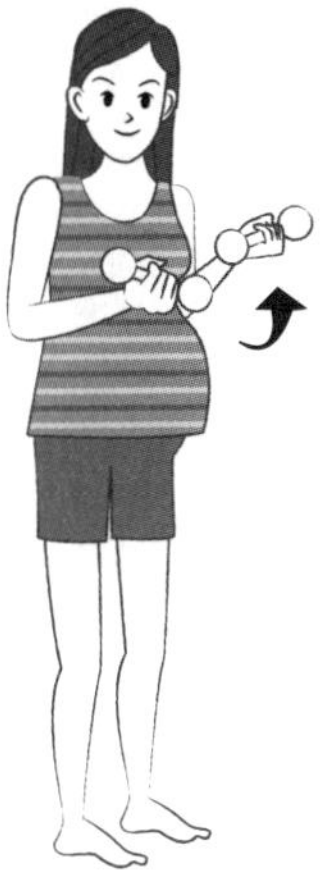

1

雙腳站立與肩同寬，雙手握啞鈴（約1公斤）自然下垂於大腿兩側，手肘彎曲將啞鈴上舉，反覆約20次。

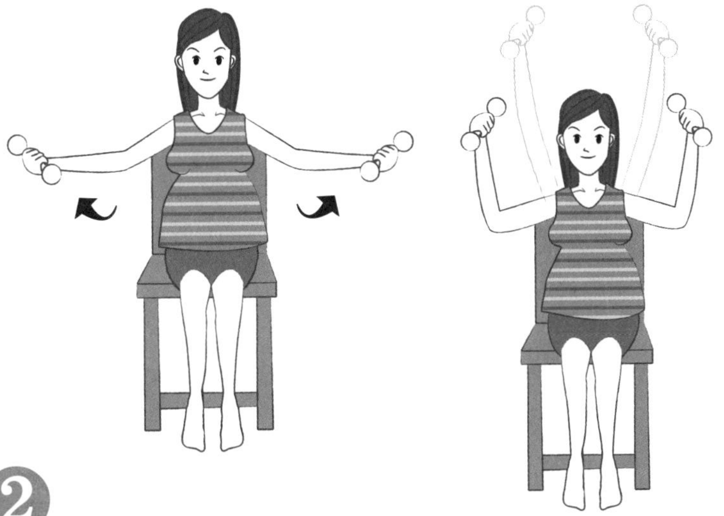

2

坐在椅子，雙手握啞鈴自然下垂於兩側，手臂打直將啞鈴從身旁兩側上舉，反覆20次；手臂上舉至頭兩側，手肘彎曲90度，將手上舉手肘打直，反覆20次。

＊動作進行時要注意控制速度，一般速度是在用力時的動作約1～2秒，回復時為2～4秒，切記不要突然將重量放掉，否則可能會拉傷肌肉。

訓練大腿和臀部的肌肉

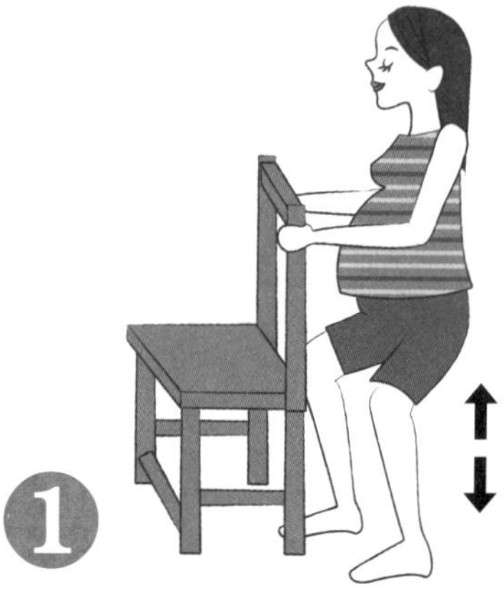

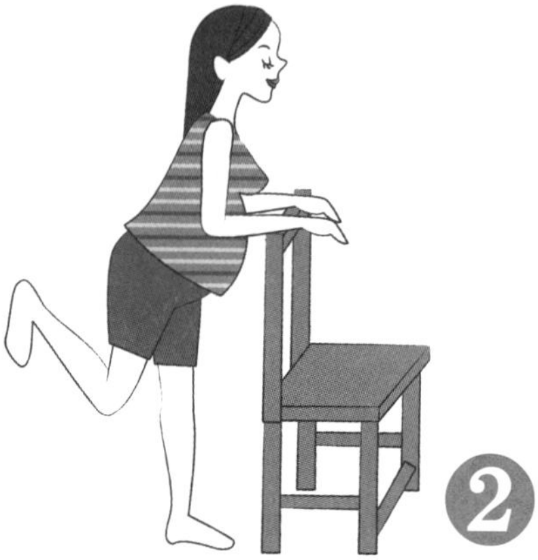

1 雙手扶住椅背，距椅子約20公分，雙腳站直慢慢往下蹲坐至膝蓋彎曲90度，反複約20次。

2 將手肘倚靠椅背做支撐點，將一隻腳往後伸展、收回，反覆20次，換腳同樣做20次。

＊這幾個動作用力與回復的速度為各2秒，下蹲時要注意膝蓋的位置不要超過腳尖。

強化臀部及大腿的肌肉

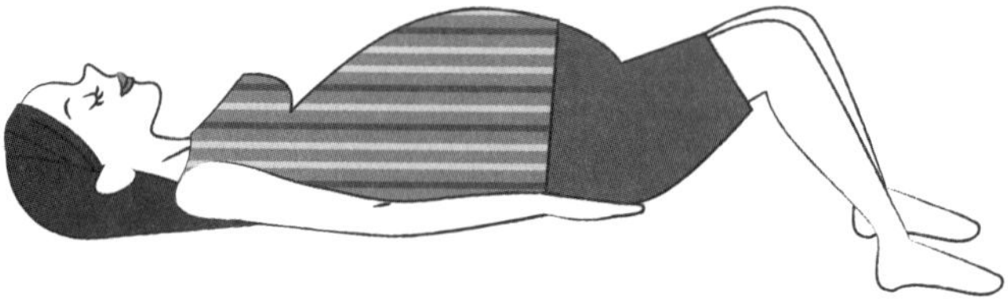

躺在地板上雙腳彎曲將身體上舉時背部要打直，維持約5秒，反覆約15次，這個動作適合在懷孕初期來訓練。

訓練大腿內側、外側及臀部的肌肉

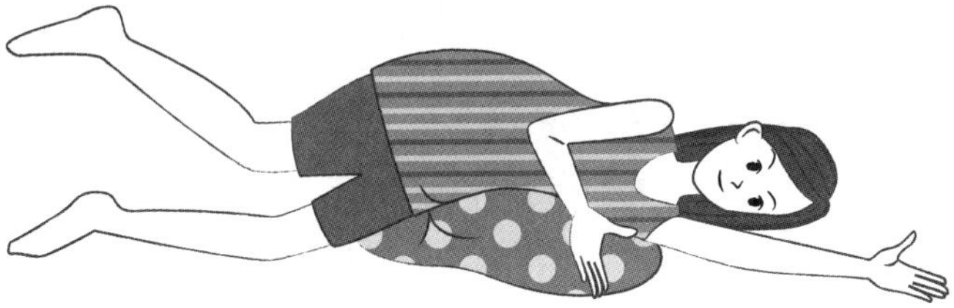

側臥於地板上，腰部墊一個枕頭，將靠近地板的腳彎曲，另一隻腳打直向上側舉，反覆約20次，轉身另外一側同樣做20次。

骨盆底肌肉訓練

「骨盆底肌肉訓練」，也就是「凱格爾運動」，可以用於防治應力性尿失禁。

① 先了解骨盆底肌肉的位置，可以「小便中斷法」測試，即在排尿時煞車停住小便，感受此時所用的肌肉群，或解尿時練習將小便一點一點的解掉，便可感受出是那些肌肉參與這運動。

② 平躺床上，雙腳彎曲，如上述方法用力緊縮肛門周圍、陰道口及尿道口的骨盆底肌肉，每次10～20秒，再放鬆10秒，重複此動作至少10次以上。

③ 在熟悉骨盆底肌肉運動後，在每天日常生活中，隨時隨地均可練習，由10次逐漸增加，一天做4回，每回做20次以上。

伸展運動

❶

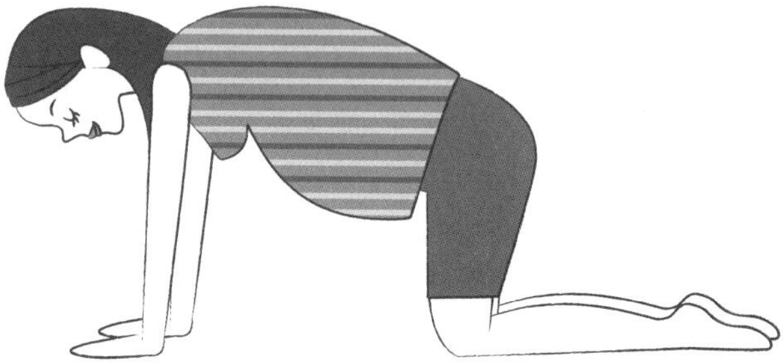

雙腳跪在地板上膝蓋垂直90度雙手稱在地板上與肩同寬，像貓一樣將整個背部拱起來，維持5秒後放鬆，重複5次，藉由這個動作來伸展整個背部的肌群。

❷

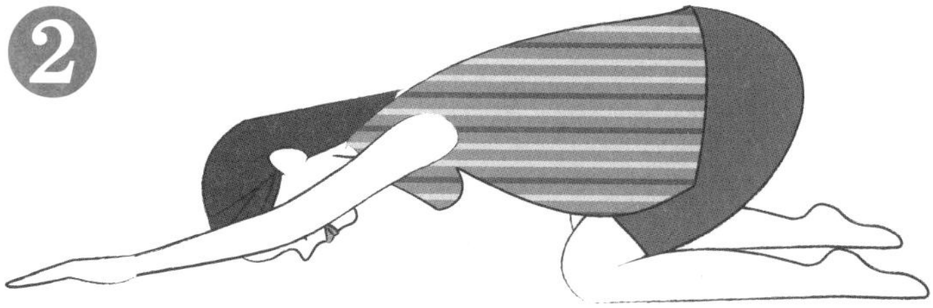

跪坐在地板上，將臀部慢慢往後坐到腳跟的位置，將手指往前伸來增加伸展的幅度，維持20～30秒，重複2～3次。起身時以手肘向大腿靠近，用大腿的力量將身體抬起來。這個動作可以伸展下背和臀部，且可以放鬆骨盆的肌肉。

♥分娩方式瞧一瞧

品貞已經懷孕6個多月了，這是第一胎，她和老公都興奮地期待寶寶的來臨。懷孕過程中，雖然有些不舒服的症狀，但品貞都甘之如飴。隨著預產期一天一天的到來，品真開始猶豫要選擇何種方式生產，是自然生好呢？還是剖腹產？品貞想採取自然的方式，聽許多人說這樣對小寶寶比較好，可是她害怕分娩時的劇烈疼痛，也擔心身材走樣，該如何選擇分娩方式呢？

在國內，因為害怕分娩時的疼痛，以及為了挑選良辰吉時，許多準媽媽會選擇剖腹生產，臺灣剖腹產的比率是高達30%，比起許多國家都高。其實，自然生產是最合乎自然法則的生產方式，自然產的後遺症遠低於剖腹產，中醫的觀點也認為剖腹產容易造成氣血的耗傷，對於人體的生理機能多少會造成影響。所以只要醫生認為不需要剖腹的孕媽咪，自然產絕對是最優先考量的生產方式。

何謂自然分娩？

顧名思義，便是人類原始自然的生產方式，也就是經由陰道生產。在過去就醫仍不方便的年代，大多請產婆來家裡幫忙生產，都是採取自然生產的方式。隨著醫學的進步與就醫的便利，產婦大都選擇設備良好的醫院進行自然生產，目前大多數的醫生在產婦分娩的時候，大都會實施會陰切開術，以避免分娩時陰道造成不規則的撕裂傷。

自然分娩的過程如果順利，不需要器械的協助就可將寶寶順利；然而若生產過程中，出現胎兒窘迫現象或是產婦精疲力盡的情況，爲了不危害產婦或胎兒的健康，此時就必須考慮以器械協助生產，如用產鉗夾住胎兒頭部或以眞空吸引器吸住胎兒頭部使其易於離開母體。

自然分娩的相關資料

對寶寶的好處	＊懷孕過程中，胎兒生長的環境充滿了羊水，呼吸道內多少存在著一定量的羊水和黏液。自然分娩的過程中，藉由子宮收縮和產道的擠壓，使胎兒肺部和呼吸道內的羊水和黏液能夠流出來，減少新生兒吸入羊水、胎糞而發生肺炎的機率 ＊胎兒的胸腔因子宮的收縮，能促使胎兒肺部產生一種叫做肺泡表面活性物質的分泌物，使得胎兒在出生後肺泡富有彈性，比較容易擴張 ＊在陰道分娩時，胎兒腦部不斷受到擠壓，可以刺激胎兒的呼吸中樞，有利寶寶出生後建立正常的呼吸，對小寶寶的智力發育也有好處 ＊研究也發現，自然產的寶寶免疫系統活性較高，腸道障壁的保護也較好
優點	＊只需局部少量的麻醉，可以減少麻醉的危險性，傷口也僅有會陰或陰道的裂傷，傷口較不會疼痛，出血量也較少 ＊產後恢復較快，住院時間也較短，大約3天 ＊一般在產後就可立即進食，身體恢復較快，很快便可回復正常生活作息，能有較多的體力照顧寶寶 ＊避免剖腹產的許多併發症和後遺症，如手術後沾黏及腹痛的現象
缺點	＊產程時間長，初產婦約十多個鐘頭，經產婦約六至八個鐘頭。產前到生產的陣痛是十分劇烈，也極為煎熬 ＊可能有骨盆腔子宮、膀胱脫垂的後遺症，如頻尿、壓力性尿失禁 ＊會陰的裂傷和陰道的裂傷。一般在生產過程中，會陰撕裂傷通常是不可避免的。大多數的醫生在分娩前會先將會陰剪開，一方面讓產道開口較大，另一方面則是避免產生不規則的撕裂傷。大多數的產婦是輕微的撕裂傷，然而有少數的產婦可能因為用力不當或是胎頭過大而造成肛門括約肌斷裂，若不修補的話則會造成以後的大便失禁；不過若仔細的縫合，大部分的孕婦不會有任何的後遺症
危險性	＊自然分娩會傷害會陰組織，可能會出現外陰部血腫的情形。產後感染或產褥熱也是比較容易發生的；尤其是早期破水，產程延長的孕婦 ＊對於經產婦及子宮頸鬆弛的患者，比較會發生有急產現象（產程不到兩小時） ＊產後也可能會因子宮收縮不好而出血，若產後出血無法控制，嚴重者可能需要切除子宮 ＊當胎兒難產或是母體精力耗盡，就需以產鉗或真空吸引，來協助生產時，可能會造成胎兒頭部腫大。如果當胎兒過重，就會容易造成肩難產，會導致新生兒鎖骨骨折，或臂神經叢損傷 ＊胎位不正時，容易造成危險。一般在產檢時便可發現此問題，一旦胎位不正，醫師會安排適合的生產方式，準媽媽不要太擔心

何謂剖腹產？

所謂的剖腹產就是利用手術的方式，將腹部及子宮劃開來，把寶寶從子宮抱出來的生產方式；目前，多半剖腹生產的方式是採用橫切式，傷口沿著陰毛上緣，較爲美觀且較不疼痛。

◎什麼時候需要剖腹產？

在懷孕及待產的過程當中，原本預計採自然分娩，但基於下列危險性原因，基於安全的考量，便會選擇剖腹生產。

常見的原因在胎兒方面：胎位不正、胎兒體重過輕（小於1500公克）、胎兒體重過重、多胞胎妊娠等。在母親方面：曾經接受過子宮手術、子癇症、高齡初產婦（35歲以上）、產道阻塞、骨盆變形狹窄、罹患心肺疾病、孕婦正感染皰疹或尖形濕疣（俗稱菜花）等。

◎剖腹產的後遺症

剖腹產對於未來懷孕是否會造成影響？一般而言，剖腹產的媽咪在下一次懷孕時，發生前置胎盤和植入性胎盤的機率會因此而增加，往往會造成產前產後出血的情況。

另外剖腹產手術後，子

剖腹產的相關資料

對寶寶的影響	研究發現，剖腹產的寶寶，較容易產生情緒不穩定、注意力不集中、動作不協調等問題，這可能是因為寶寶未經過宮縮和產道擠壓，缺乏觸覺和協調感的刺激
優點	＊可避免自然生產過程中的突發狀況，如肩難產、產程延長等 ＊不會造成陰道撕裂傷 ＊較不會造成骨盆腔子宮、膀胱脫垂的後遺症
缺點	＊剖腹產出血量較多，且需麻醉，要承擔麻醉的風險，如藥物過敏反應、休克反應 ＊術後需較多時間才能恢復，住院時間較長 ＊剖腹產的併發症也很多，如術中損傷子宮或周圍臟器（膀胱、直腸、小腸等）、異常出血及感染，術後發熱、腹脹、腹痛、腹壁傷口裂開、彌漫性腹膜炎、血栓性靜脈炎、晚期產後出血，日後可能造成腸沾黏等

宮所留下的傷口疤痕，在下次的懷孕過程中，有可能造成子宮破裂，而使產婦及胎兒造成極大的傷害。

如何減少剖腹產後子宮的傷害、幫助子宮恢復？除了手術時醫師對於傷口的消毒、用的針線，以及手術技術有關之外，另要讓子宮休息一段時間，使傷口恢復良好，一般建議應至少避孕3～6個月的時間，避免立即懷下一胎，也可以藉由中藥來進行產後的調養，幫助子宮恢復（參考P127「自我調養DIY」），這些都是防止子宮破裂的方法。

至於下次懷孕想改以自然分娩的方式生產，則須審慎評估，因爲危險性會相對提高。

什麼是無痛分娩？

若是對於疼痛非常恐懼的孕媽咪，則可以考慮採取無痛分娩的方式。

無痛分娩是藉由麻醉的方式來減輕生產時的劇烈產痛，大多採用硬脊膜外或脊椎給藥的方式，這種方法無論在止痛效果、止痛時間或副作用的發生比率，以及對胎兒的影響都比較好。

◎什麼時候才可以做？

當產程確定開始時，子宮收縮頻繁，收縮有一定的強度，即可施行。太早使用無痛分娩，可能會延長待產時間。

一般建議在初產婦子宮頸口開4公分及經產婦開2公分以上做無痛分娩，較不影響第一產程。

◎有什麼禁忌？

產婦的背部有感染的現象、血液凝固的異常、血小板小於十萬單位、藥物過敏、腰部有外傷史、胎兒心律不正常等，需由醫師確認後才可執行。

◎會延長生產時間嗎？

過去在無痛分娩使用的局部麻醉藥，濃度較高，確實會延長產程；近年來的產科麻醉研究均使用極低濃度的麻醉藥物，發現產程因受到無痛分娩的影響而延

無痛分娩相關資料

硬膜外止痛法	麻醉醫師藉由注射針在腰椎與腰椎間將導管置入硬膜外腔，然後將麻醉藥劑經導管注入，這個過程約需要10～15分鐘的時間來完成。藥物注射至硬膜外腔之後，需要大約10～15分鐘讓藥物發生作用。可採用持續注射的方式，並根據疼痛的程度不同來調整藥物的劑量，以持續維持止痛的效果，使用麻醉藥的濃度大約相當於剖腹產的五分之一
脊椎止痛法	麻醉醫師藉由注射針在腰椎與腰椎間，將止痛藥物注射到硬膜下腔來達到止痛的效果，藥物發揮作用的時間大約5～10分鐘，而止痛的時間大約可以維持1～5小時。這種方法作用快速而且確實，使用的藥物也較少，但是不能持續地給藥，也不能按照疼痛的程度來調整藥物的劑量
優點	1.減少生產的疼痛感，大約在給藥10分鐘後，分娩的媽媽就感覺不到宮縮的強烈陣痛了 2.避免子宮胎盤的血流量減少，改善胎兒的氧氣供應，改善胎兒的酸鹼平衡 3.避免子宮收縮的失調現象，增加順產的機率 4.避免因疼痛過度而導致的不必要剖腹生產
副作用	1.發抖，一段時間後可消失 2.兩腿麻木，隨著藥物濃度的降低，症狀會逐漸減輕 3.血壓下降，一般可藉點滴來加以改善 4.誤打入脊索腔內，但麻醉醫師多可迅速處理而不留後遺症 5.腰痠背痛可能與扎針附近軟組織損傷有關，但多數產後背痛，都是來自於懷孕時姿勢不良所造成

長的機率，已經大幅降低。

若在適當的時機做無痛分娩，此時子宮收縮不太受麻藥的影響，而變得有效及有規律的收縮，反而可縮短產程。

♥產後復原有訣竅

有許多婦女不想要生小孩，主要是因為擔心生產完後身材無法恢復。懷孕生產的確會造成許多生理變化，但只要產婦能了解自身的變化及減重的狀況，適時加以調整，相信一定可以恢復到身體的最佳狀態。

子宮修復5要點

1 產後子宮體復原

在產褥期變化最大的就是子宮，從生產前的重量約1000克左右，生產完隨著子宮慢慢收縮，子宮體的高度每天會下降1～2公分，在24小時後子宮底會降到肚臍上方，大約在產後10～14天內，子宮就會變小而降入骨盆腔內，產後子宮大約需要6～7週左右，才能恢復到原來的大小。胎兒及胎盤組織娩出後，子宮靠肌肉層收縮讓血管受到壓迫而止血，所以子宮收縮對產婦而言非常重要。當子宮收縮不好時，容易引起出血，媽媽們可以藉用按摩子宮的方式來促進子宮收縮。

2 產後子宮內膜復原

在生產完後2～3天子宮內膜層開始修復，大多在產後7～10天內完成；而胎盤著床的部分，子宮內膜則需要先剝落，新的子宮內膜才能長得完整。一般剝落的過程約要2～6週，而內膜修復也將近要6～8週才能完全癒合。

3 子宮頸的復原

分娩後，因子宮頸充血、水腫，會變得非常柔軟，子宮頸壁也會變得很薄，大約要7天後才會恢復原來的形狀。生產完7～10天，子宮頸內口會關閉，一直到產後4週左右，子宮頸才會恢復到原來大小。

4產後惡露

產後陰道會流出類似經期的血稱爲「惡露」，量較經血多，產後4～5天量多、色較紅，1～2週後量漸較少且呈褐色，至2～3週後色轉淡爲黃或白，4～6週後乾淨。

若惡露出現以下症狀，應即早就醫：量逐日增多、顏色越來越紅、出現大血塊、伴有惡臭、排出時間超過20天或更長、並有發燒與腹痛等現象。

5產後月經來潮

生產完後第一次的月經來潮的時間是因每個人的體質而異，大約1～3個月不等，哺乳的媽媽因爲泌乳激素分泌增加，一般不會有月經來潮，可能在停止哺乳後才會有月經。產後前幾次的月經，比如週期、經量都不太穩定，慢慢地才會恢復產前的月經狀況，媽媽們不用過度擔心。

其他相關的修復

1產道的復原

自然生產過程中，當寶寶通產道時，陰道會被撐大而變鬆弛，陰道黏膜也變得較乾燥；分娩後，陰道會回縮，但鬆弛及乾燥的狀態必須等卵巢功能恢復與荷爾蒙分泌正常後才會復原，大約需2～3星期。

2會陰及傷口的癒合

生產所造成的外陰水腫、充血，約在產後十餘天恢復正常。生產過程中，醫師爲避免會陰產生不規則的傷口，會先將會陰剪開，等分娩後再縫合起來。會陰的傷口約產後1週癒合，須確實的清潔及護理避免感染；剖腹生產的傷口則可配合醫師的指示換藥、護理，傷口約在產後1週癒合。

3大小便

在懷孕過程中，膀胱和直腸長期受到子宮的壓迫，膀胱收縮能力受到影響，加上產後的腹壁鬆弛，傷口疼痛腹部無法使力，

分娩傷口護理法。

會陰傷口護理	剖腹產傷口護理
★會陰部在生產完之後會出現腫脹的現象，可用冰敷袋冰敷，冰敷30分鐘則需休息30分鐘，直到腫脹消退 ★每次如廁後，需用沖洗瓶盛乾淨的溫水，從前陰往肛門方向沖洗會陰部，以衛生紙由前往後擦拭乾淨 ★產後1～2星期內，須注意不要因抱寶寶而牽扯傷口 ★傷口如有紅腫、灼熱、劇痛、滲出物等情形時，請立即返院就診	★剖腹產後，醫師會在傷口上貼美容膠，再覆蓋紗布，紗布約在3天後即可取下，美容膠約在1週後撕下，改貼透氣紙膠帶 ★透氣紙膠帶約3～4天更換一次，可碰水，碰水以後用乾毛巾擦乾表面，可貼至3～6個月 ★使用透氣紙膠帶如有皮膚起疹子、發紅發癢的過敏現象，則暫時不要使用，等皮膚改善後再繼續使用 ★每天用手指頭輕輕按摩傷口3～5分鐘，減少疤痕產生 ★產後1～2星期內，須注意不要因抱寶寶而牽扯或壓迫傷口 ★傷口如有紅腫、灼熱、劇痛、滲出物等情形時，請立即返院就診

導致產後小便困難及便秘。此時要注意適量喝水，多攝取含高纖維食物，提前下床輕度活動，或是做些產後運動及腹部按摩（剖腹產者則勿做），促進膀胱收縮、幫助腸子蠕動。

如果無法改善，一定要和醫師商量解決之道。

4 性生活再度開始

生產完後，子宮及陰道壁需要時間加以修復，要避免過早開始性行為，以免造成傷害，理論上產後惡露乾淨、子宮復原，夫妻即可恢復性生活。

自然產的媽咪大約是產後6～8週，而剖腹產或是使用手術的產婦，性生活則可能更要稍微延後。

產後卵巢的分泌機能尚未健全，陰道的滋潤不夠，會比較乾澀不適，先生需要用比之前更多的耐心與溫柔始能順利成事。

♥自我調養DIY

剖腹生產的媽咪，手術傷口較大，癒合速度較自然產的媽咪慢，出血量也較多。另外產後也比較容易產生一些併發症，如：發熱、子宮出血、尿滯留、腸沾黏等。所以，剖腹產的媽咪在產後調養要特別小心，千萬不可忽視。

剖腹產要注意的事項

1適當補充水分

孕婦的血液濃度原本就比一般人來的高，在生產過程中又流失較多的水分加上進食較少，容易出現血液濃縮的情形，爲了防止血液濃縮、血栓形成，術後應補足適當的水分。

2及早活動

許多剖腹產的媽咪，因爲害怕傷口疼痛或裂開不敢下床活動，這是不對的。麻醉藥消退後，便可以簡單的做一些床上活動（參考產後運動），術後6小時就可起床活動。這樣可促進血液流動和腸子蠕動，可防止血栓形成，也可以預防腸沾黏。

3注意出血情形

剖腹產子宮出血較多，要特別注意產後大出血的情形，隨時要注意出血量，如果惡露明顯增多，遠超過月經量，應立刻回診就醫。

4防止傷口裂開

打噴嚏、咳嗽、噁心嘔吐時應壓住傷口兩側，避免過度活動或搬取重物，以免縫線斷裂，傷口裂開。

5及時排尿

一般手術第二天補液結束後導尿管便可以拔除，拔除後3～4小時便應嘗試自行排尿。臥床解不出，應起床去廁所，再不行，應告訴醫生，直至能暢通排尿爲止。

6注意體溫

剖腹產的媽咪較容易出現產後發燒的現象，每天測量體溫，如果超過37.4℃，則需注意是否有感染發炎的情形發生；必要時應回診請醫生處置。

7減少剖腹產後子宮的傷害

建議要讓子宮休息一段時間，使傷口恢復良好，一般建議房事於產後42天、惡露完全乾淨後再開始，應至少避孕3～6個月的時間，避免立即懷下一胎；也可以藉由中藥來進行產後的調養，幫助子宮恢復。

8注意經期傷口疼痛

手術傷口部位發生子宮內膜異位症時有所見，表現爲經期傷口處持續脹痛，且一月比一月嚴重，後期可出現硬塊。一旦出現此類症狀，應及早去醫院就診。

飲食營養的指導

剖腹產的媽咪，因爲腹部及子宮皆有傷口，會影響到腸子的蠕動，加上傷口較大，癒合較慢，飲食方面會跟自然產的媽媽有些差別。產婦在術後12小時，可以喝一點開水，刺激腸子蠕動，等到排氣後，才可進食；剛開始進食的時候，應選擇流質食物，然後由軟質食物、固體食物漸進進食。

1術後一週內避免過食豆類、奶蛋類、以及發酵類食品，以避免脹氣。

2避免油膩的食物，避免咖啡、茶、辣椒、酒等刺激性食物。

3一週後可多攝取高蛋白質食物，幫助組織修復，如魚、蛋、奶、雞精、肉類。

4多補充纖維質，多吃水果、蔬菜，以促腸道蠕動，預防便秘。

5因爲剖腹產血流量較多，宜多吃含鐵質食物補血。

6減少寒性食物的攝取，如：冰品、飲料、梨子、葡萄柚、西瓜、椰子、橘子、苦瓜、絲瓜、冬瓜、大白菜、白蘿蔔等。

♥ 調養藥膳

對於剖腹產的媽咪而言，生產完後仍可依一般坐月子的方式進行產後調養（參考P139「健康快樂坐月子」），但因為剖腹手術的傷口較大，所以，可以藉由以下藥膳來幫助傷口及子宮的恢復。

＊黃耆鮮魚湯

材料 黃耆2錢、枸杞2錢、鱸魚1尾、蔥、薑、米酒少許

作法
1. 將藥材洗淨，加水300cc滾煮10分鐘，取汁備用。
2. 蔥薑洗淨切絲備用；將鱸魚洗淨切塊汆燙後，加水1000cc及藥汁，滾煮約5分鐘，加入蔥薑及1～2cc米酒去腥，即可食用。

服用 剖腹產後開始進食時，即可服用。

功效 活血生肌，促進傷口癒合。

＊麥棗茶碗蒸

材料 麥門冬2錢、紅棗3顆、枸杞子2錢、蛋3顆、鹽少許

作法
1. 將紅棗、枸杞子、麥門冬洗淨備用。
2. 另將蛋打散，去除泡沫後，將蛋汁加入紅棗、枸杞子、麥門冬及200cc水，放入電鍋蒸熟即可食用。

服用 排氣後可以開始進食半流質食物時，便可以服用。

功效 健脾補氣，幫助組織修復。

＊歸耆羊肉爐

材料　黃耆1兩、當歸2錢、黨參5錢、枸杞子5錢、紅棗4錢、陳皮1.5錢、羊肉半斤、米酒1小匙

作法　1. 將羊肉洗淨切塊，藥材洗淨後與羊肉一同放入陶鍋內，加入2000cc水，先以大火煮沸後，轉小火熬煮2小時。

2. 起鍋後加入米酒及少許鹽調味，即可食用。

服用　可在剖腹產後約2星期開始服用。

功效　補氣養血，幫助子宮恢復。

＊菟絲山藥排骨粥

材料　菟絲子3錢、鮮山藥20公克、小排骨30公克、白米60公克、雞湯2小匙

作法　1. 先將排骨汆燙去血水；山藥削皮洗淨後，切塊備用；將菟絲子裝入紗布袋中。

2. 把紗布袋、小排骨、鮮山藥1500cc水及白米熬煮成粥，起鍋前加入雞湯2匙及少許鹽巴調味，即可食用。

服用　可在剖腹產後約3星期開始服用。

功效　補脾腎，幫助產後卵巢功能恢復。

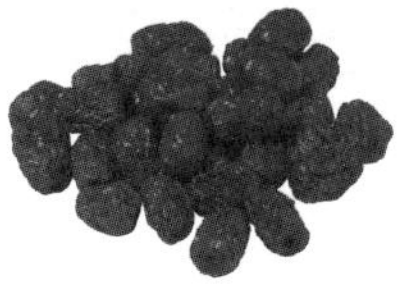

健康快樂坐月子

雅雯在6月生下一個健康的男寶寶，這是全家第一個小孩，自然是阿公阿媽的心肝，婆婆高興之餘也心疼雅雯的辛苦，所以決心好好地幫雅雯坐月子。「雅雯啊，坐月子期間可千萬不能洗頭洗澡喲！」、「雅雯啊，我已經買了坐月子水，要是渴了就喝點坐月子水。」婆婆的堅持，卻讓在大熱天生產完的雅雯極度困擾，黏膩的身體讓她時常感到煩躁不安，卻又不敢違逆婆婆的好意，雅雯因此情緒低落。

坐月子是中國人特有的習俗，讓產婦可以藉由這段時間調養身體，但是坐月子的許多禁忌，卻常常造成產婦的困擾。希望藉由下列的介紹，能給予婆婆媽媽們正確的坐月子觀念，讓產婦在坐月子期間，無論生理、心理都能調養至最好的狀態。

為什麼要坐月子?

「坐月子」是中國人特有的習俗，根據文獻的記載，早在《禮記》裡就提到坐月子相關的儀式。另外，在近代考古學所出土的《馬王堆帛簡醫書》也發現了許多婦女胎產保養的紀錄，坐月子這個習俗至今已經至少有兩千兩百年的歷史。在這兩千兩百年中，陸續加進各個朝代的習俗與養生觀念，才漸漸演變爲今日坐月子的風俗。

台語有句俗話說：「生給贏，雞酒香；生給輸，四塊板。」「四塊板」就是指棺材，由此可見在醫學不發達的年代，生產實在是極其危險的過程，產後的調理更是不容忽視，在過去物資欠缺的年代，坐月子也算是一種對產婦的鼓勵。

其實所謂月子本身就是生產完之後的產褥期階段，產褥期是指胎兒分娩出至產婦生殖器官恢復正常的時間，大約是6～8週。從懷胎十月到生產，是一個很大的生理變化過程，許多改變，都必需在產後透過充分的休息調養逐漸恢復回來。而生產的過程，也會讓婦女消耗及流失過多的體力及血液，進而傷了氣血；所以產後，一定要藉由坐月子的這一個月好好地調養，讓身體重回氣血調和的狀態。

產後調養的重點

我們都知道產後調養就是要喝生化湯、吃麻油雞及杜仲，但爲什麼要吃這些東西？而什麼時候可吃？又該如何吃？以下將做些介紹：

◎生化湯

生產完後，子宮的收縮是非

生化湯	
功效	生化湯是源自清代婦科名醫傅青主所著作的《傅青主女科》的藥方，這個藥方的名字取的很恰當，因為此方可以「生」新血，「化」舊瘀，所以用「生化」立名。生化湯的主要功能在於排除惡露、調節子宮收縮、幫助子宮修復、減少宮縮腹痛等作用；另外生化湯也具有提高免疫力的功效
成分	生化湯是由當歸8錢 、川芎3錢 、桃仁14粒、炮薑5分、炙甘草5分等五味中藥組成
服用方法	一般自然產的產婦在住院期間大都會給予子宮收縮劑，因此如果同時服用生化湯，會使子宮收縮過強而造成腹痛；所以，建議自然產的媽媽們可以在產後第3天開始，服用5～7帖 人工流產及剖腹產者於手術時，醫師均會將子宮處理乾淨，使惡露比自然產要少很多，如無特殊情況，可建議不必服用生化湯。但若惡露量多且排不乾淨，仍可在產後第5天開始，服用5～7帖 一旦惡露變淡之後就可停止服用生化湯，如果服用時間太久，反而會出現惡露點滴不盡的後遺症
煎煮方法	第一回用2.5 碗水煮成1 碗 第二回用2 碗水煮成0.7 碗 兩次混合分成3份，三餐飯後1小時溫服
注意事項	有感冒症狀時停用，如：頭痛、發熱、畏寒、喉痛、咳嗽、鼻塞、流鼻水 有感染跡象時禁用，如：發熱、惡露量多、有異味、乳房局部紅腫熱痛、會陰紅腫熱痛、剖腹產之傷口紅腫疼痛或流血水與膿水、小便刺痛等 服用生化湯後卻有惡露量增加的現象，應即時停止

常重要的，因爲藉由子宮的收縮才能進一步的止血，並且可以將惡露排乾淨，惡露排乾淨之後，子宮內膜才能修復完整。服用生化湯的目的，便是要藉由中醫的一些養血、活血、去瘀的藥物，促進血栓塊剝落和子宮內膜的新生。

◎杜仲

女人懷胎十月，體重增加，腰脊承受較重的負擔，加上分娩時消耗大量氣血，容易損傷腰膝筋骨，服用杜仲可防止日後腰痠背痛。

杜　仲	
功效	杜仲主要的功效是補肝腎、強筋骨，產後吃一些杜仲，有助於增進鬆弛的骨盆腔關節韌帶的功能恢復，加強腰腹部及骨盆腔肌肉的力量，儘快保持腰椎及骨盆的穩定性，減輕日後腰痠背痛的產生。而且，杜仲還可減輕產後頻尿及尿失禁的症狀
食用時機	產後第五天開始服用至坐月子結束 如何選擇品質良好的杜仲，請參閱婦科常用中藥「杜仲」
服用方式	杜仲磨粉，用食物沾粉吃或裝至膠囊服食，每次進餐後服用2～4粒 杜仲2錢，煮3碗水；或3兩煮1500cc，當茶喝或加入菜餚中食用 腰花杜仲湯：杜仲5兩，由4碗煮成2碗，再加入腰花煮熟

◎麻油雞

過去物質缺乏的年代，日常生活的飲食常缺乏肉食，蛋白質的攝取量不足，然而懷孕與哺乳期間均須增加蛋白質攝取量，爲了能夠順利哺餵母乳，傳統的方法就是以麻油雞做爲產後食補的主角。現代人營養狀況良好，但產後氣血耗傷，產婦的體力大不如前，藉由適量食補加以調養，同樣能使產後恢復情況較好。

麻油雞	
功效	麻油雞的成分有：雞、黑麻油、酒、薑四樣東西。 **麻油**《本草備藥》裡記載：麻油具有補肺氣、益肝腎、壯筋骨、逐風溼氣、生肌收口的功效。現代研究則發現，麻油含不飽和脂肪酸占83～90％，經體內代謝成前列腺素，可以幫助子宮收縮，調節體內脂質，幫助傷口癒合。另外，麻油本身含有特殊香味，吃起來也較不油膩，可以改善產婦的胃口 **雞肉**《本草綱目》裡的記載：雞肉屬溫補，按照現代的營養學來看，雞肉含有豐富的優質蛋白質，促進組織再生，並含有維生素B群及鐵質，對於造血是很有幫助的。另外，雞肉所含的鹽量較低，較不會造成水分的蓄積。其中烏骨雞最為合適，醫籍記載：烏骨雞甘平無毒，主治虛勞羸弱，消渴中惡，益產婦。治女人崩中帶下，一切虛損諸病 **薑** 暢胃口而開痰下食、溫中止嘔、可以促進產婦的食欲；此外，薑也可以促進身體的血液循環，去寒氣，溫熱身體。如果連皮食用還可以利水消腫，但不要食用過量，以免過於溫燥而產生口乾、口苦、煩躁、便秘 **米酒** 酒的作用是：溫飲和中，少飲和血行氣、暖水臟行藥勢……酒過飲則傷神耗血，致生濕熱諸病。而在《張氏醫通．婦人門．產後》有提及：「產後諸禁……二禁酒……八禁寒涼藥……酒能助火亂經，誤用不無動血之虞……」。所以在產後使用酒來烹調食物時需小心使用，不可用太多。現代醫學則認為酒精可以促進血液循環，但是對於子宮收縮有抑制作用，而使產後惡露增多，並使子宮恢復約延長2至3週之久，所以分娩後吃的食物，應延後第2星期才加酒。加上酒精可透過乳汁分泌，哺乳的媽媽們使用上也要格外注意
烹煮方式	**材料** 雞1隻、米酒300cc、薑15片、黑麻油6cc **作法** 將雞肉洗淨、切塊；麻油先放入鍋中燒熱，接著放薑片、雞肉炒拌至雞肉七分熟，最後放入米酒、水1500cc，煮至雞肉熟即可 可直接以水煮或水、酒各半來煮，或用全酒煮，但最後在湯面點火，燒去酒精即可食用
食用時機	可在產後第2星期開始服用
注意事項	麻油用量不宜多，每次1～2小匙即可 在分娩一週內，酒精對子宮收縮恢復有抑制作用，會使惡露增多，故此時也不宜加酒 傷口若有紅腫疼痛發炎現象時，應禁食麻油及酒煮食物 如果用全酒烹煮麻油雞，最好食用後2小時後再餵母奶，以免酒精透過乳汁被小寶貝吸收 體質燥熱的產婦，如常嘴破、便秘者，在產後食用麻油雞時，可能會出現上火的情形，酒應少用，因為酒易助溼生熱 食用麻油雞不宜過量，現代產婦普遍運動少，如果過攝入大量油脂，反而容易造成營養過剩，影響日後身材的恢復 體質的調養並不是只限使用麻油雞，一般建議還是要有均衡的飲食，肉、魚、豆、蛋、奶都屬於高蛋白質的食物

陳醫師小叮嚀

煎煮生化湯要不要加酒？

古方的生化湯煎煮時，要加酒及童便，認為童便可以去瘀，而酒可以行藥性；然而現在依衛生觀點，早已不使用童便，至於酒也不建議使用，因為酒會影響子宮收縮，在產後初期並不適合使用。

破解傳統坐月子禁忌

1 不洗頭、不洗澡、不碰生水、不觸風寒

以前生產時的醫療環境衛生情況不佳，生產的器具或是產婦的傷口，常常未經完善的消毒，容易造成細菌進入產道、子宮引起感染，便是產褥熱。在傳統觀念下，都認爲產褥熱是產婦受「風寒」所致。

中醫理論也認爲，產後的婦女經絡空虛，毛細孔尚未收縮，所以極容易受到外部的風寒傷害，此時如果碰到冷水，則風寒易經由人體的表面從經絡進入五臟六腑，容易造成身體的損傷。所以產後不能洗澡、不能洗頭、不能吹風，都是因爲怕因此受風受涼留下病根。

早期衛浴設備極爲簡陋，生活用水多取自井水、溪水，未經過濾消毒，熱水也不容易取得，加上產婦抵抗力較弱，這樣環境下沐浴，很容易遭受風寒，洗完頭後大都經由自然風乾，自然容易引起頭痛的問題。

但是現代衛浴條件的進步，自來水多已經過初步處理，熱水取得容易，水龍頭打開就有熱水，吹風機使用更是方便，因沐浴、洗頭而受風寒的機會大爲減

低，實在不必墨守成規。

婦女產後比較容易流汗，加上哺乳或是惡露尚未乾淨，身上的衛生狀況很差，容易生病，產婦反而要比平常更注意衛生，適當的清潔以保持汗腺通暢，不僅可以促進血液循環，加速新陳代謝，還有利於體內代謝產物排出，恢復體力，解除疲勞。

2不吃鹽巴

有些習俗認爲坐月子期間，任何食物均不可以放鹽巴，怕會造成身體會浮腫，這種說法並不完全是迷信。以現代醫學角度來看，懷孕時期，體內醛固酮（aldosterons）及促皮質激素（adrenocorticotropic hormone 簡稱ACTH）的分泌都會增加，這個情況會讓細胞中的水分比較不容易排出來，因此體內會保存比較多的水分跟鈉鹽。

在這個時候，如果又攝取過多的鹽分，就容易造成水腫、高血壓、腎臟病等問題。但是完全無鹽的飲食，容易造成產婦胃口降低、食欲不振。

而過度缺鈉也會造成低血壓、頭昏眼花、噁心、嘔吐、無食欲、乏力等，所以適當的鹽分是必需的；一般產婦飲食的烹調，可以比平常食用習慣上再減少一些鹽分攝取即可。

3不喝水

有人倡導坐月子不可沾一滴水，不然將來會患風溼病或神經痛，還會使內臟下垂！

孕婦到了懷孕末期身體的水分比懷孕前多了將近40％，大約要到生產後一段時間才慢慢將身體裡多餘水分代謝出去；產後初期會有一段利尿期，藉由多尿來排泄多餘水分。

不過，生產時會喪失了大量體液，如血液、汗水等，產後又容易流汗，在身體水分大量流失後，如果再嚴格限制水分攝取，會使體液電解質不平衡，反而造成脫水的現象，所以適當的水分攝取是必要的。

尤其是哺乳的媽媽，水分如果攝取不夠，乳汁分泌也會減少。

至於現代坊間出現坐月子水，也就是米酒經過燒煮將酒精揮發後所剩下來的水，認爲坐月子時所有食物，包括洗澡水都要用「米酒水」、「坐月子水」。

其實中醫典籍中並沒有要喝米酒水，而不直接飲用開水的說法；一般建議飲水只要是燒煮過後的溫開水，而洗澡、洗頭則勿用冷水即可。

4不吃冷性食物

中醫認爲，產後媽咪體質較虛寒，因此需要溫補，應多攝取溫熱的食物，而過食生冷食物有損脾胃，影響消化機能，所以應儘量減少寒性食物的攝取，如冰飲、梨子、柚子、葡萄柚、西瓜、椰子、橘子、綠豆、蓮藕、黃瓜、苦瓜、絲瓜、冬瓜、大白菜、白蘿蔔和豆腐等等。

5不看書、不哭

懷孕後期眼角膜水腫，使得角膜弧度改變，以及水晶體水分增加，會造成眼睛視力變差，容易疲勞、畏光。

另外，睫狀肌調節能力變差，容易視力疲勞等，如果從事過度費眼力的活動，會使眼睛更加疲勞，以後容易出現眼睛的毛病。

所以產後應多做休息，避免眼睛過度疲勞。

6不提重物、多臥床休息

醫藥不發達的時代，會陰在分娩時是自然撕裂的，傷口既不整齊也不會縫合，更沒有消炎藥；所以會要求產婦不要隨便走動，以利傷口癒合。現在醫學進步，生產完後，會陰都經過完整縫合，傷口復原較快。

但是生產完後，氣血耗弱，一般還是建議多臥床休息，但適度的下床活動仍是必要的，一方面可促進氣血循環，另一方面也能防止下肢靜脈栓塞，並可以在醫師的指導下做些產後運動，不僅有助於子宮的修復，還能促進恢復骨盆腔、會陰部的肌肉彈性，以及身材的恢復。

提搬重物確實要避免，特別是腹部要用力的動作，這些動作會妨礙子宮回升，也會影響傷口癒合，更可能造成子宮脫垂，壓迫膀胱引起壓力性尿失禁。

如何調整生活起居？

1注意室溫舒適，避免直接吹風

注意室內溫度，不宜過冷過熱，可使用空調，或打開門窗，使空氣流通，但避免直接當面迎風；冷氣或電扇不可直接吹到產婦，將風口對著反方向吹，讓風打在牆壁反彈回來，使室內空氣流通即可。

生產完後很容易流汗，一旦弄溼衣服應立即更換；同時最好穿著寬鬆輕薄的長袖衣物，以免早晚或室內外環境溫差過大而引起感冒。

2保持身體清潔與個人衛生

保持身體的清潔衛生，可以洗頭洗澡，但不碰冷水、不吹冷風，浴後要立即擦乾身體，穿好衣服，洗完頭馬上吹乾，防止受涼。

定時排便，注意陰部及肛門的清潔。

3適當攝取水分

可適量飲用開水，以溫熱水爲宜。也可喝較清淡的湯品，如銀耳湯、山藥湯等；或是將水果切塊煮成水果茶，不過宜選用溫熱性的水果，如：蘋果、香蕉、龍眼、櫻桃等；寒性的水果煮食後就不會過於寒涼。

如果水腫厲害，臨床上中醫師會在生化湯中，增加「澤蘭」這味藥以幫助排泄水分；另外，產婦可以多吃山藥、薏仁或是四神湯來幫助利水。

4飲食清淡、營養均衡

避免生冷、寒涼食物，如：冰品、飲料、梨子、柚子、葡萄柚、西瓜、椰子、橘子、番茄、綠豆、蓮藕、黃瓜、苦瓜、絲瓜、冬瓜、大白菜、白蘿蔔、茄子、豆腐和海帶。

避免烤、油炸、辣、刺激性的食物，如：醃漬品、酒、咖啡、咖哩、沙茶醬和辣椒。

另外，此時不宜減肥，產後

一個半月才開始控制飲食。

5多休息、注意性生活，適度運動

保持心情愉快，不宜哭泣及久視，對新生兒的照護應量力而爲，可請他人協助。

生產完後，子宮及陰道壁需要時間加以修復，要避免過早開始性行爲，以免造成傷害，建議6～8週後再開始性生活。

不要勞動，禁久站、久坐，不宜經常彎腰、提重物、爬樓梯、蹲屈膝、盤坐、跳躍以及跑步。

6使用束腹用品

束腹產品的使用，能加強產後腹部肌肉的恢復、子宮收縮及幫助剖腹產婦止痛、止血及固定傷口，並可以預防、減輕腰痠背痛。生產後即可儘早使用，剖腹產的產婦則要注意傷口狀況，一般建議在產後第3天開始使用。束腹帶使用時間長，必須選擇舒適、透氣、排汗性強的材質。

7預防產後憂鬱症

產後無論是生理或心理都處於非常時期，面對雙重的壓力下，容易出現產後憂鬱的症狀，如：焦慮、頭痛、失眠、倦怠、失落感、憂傷、愛哭、食欲不振等。

產後憂鬱症多在產後第2～4天開始出現，大約會持續2週之久。

這段時期建議夫妻要有良好溝通，先生要多體諒，其他的家人也應多配合與支持，才能預防產後憂鬱症的發生。

♥產後瘦身多管齊下

現在的孕婦因為營養狀況良好，在足月時體重常常可以增加到10～15公斤，生產完後，扣掉羊水及寶寶的體重，大約還有多餘的10公斤左右需要控制下來。產婦最關心的莫過於如何恢復身材，深怕多餘的脂肪累積在體內無法甩掉；然而要如何才能兼顧產後身體的補養，又不至於造成脂肪的堆積，並迅速恢復生產前曼妙的身材，實在是產後一大課題。產後的塑身，還是要以正確的飲食及運動為主，才是維持身材的不二法門。

均衡低熱量的飲食

產後要注意飲食均衡，千萬不要爲了減重而刻意節食，造成營養失調，不但影響產婦健康，也可能造成乳汁分泌不足，影響哺乳。均衡低熱量的飲食乃是最佳的選擇。食物中六大營養素：蛋白質、脂肪、醣類、維生素、礦物質、水，都應均衡攝取，選擇熱量較低的食物及烹調的方式，便可以吃的健康又達到瘦身的目的。

熱量需求的計算法

標準體重的計算法爲：22×身高（公尺）的平方。計算出標準體重後＋－10％皆屬理想範圍內，超過理想體重的20％才稱爲肥胖（理想體重有許多種計算方式，會有些許出入，在更年期篇，將介紹另一種計算方式）。

在計算出標準體重後，則可自每日每公斤體重所需熱量表中，選出自己的勞動程度及體重超重情形，計算自己的熱量需求。

臥床：睡覺、躺著休息

輕度活動量：坐或站著的活動、畫畫、開車、打字、裁縫、烹飪、玩紙牌、玩樂器、每小時4～5公里的走路速度、整理房間、照顧小孩、打高爾夫球、輕鬆的桌球運動等。

中度活動量：每小時5.5～6.5公里的走路速度、運送重物、騎自行車、滑雪、打網球、跳舞和

體重狀態部分將依照妳的實際體重與理想體重的比值顯示體重狀況

	每日／每公斤理想體重所需熱量（單位：大卡／公斤理想體重）		
活動量	實際體重＜理想體重10%以上	實際體重介於理想體重正常範圍內	實際體重＞理想體重10%以上
臥床	30	20～25	20
輕度活動量	35	30	20～25
中度活動量	40	35	30
重度活動量	45	40	35

游泳等等。

重度活動量：負重走斜坡、劍道、打籃球、爬山及踢足球等等。

產後運動

生產完後便可以開始做一些床上運動，不但可以幫助子宮收縮，也可以幫助循環、促進新陳代謝。到了產後第2週，可以開

例如：小玲身高160公分，生產後65公斤，依標準體重計算方式是22×身高（公尺）的平方，也就是22×1.6×1.6= 56.32。在加減10％之內算理想體重，也就是約在50.5～62公斤左右。小玲的體重已經超出標準體重的10％，而產後又多是臥床或是一些簡單站坐的活動屬於輕度活動，所以小玲一天所需的熱量大約僅要56×20～25大卡=1120～1400大卡。

＊產後媽媽則可照公式計算熱量需求，產後活動量多半都不會太大，所以一般熱量需求多在1200～1500大卡左右。但是親自哺乳的媽媽，每日應多加500大卡的熱量，因每製造100cc的乳汁，需消耗媽媽8.5大卡的熱量，故太嚴格限制食物攝取，亦會造成乳汁的營養素含量不足。

始逐漸增加運動量，產後3個月是體重下降最快的時期，應趁此機會配合飲食恢復苗條身材。

運動要注意的事項

①穿著寬鬆、舒適的衣服，注意空氣流通。

②運動前排空膀胱，避免在用餐前後一小時內運動。

③以不累爲原則，如運動時傷口不舒服就停止。

④選擇硬板床或地板爲場地，才能達到效果。

⑤運動後記得補充適量的水分。

腹式呼吸運動

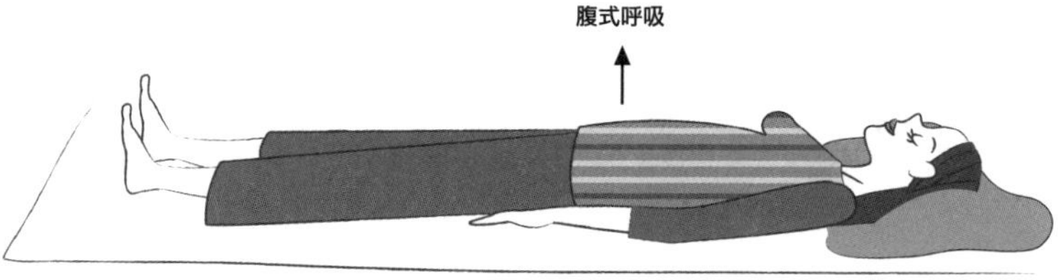

①目的：收縮腹肌。

②自產後第1天開始。

③方法：平躺、閉口，用鼻深呼吸使腹部凸起後，再慢慢吐氣並鬆弛腹部肌肉；重複5～10次。

足部運動

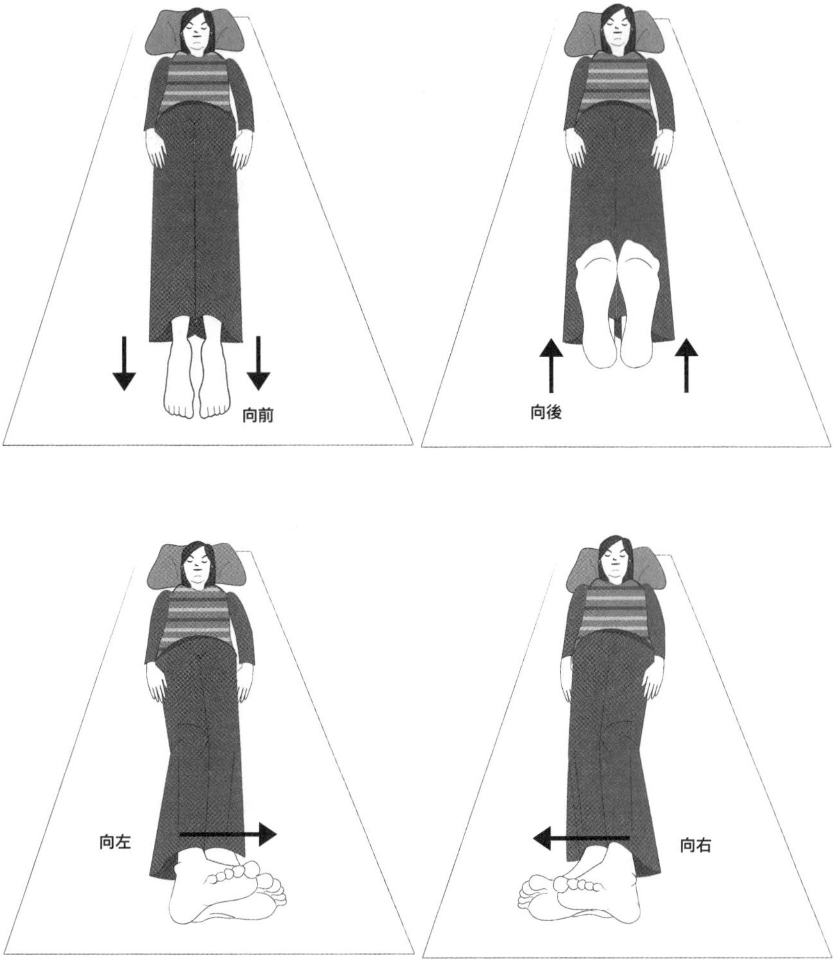

①目的：預防血栓形成。

②自產後第1天開始。

③方法：採仰臥，以踝關節為支點，先將腳向前， 再往後伸直，接著轉向左，再轉向右；重複10次。

頭頸部運動

①目的：收縮腹肌，使頸部和背部肌肉得到舒展。

②自產後第2天開始。

③方法：採仰臥，全身平放，手腳伸直；將頭部昂起，儘量向前彎，使下頷貼近胸部，同時收縮腹肌。；把頭慢慢放回原位；重複10次。

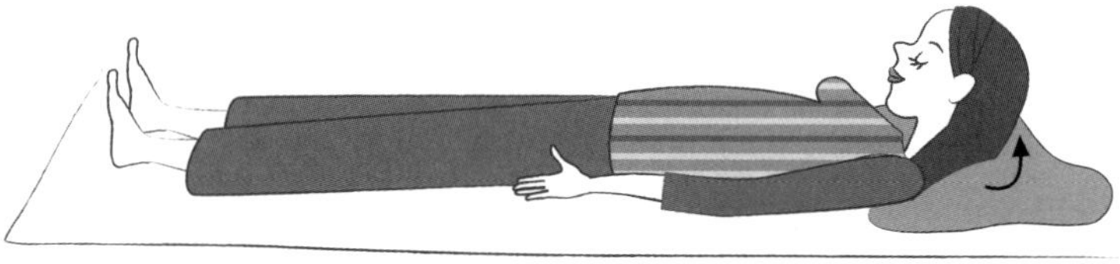

胸部運動

①目的：增加肺活量，並使乳房恢復彈性，並預防鬆弛下垂。

②產後第3天可開始。

③方法：採仰臥，雙臂向外，左右伸直高度與肩部對齊；將左右手向前舉靠攏；手回復原位；如此重複5～10次。

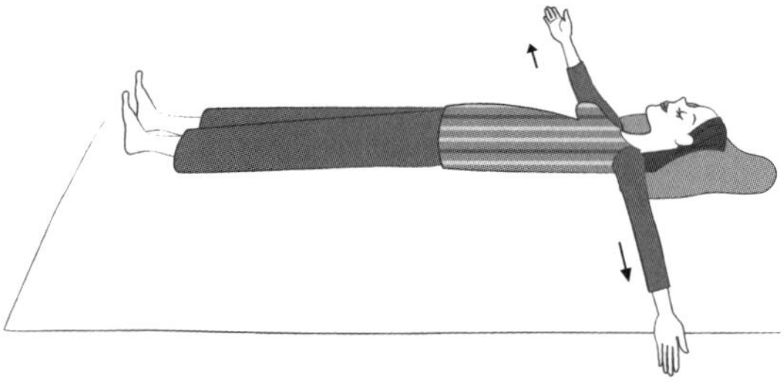

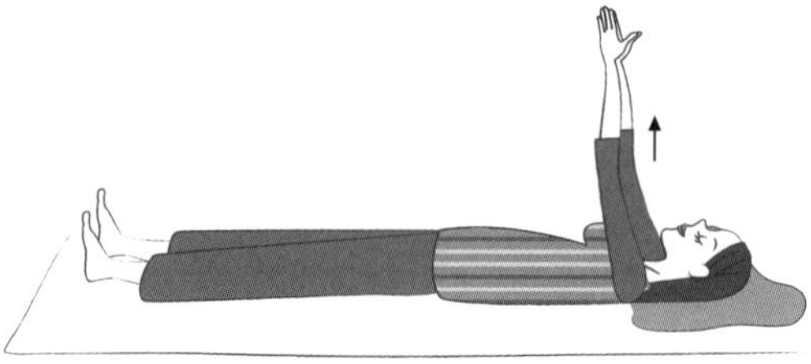

腿部運動

①目的：促進子宮及腹肌收縮，並使腿部恢復較好的曲線。

②產後第5天開始。

③方法：採仰臥，雙腿伸直；將一腿舉起高度約45度；放回床面，兩腿輪流抬高；如此重複10次。

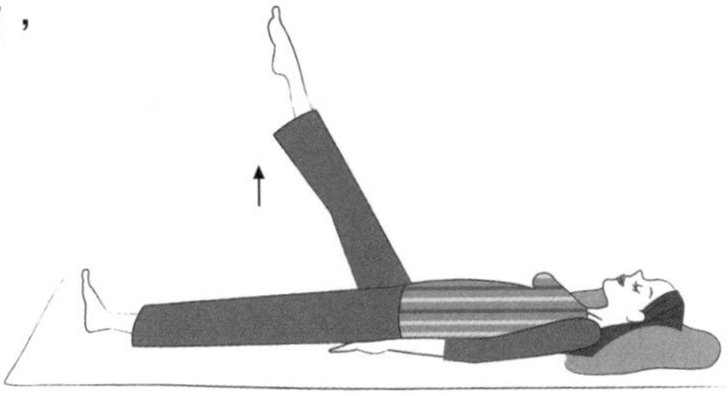

＊注意：無會陰切開傷口者產後第5天開始；有會陰切開傷口者產後第2週開始。

臀部運動

①目的：促進臀部和大腿肌肉收縮。

②產後第7天開始。

③方法：採仰臥，雙腿伸直；將一腿舉起使足部貼近臀部，同時大腿靠近腹部；伸直，放回床面兩腿輪流做；如此重複5～10次。

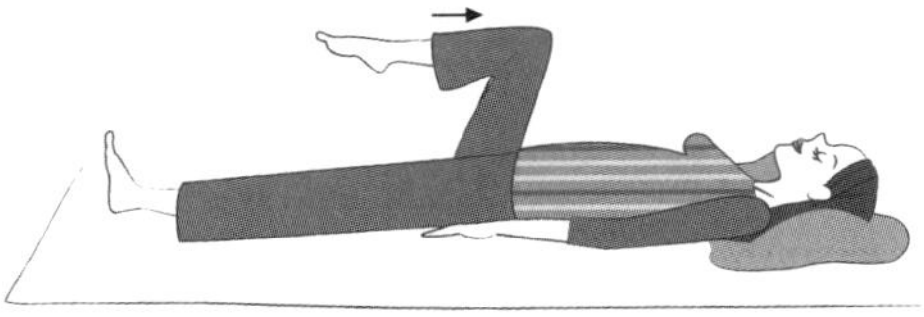

＊注意：無會陰切開傷口者產後第7天開始；有會陰切開傷口者產後第二週開始。

陰道肌肉收縮運動

①目的：使陰道肌肉收縮、預防子宮、膀胱、陰道下垂。

②產後第14天開始。

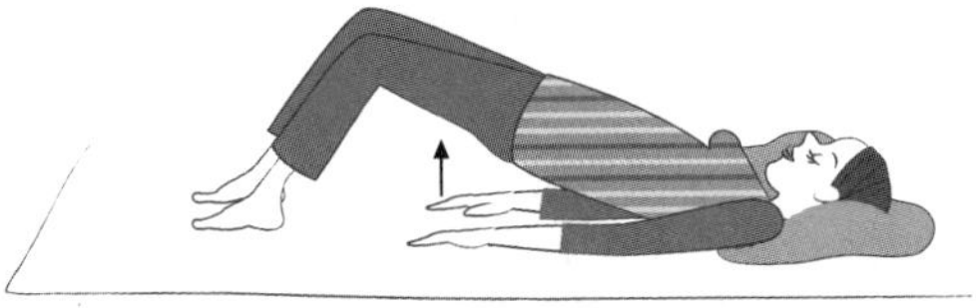

③方法：①採仰臥雙手放平，兩膝彎曲使腿與床成直角，且兩腿微微分開；臀部抬高，離開床面，以肩、雙足支托；兩膝靠攏，同時收縮陰道、骨盆底，約維持1～2 分鐘；如此重複10次。

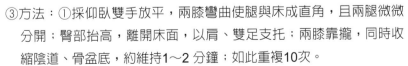

腹部肌肉收縮運動（仰臥起坐運動）

①目的：增強腹肌力量，減少腹部贅肉。

②產後第14天起開始。

③方法：平躺，兩手掌交叉托往腦後；用腰及腹部力量坐起，用手掌碰腳尖兩下後再慢慢躺下；重複做5～10次，待體力增強可增至20下。

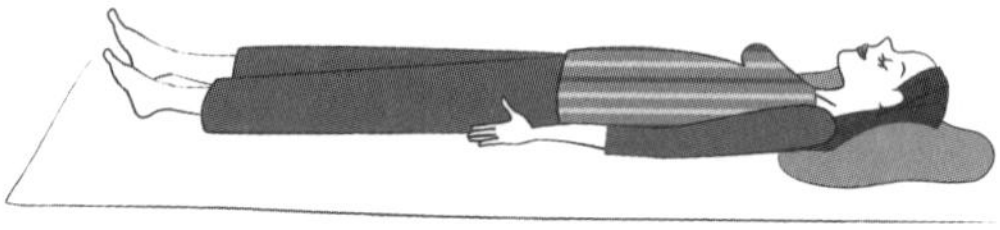

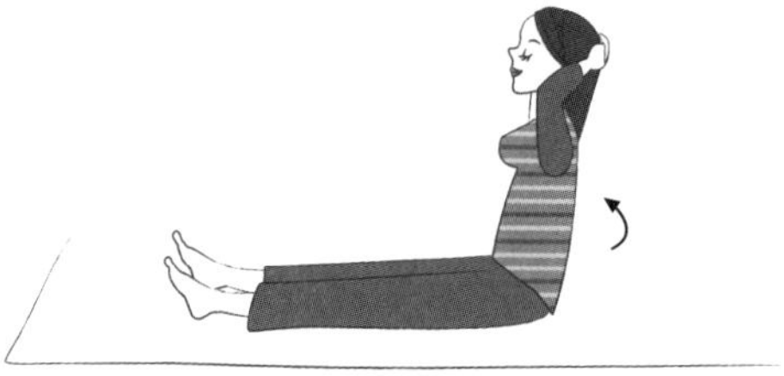

會陰收縮運動

①目的：收縮會陰部肌肉，促進血液循環及傷口癒合，減輕疼痛腫脹，促進膀胱控制力恢復，幫助縮小痔瘡。

②自產後第1天開始。

③方法：仰臥或側臥，吸氣緊縮陰道周圍及肛門口肌肉，閉氣，持續1～3秒再慢慢放鬆、吐氣；重複5次。

陳醫師小叮嚀

產後3個月再做劇烈運動！

為了有利於生產時骨盆腔的伸展，卵巢在懷孕時會釋放一種稱為「鬆弛素」的激素，使懷孕時身體內的結締組織變得較為柔軟而更容易伸展，因此關節的穩定度會較差。生產完後各關節的穩定度尚未完全恢復，容易扭傷及拉傷，所以對於較為激烈的運動如慢跑、球類運動、游泳和跳舞等建議在產後3個月後再開始。

產後調理藥膳

懷孕到生產，是一個很大的生理變化過程，而生產的過程，也會讓婦女消耗及流失過多的體力及血液，進而耗傷氣血，此時即可藉助藥膳幫助氣血調和。

產後食補要領

1 補充足夠的熱量

分娩過程會消耗一定熱量，身體生理恢復及產後哺乳也需相當的熱量，因此，產婦飲食必須補充比平常更多的熱量。

可以多吃些豬肝、腰子、雞肉、瘦肉、魚等，甜食也是補充熱量的來源。

2 水分適當的攝取

產婦在分娩過程中會流失大量液體，因此在整個產褥期，甚至哺乳期，都應適當攝取足夠水分，這有利於恢復身體機能和促進乳汁分泌。

3 增加蛋白質的攝取

蛋白質可促進身體的修復，幫助恢復分娩時疲勞和損傷，還可增加乳汁的質和量。

牛肉、豬肝、豬腰子、雞蛋等，都是蛋白質的來源。

4 鐵、鈣、磷的攝取很重要

生產期因失血耗鐵較大，哺乳期鐵的耗損也大，宜多吃些豬血、豬肝、瘦肉、魚、金針菜和龍眼肉等含鐵較多的食物。

哺乳的媽咪，乳汁中含有大量的鈣，應多補充含鈣、磷的食物，如牛奶、牡蠣、雞蛋、黃豆及豆製品、魚、蝦、豬骨頭湯等。

5 B_1、C、與D不能少

產婦和哺乳的媽咪對這些維生素的需要量較大，可以幫助鐵質吸收，並增加乳汁分泌，許多蔬菜、水果都富含這些維生素，應適量攝取。

6藉由藥膳食補來調養

針對不同體質的產婦，也有不同的調整方式，體質燥熱的產婦，容易口乾舌燥、怕熱、口瘡、大便乾燥等症狀，藥膳宜採取涼補的方式，料理藥膳時，可用苦茶油取代麻油，酒及薑也要減少，可以山藥雞湯、香菇雞湯、鮮魚湯等取代麻油雞湯。

至於寒性體質的孕婦，則容易出現怕冷、頭暈、四肢冰冷、大便稀軟和疲倦等症狀，藥膳宜採溫補的方式，如麻油雞湯、四物湯、十全大補湯等，但是孕婦若是出現感冒或是乳腺發炎的情況則不宜。

7季節轉換，藥膳也要調整

夏季暑熱節氣時，燉煮麻油雞酒不妨少放點酒與麻油，或可用香菇雞湯、鮮魚湯代替，也能選用山藥、蓮藕等涼補食材。

8產後7天內，飲食要清淡

產後勿立即進補，因爲產婦剛生產完，身體仍處於虛弱的狀態，腸胃蠕動及吸收也較差，體內的惡露尚未排盡，若貿然進補，不但腸胃無法吸收，也容易延長惡露排出時間。

大約可在2星期後，惡露大多排乾淨後再開始進補。

9常用的藥材與食物

山藥、枸杞子、人參、當歸、黃耆、杜仲、棗、薑、羊肉、豬肝、腰子和麻油雞，都是常用食材；若產後哺餵母乳則不宜服用人參，以免產生退奶的情形。

10各式補品交替吃，三餐加點心，不用吃到五餐。

♥ 階段性調養藥膳

產後藥膳的調理可以依產婦生理恢復的狀態分階段調理。

◎第一階段（產後第1週）——健脾開胃、利水消腫、排除惡露

剛剛生產的最初幾日裡會感覺身體虛弱、胃口比較差，如果這時給予太過滋膩的食補，只會讓胃口更加減退。本階段的食膳要注意開胃而非一味地滋補。另外，第一週是產婦排惡露的黃金時期，產前的水腫及身體多餘的水分，也會在此時排出。因此，第1週暫時不要吃太補，以免惡露排不乾淨。

＊生化湯

材料　當歸8錢、川芎3錢、桃仁14粒、炮薑5分、炙甘草5分等

作法　第一回用2.5碗水煮成1碗，第二回用2碗水煮成0.7碗；將二次混合分成3份，三餐飯後1小時溫服。

服用　自然產的產婦在產後第3天開始，服用5～7帖。剖腹產者則在產後第5天開始，可服用5～7帖。

功效　去瘀生新，幫助排除惡露。

＊健胃四神湯

材料　山藥5錢、芡實4錢、茯苓3錢、蓮子5錢、豬肚半個、排骨3塊、鹽少許

作法
1. 先將豬肚洗淨，汆燙至8分熟（大火滾開後轉中火約15分鐘），切片備用。排骨切塊洗淨，汆燙去血水備用。
2. 將藥材洗淨放入電鍋內，加水1200cc及豬肚和排骨，外鍋3杯水，燉至豬肚爛熟，加少許鹽，即可食用。

功效　補脾健胃，利水消腫。

＊黃耆鮮魚湯

材料　黃耆2錢、枸杞2錢、鱸魚1尾；蔥、薑、米酒少許

作法　1. 將藥材洗淨，加水300cc滾煮10分鐘，取汁備用。

2. 蔥薑洗淨切絲備用；將鱸魚洗淨切塊汆燙後，加水1000cc及藥汁，滾煮約5分鐘，加入蔥薑及1～2cc米酒去腥，即可食用。

功效　活血生肌、促進傷口癒合。

＊紅豆紫米粥

材料　紅豆50g、紫米50g、紅糖少許

作法　1. 將紅豆、紫米洗淨，先將紅豆以冷水浸泡20分鐘。

2. 將紅豆及紫米放入電鍋內，加水1000cc，外鍋加3杯水，燉至紅豆爛熟，加少紅糖，即可食用。

功效　養血，健脾，消水腫。

◎第二階段（產後第2週）——體力恢復、增加乳汁

第2週惡露逐漸減少，傷口大致上也都恢復，照顧小寶寶需要耗費許多的體力與精神，這個階段要注意體力的恢復，哺餵母乳的媽媽也要注意飲食營養來增加乳汁。產後容易出現腰痠背痛的現象，也可藉由藥膳調理來改善。另外，產後氣血流失，也要開始儘量多吃補血食材調理氣血。

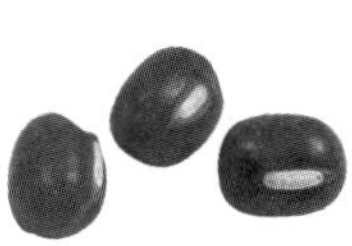

＊麻油雞

材料 雞1隻、米酒300cc、薑15片、黑麻油6cc

作法 將雞肉洗淨、切塊；麻油先放入鍋中燒熱，接著放薑片、雞肉炒拌至雞肉七分熟，最後放入米酒、水1500cc，煮至雞肉熟即可。

＊可直接以水煮或水、酒各半來煮，或用全酒煮，但最後需在湯面點火，燒去酒精後即可食用。

＊杜仲腰子湯

材料 杜仲4錢、豬腰1個、薑3片、麻油1小匙、米酒二分之一小匙

作法 1.將杜仲加500cc水，煎煮15分鐘，藥材過濾後留汁備用。

2. 將豬腰對切，去除內部白筋膜，各切成8～6片泡水，並換水3～5次以去臭味，將豬腰撈起，汆燙後備用。
3. 薑片切絲，加麻油及豬腰合炒，加入少許鹽、米酒及杜仲水，小滾後熄火起鍋，即可食用。

功效 補肝腎、強筋骨，適用於腰膝痠軟，產後調補。

＊麻油豬肝

材料 豬肝300公克、麻油6cc、薑6片、米酒10cc

作法 1. 將豬乾洗淨切片，汆燙後立即撈出後沖冷水備用。

2. 麻油先入鍋中燒熱，接著爆香薑片，加水500cc及酒，滾開後入豬肝約5秒鐘立即熄火，蓋上鍋蓋燜約1分鐘，即可食用。

功效 生肌補血，幫助子宮排出污血，促進子宮收縮恢復正常功能。

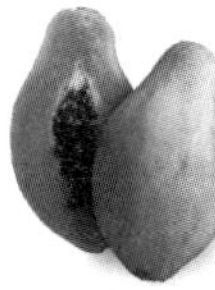

＊花生豬蹄湯

材料　茯苓3錢、炙甘草2錢、麥冬 3錢、通草1錢、枸杞4錢、紅棗5粒、豬蹄2隻、青木瓜2個、花生10公克；生薑、米酒、鹽適量

作法
1. 將上述藥材裝入紗布袋中，將藥物放入鍋內，加水1500cc，大火滾開後以小火熬煮約20分鐘，取湯汁備用。
2. 豬蹄洗淨切塊汆燙；青木瓜洗淨去籽削皮切成塊狀。
3. 將豬蹄、青木瓜及花生放置鍋內，倒入藥汁，加生薑、米酒，以小火熬至豬蹄及木瓜爛即可，起鍋前加入少許鹽調味。

功效　能調補氣血，豐乳健胸，增加乳汁。

＊芝麻核桃粥

材料　黑芝麻粉30公克、核桃仁20公克、白米50公克

作法　將核桃仁及白米洗淨，加水熬煮成粥，加入黑芝麻粉，再滾煮3分鐘，即可食用。

功效　補腎潤腸，可以幫助產婦腸胃蠕動。

◎第三階段（產後第3、4週）——補養氣血、調理體質

惡露此時已排盡，水腫也逐漸消退，這時可藉由一些補氣養血的藥物來調補產婦的氣血，而體質較差的產婦也能趁機做好調整體質。

＊補血歸芍蝦

材料 白芍1錢、當歸2錢、川芎1錢、熟地3錢、黃耆2錢、枸杞2錢、草蝦500公克、米酒1小匙

作法 1. 草蝦挑除腸泥洗淨備用；將藥材洗淨裝入紗布袋中。

2. 將草蝦及藥材放入電鍋中，加入500cc水及米酒，外鍋加二分之一杯水，蒸熟後即可食用。

功效 補肝養血，活絡血氣，幫助乳汁分泌。

＊麻油當歸雞麵線

材料 當歸3錢、川芎1錢、紅棗1錢、雞肉300公克、麵線100公克、麻油3cc、薑3片、鹽少許

作法 1. 雞肉洗淨切塊，汆燙去血水；將藥材洗淨放入紗布袋中。

2. 麻油先放入鍋中燒熱，接著爆香薑片，加入雞肉半炒約1分鐘，加入水100cc及藥材滾煮，滾開後加入麵線，即可食用。

功效 補腎養血，促進子宮恢復正常功能。

＊歸耆羊肉爐

材料 黃耆1兩、當歸2錢、黨參5錢、枸杞子5錢、紅棗4錢、陳皮1.5錢、羊肉半斤、米酒1小匙

作法 1. 將羊肉洗淨切塊，藥材洗淨後與羊肉一同放入陶鍋內，加入1000cc水，先以大火煮沸後，轉小火熬煮2小時。

2. 起鍋後加入米酒及少許鹽調味，即可食用。

功效 補氣養血，幫助產婦氣血恢復，增強免疫力。

2-4 更年期

認識更年期症候群

更年期是指婦女因卵巢功能隨年齡的增加而逐漸退化，雌激素逐漸減少，由具有生育能力進入到不能生育，從有月經漸漸轉變成沒月經的這段過渡時期。由於荷爾蒙的日漸減少，產生各種生理變化及一些不適的症狀，都通稱為「更年期症候群」或「停經症候群」。

何時進入更年期?

很多人會問，更年期到底會從何時候開始有不舒服的症狀？又會持續多久？一般而言，更年期包含停經前後大約會持續10～15年左右，國人平均停經的年齡大約是50歲，所以更年期大約是43～58歲左右。停經的年齡因人而差異，有些人甚至提前到30幾歲，便發生卵巢早衰，而有些人可能到了50好幾都還有月經。這些差異除了體質不同外，可能與生活習性、飲食習慣、壓力及其他環境因素有關。

生殖器官有了變化

更年期之後因爲雌激素對子宮的刺激減少，子宮肌肉層和內膜層開始萎縮，子宮體積隨之變小，子宮體與子宮頸的比例也由生育期的2：1變爲1：1，基本上整個子宮處於休止狀態。陰道黏膜上皮變薄，皺壁減少，伸展性減弱，陰道及子宮頸的黏液分泌減少，容易引起萎縮性陰道炎。卵巢也同樣萎縮，陰毛生長變的稀疏，大、小陰唇也都較爲萎縮。

更年期的症狀與成因

要了解更年期可能出現的症狀，首先要先知道雌激素在女性體內的作用，下表即爲詳細說明。

性腺	促進性器官發育，促進排卵，使子宮內膜增生，防止陰道萎縮，促進子宮頸及陰道黏液分泌
骨骼	減少鈣質流失，抑制噬骨細胞，防止骨質疏鬆
膽固醇	增加高密度脂蛋白HDL，減少低密度脂蛋白LDL
中樞神經系統	抑制兒茶酚，避免血管運動神經系統過度亢奮
乳房	促進乳房發育，增加乳房彈性纖維
皮膚	防止皮膚乾燥萎縮，保持皮膚彈性，促進毛髮發育，抑制皮下脂肪組織產生
泌尿道系統	防止泌尿道上皮細胞萎縮

因此一旦雌激素開始缺乏，這些雌激素所作用的部位，便可能會有受到影響而出現症狀。然而更年期到底有哪些症狀呢？

◎早期症狀

1月經型態改變

月經失去規律性，週期長短不一，經血量或多或少，或閉幾個月，停經。

2熱潮紅、盜汗、冷顫

熱潮紅是更年期婦女最常見的症狀，大約有四分之三的婦女會經歷此症狀。通常感到有熱氣直衝上臉部造成滿面通紅，夜間尤其容易發生，症狀發生的頻率是數分鐘一次，有時是一日數次或一週數次。

盜汗常在熱潮紅後出現，會有出汗及心跳加速的情況，常會造成失眠以及疲倦。

3心理及行為的改變

容易發生失眠、情緒不穩定、焦躁不安、緊張、憂鬱、無助感、絕望感、無用感以及、易動怒等情況。

◎晚期症狀包括

1容易罹患骨質疏鬆

人們在成長期間，16～25歲全身骨量達到最高峰，而顛峰時期骨量又和食物中鈣質攝取的多寡以及持重性的運動有密切的關係。在25歲之後全身骨量逐年減

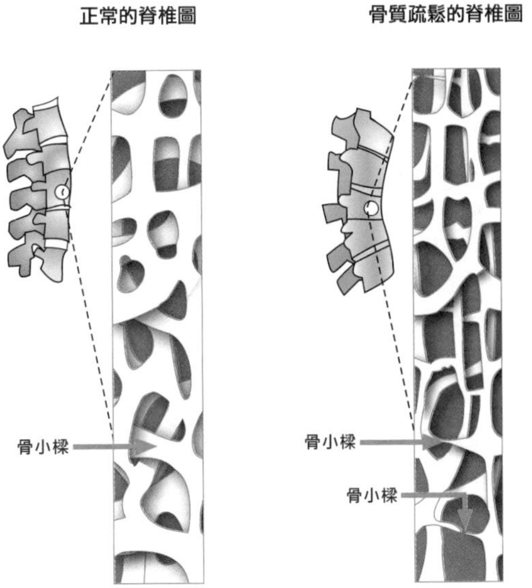

正常脊椎的骨小樑密度比較密，而骨質疏鬆的脊椎的骨小梁則比較鬆。

少，平均男性以每年0.3%而女性以每年0.5%的速度在流失。而女性在更年期更因爲荷爾蒙的缺乏，在停經後的6～10年內，鈣質流失的速度更加快至每年2～3%，之後再回到每年0.5%的流失速度。一般在停經後3、5年內就會有骨折的問題出現。統計顯示，女性在50歲以橈骨骨折最多，60歲以脊椎壓迫性骨折最多，70歲以股骨骨折最多，同時有20%的股骨骨折病患，常因臥床過久引發其他疾病而造成死亡。這是影響更年期婦女最大的健康問題。

2 威脅心血管健康

由於女性荷爾蒙能改變血液中膽固醇濃度，使血液中高密度脂蛋白－HDL（high density lipoprotein）增加，對心臟血管系統具有保護作用；但到了更年期之後，因女性荷爾蒙分泌降低，高密度脂蛋白減少，使得心臟血管疾病及腦中風疾病的機率增加。

3 難以啓齒的泌尿生殖問題

女性荷爾蒙濃度降低，會使陰道上皮和尿道上皮變薄及萎縮，造成陰道發炎或尿道發炎；另外，由於分泌物減少，陰道乾裂萎縮，而失去彈性，所以造成性交疼痛。子宮附近的平滑肌及韌帶鬆弛而造成子宮下垂，尿道也因爲上皮細胞萎縮，會有尿急、頻尿和尿失禁等問題。

4皮膚乳房長皺紋又下垂

由於女性荷爾蒙濃度缺乏，造成膠原纖維和彈性纖維減少，使得皮膚乾燥缺乏彈性，皺紋增加，色素沉積；乳房也出現萎縮與鬆弛下垂的現象。

如何知道自己已經邁入更年期？

以下的評分表可以幫助妳了解自己是否已進入更年期。

更年期不適症狀評估表　　0=沒有　1=輕微　2=中等　3=嚴重

項　目	評　分	日　期
熱潮紅		
頭暈眼花		
頭痛		
暴躁		
情緒抑鬱		
失落感覺		
精神緊張		
失眠		
異常疲倦		
背痛		
關節痠痛		
肌肉疼痛		
面毛增多		
皮膚異常乾燥		
性慾減低		
性感受度降低		
陰道乾澀		
性交疼痛		
總積分		

總積分超過15分，就顯示妳可能已步入更年期。

容易出現更年期症狀的人

每個婦女終究會進入更年期，爲什麼有些人症狀很明顯，而有些人卻可以安然無恙？

這是因爲影響更年期症狀出現的因素很多，除了雌激素減少之外，還受到其他因素的影響，包括個人身體老化程度、性格及心理因素、環境因素等等。以下是比較容易出現更年期症候群的人：

①月經失調者。

②生活作息不規律者。

③飲食習慣不佳者。

④過度疲勞或睡眠不足的人。

⑤容易有壓力、神經質、完美主義、自我要求甚高的人。

⑥原本就有自律神經失調的人。

西醫治療法

更年期症候群的主要原因是雌激素不足所造成的許多症狀，所以在西醫治療便是以荷爾蒙補充療法爲主，而補充的荷爾蒙主要是雌激素，目前荷爾蒙的治療可經由以下途徑給藥：

1 口服荷爾蒙

荷爾蒙治療最普遍的是口服荷爾蒙，而口服荷爾蒙臨床上可有下列3種補充方式：

①只含有雌激素的荷爾蒙療法：

因爲雌激素容易刺激子宮內膜增生，進而增加子宮內膜癌的危險性，所以荷爾蒙的補充大多以雌激素合併黃體素治療，因爲黃體素具有保護子宮內膜避免癌變的作用，但是如果婦女先前因爲某些因素接受子宮切除的手術，則只需補充雌激素便可，無需再合併黃體素治療。

②週期性順序型的荷爾蒙療法：

此類型的荷爾蒙療法，含有雌激素以及黃體素，每一週期每天皆服用雌激素，在週期後段再添加12～14天的黃體素，選擇這種治療方式的婦女，每個月會有類似月經來潮的出血。

③連續性合併型的荷爾蒙療法：

此類型的荷爾蒙療法，雌激素合併黃體素每天連續使用，因此，不會刺激子宮內膜增生，不會增加子宮內膜癌的風險。

使用此種療法能夠避免每月類

似月經來潮的出血現象，但臨床上仍有少部分婦女會產生不規則出血。

2肌肉注射荷爾蒙。

3如果肝功能異常，荷爾蒙可經由陰道或皮膚給藥。

◎補充荷爾蒙的好處

①改善更年期症候群：熱朝紅，補充荷爾蒙即可改善85％以上，同時明顯減少心悸、失眠、沮喪、疲累感等，使生活品質變好。

②生殖泌尿系統：預防陰道萎縮、乾澀、尿道炎及改善尿失禁。

③增加骨質密度，降低骨折的危險性。

◎補充荷爾蒙注意要點

長期使用連續性合併型的荷爾蒙療法，的確可以保護骨質並減少骨折發生率，但卻可能會增加心血管疾病和乳癌的發生率。

因此，決定使用荷爾蒙療法之前，應先向醫師請教，充分了解使用後的利弊得失；千萬不可自行服用。不適合荷爾蒙治療的情況有：

①不明原因的陰道出血。

②急性肝病。

③急性血栓靜脈炎。

④不易控制的高血壓。

⑤曾有乳癌或子宮內膜癌。

中醫觀點

中醫認爲月經生殖與腎關係密切，內經提到：「女子七歲腎氣盛，齒更髮長，二七天癸至，任脈通，太衝脈盛，月是以時下，故有子……七七任脈虛，太衝脈衰少，天癸竭，地道不通，故形壞而無子也。」指出腎通過衝任二脈管理月經與生殖，腎氣主宰著人體的生長、發育、衰老過程；而天癸指的是月經，14歲左右初經來潮，49歲左右月經漸少而停止。

婦女在停經前後，逐漸邁向衰老過程，腎氣日衰，經血日趨不足，腎的陰陽易於失調，進而導致臟腑功能失調的症狀。由於雌激素的不足，身體往往走向陰虛的路線。

心陰虛臨床表現爲顴紅、潮熱、盜汗、失眠、心悸、健忘等；肝陰虛臨床表現爲目澀、皮膚乾燥、煩躁易怒等；腎陰虛臨床表現爲腰痠背疼、耳鳴、手足心熱、陰道乾澀灼熱、皮膚癢等。

中醫採用的治療

中醫認爲，婦女停經前後，腎氣漸衰，衝任脈虛，精血不足，生殖機能逐漸減退以致喪失。

同時，五臟六腑的功能也逐漸衰退，使身體的陰陽失於平衡而導致種種的不適之症。

總體來說，更年期的症狀，「腎虛」是致病的根本，而「陰陽平衡失調」是其表現，進而影響心、肝、脾等臟腑的功能。

而腎虛又可分爲腎陰虛與腎陽虛兩種類型。

腎陰虛	精血耗傷，腎陰不足，則肝陽偏亢，心火偏旺
腎陽虛	月經將竭，腎氣衰敗，命火不足，虛寒內盛，臟腑失於溫養

臨床上，中醫經由辯證論治來治療更年期綜合症，可以根據臨床症狀的不同而採取適當的治療方式，分別以逍遙散、六味地黃丸、天王補心丹、左歸丸、桂附八味丸或右歸丸等方劑加味來治療，對於改善神經精神狀態、血管舒縮症狀，以及治療肝腎虛損所產生的不平衡有相當好的療效，並且未見明顯的副作用；但仍應選擇適合個人體質的藥物來加以治療。

另外，一些藥膳食療也可以對更年期的症狀有所幫助。

♥掌握好日常生活調養

更年期婦女在心理及生理上產生許多變化，對於日常生活的確造成莫大的影響，除了藥物的治療外，在日常生活中又應該如何來幫助更年期婦女調養，舒緩不舒服的症狀，使其健康快樂地度過更年期？

心理方面的調適

停經前後這幾年，除了身體會出現一些不適症狀之外，在社會與心理方面，這個時期也是兒女長大獨立，家庭架構開始出現變化的時期。在此之前一般女性都以小孩爲生活中心，一旦兒女長大脫離家庭，自己很容易陷入一種失落空虛感，而引發「空巢期症候群」。

所以更年期婦女的的自我心理調適也很重要，下列方式可做參考：

①充分地與家人溝通，找志趣相投的朋友分享心情，讓親人與朋友貼近自己的生活，一同陪你走過更年期。

②參加更年期成長團體，與其他更年期的朋友交換更年期的經驗。

③多參加社團結交新朋友。

④培養興趣，從事有益身心的活動，如旅遊、歌唱、繪畫、跳舞、音樂等。

⑤尋求心理醫師或精神科醫師的協助。

飲食3要素

1. 注意飲食均衡，注意熱量攝取，避免攝取過多油脂

現在的人活動量少，儘量避免攝取過度熱量，造成脂質堆積，每日飲食所攝取的熱量建議量，可以標準體重來初步計算：

每日攝取熱量＝標準體重×30大卡

而婦女的標準體重計算方式：

標準體重＝（身高－70）

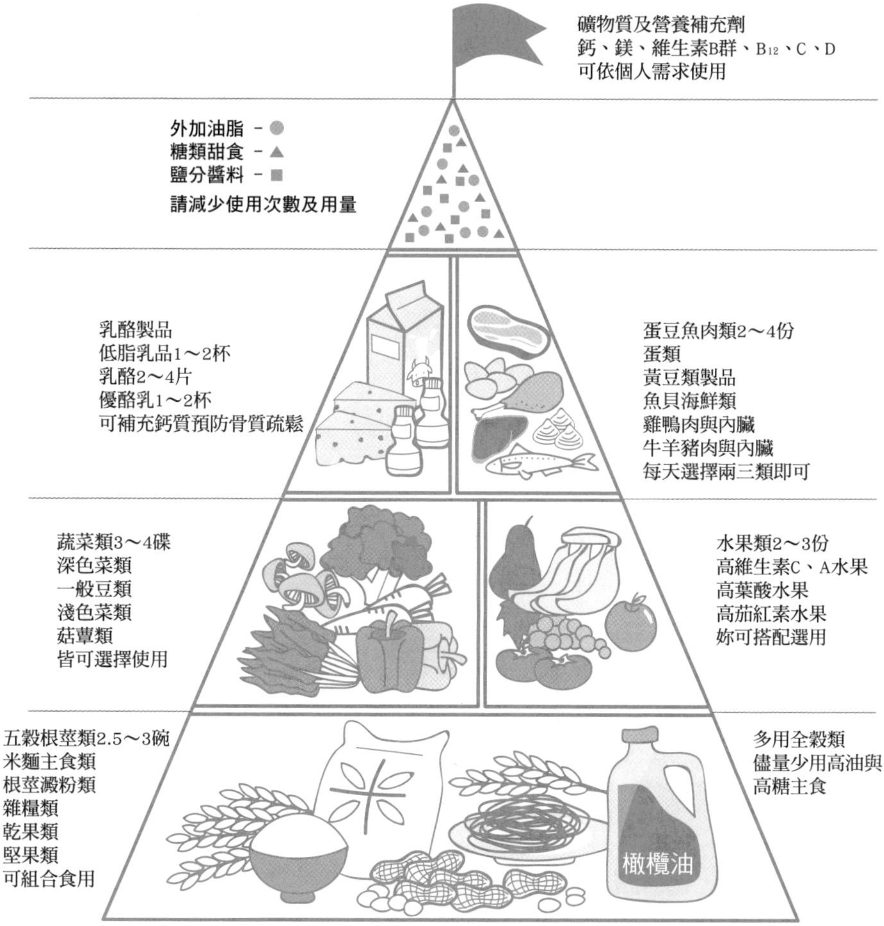

儘量減少油、糖、鹽調味料的使用

第二層動物性食物占1/3

第三四層植物性食物占2/3　　資料來源:行政院衛生署國民健康局

更年期飲食圖表

×0.6

例如：以一個身高160公分的婦女爲例，標準體重爲54公斤，每日的建議熱量大約是1620大卡，一餐大約是550大卡左右。

更年期之後，血脂肪容易堆積，飲食應儘量避免過多油脂，避免膽固醇偏高的食物。

動物性食品占飲食的三分之一，減少過度精緻加工的食品及油、糖、鹽調味料的使用。

少吃辣椒、花椒、丁香、小茴香、胡椒、芥末、蔥蒜等刺激性食品；少喝咖啡、濃茶、白酒等興奮性飲料。

2多食蔬果

植物性的五穀根莖及蔬果類占飲食的三分之二，以天然未加工的食品爲主，遵守多纖、低脂、高鈣的飲食原則，不偏食，均衡攝取各種營養素。

3適當攝取鈣質

對於更年期的婦女而言，骨質疏鬆是健康最大的危害，所以鈣質適當的攝取，便是首要的功課，一般建議鈣質的需求量約爲1000毫克，每天2杯低脂牛奶或奶製品是必要的。

是否額外補充鈣片可依個人飲食中含鈣量加以決定，絕非越多越好；過多的鈣質攝取反而可能造成腎臟結石。

適合更年期的運動

①依據自己的興趣及健康狀況選擇運動項目，如：快走、慢跑、騎腳踏車、有氧舞蹈、太極拳、游泳、土風舞、網球、桌球及羽毛球等等。

②運動的時間及頻率可逐漸增加，可先由每週2～3次，每次15～20分鐘，再慢慢增加到每週3～5次，每次30～50分鐘。

③運動前要先做適當的暖身運動，走路、伸展肌肉活動關節等，都可以避免運動傷害。

④如果有慢性疾病，如高血壓、心臟病、糖尿病等，計畫運動前請和醫師討論相關注意事項。

⑤一般注意事項：運動時請穿著寬鬆吸汗及排熱性良好的衣褲，適當的襪子及保護性佳的鞋子，以免造成腳踝受傷。

可選擇在清晨、黃昏、溫度適中時運動，避免高溫環境或是睡前劇烈運動。

若在冬天清晨，運動時間可稍微晚個1個小時，以免溫度過低，引發心血管及呼吸道方面的疾病。

運動時記得補充適量水分。

更年期必做的保養

更年期是每一個女性必經的過程，這個時期無論生理或是心理都會出現一些變化，除了家人的支持之外，可以藉由以下的調養方式，讓自己擁有健康快樂的更年期。

◎子宮調養擺第一

①更年期之後的子宮處於休止狀態，子宮內膜不再有週期性的變化，不會再有月經來臨，如果停經之後，仍然有陰道出血現象，應進一步就醫檢查。

②更年期之後，原本患有子宮肌瘤或子宮腺肌症的患者，因爲不再有荷爾蒙的刺激，肌瘤或腺肌瘤大多會萎縮，如果在更年期之後的婦女，肌瘤仍不斷增長，則需進一步檢查，避免癌化的可能性。

③「骨盆底肌肉訓練」，也就是「凱格爾運動」，能用於防治子宮下垂。

◎預防骨質疏鬆存好骨本

①均衡的飲食營養：補充鈣質的攝取，例如牛奶、小魚乾、黑芝麻。適當的陽光照射或飲食中加入適當的維生素D，建議每天讓臉及手部做15分鐘的日曬，以接收合成維生素D所需之紫外光。

增加大豆製品的攝取，因大豆中含有的植物性雌激素。戒除不良的嗜好，如吸菸、酗酒以及過量咖啡

②建議良好的生活習慣，作息正常避免熬夜。

③規律而持續的運動：適度而規律的運動，可依自己的喜好來

選擇運動項目，如散步、騎自行車、跳舞等，避免過度激烈的運動。

④預防骨折：目前研究顯示，適當的攝取鈣質，確實可以預防骨質疏鬆，但對於骨折的發生率，卻沒有因此而下降。所以注意日常生活中的某些危險因子，才能眞正避免骨折的發生；如：避免攀爬高處、提取重物、放慢動作、避免跌倒、居家環境明亮、浴室放置防滑墊等。

⑤穴位保健：三陰交、太衝。

◎確實做到泌尿系統保養

①從生活中預防頻尿：飲水要適量，建議一天應喝1500cc的水，不要憋尿；避免吃太刺激的食物，如：辛辣、酒、茶及咖啡。

②「骨盆底肌肉訓練」，也就是「凱格爾運動」，用於防治應力性尿失禁。

③穴位保健：關元、氣海。

◎心血管疾病的保養步驟

①要注意保暖。

②要攝取充足的水分。

③飲食應講求，一是清淡；二是低熱量、低脂、低膽固醇；三是高維生素、高植物蛋白。

降低攝取脂肪的技巧，包括：以米飯五穀類爲主食、糕點要節制；食用低脂牛奶；多吃蔬菜水果；先吃菜再吃肉；喝湯前先撈掉浮油；吃湯麵時不要把湯喝完；降低飽和脂肪，而改用植物性油脂；選擇含有魚油的魚類，因爲魚油可以降低三酸甘油脂；每日攝食5份含胡蘿蔔素、維生素A、C、E等抗氧化劑的蔬果；多攝取纖維等等，都可以預防心血管疾病的發生。

④避免菸酒。

⑤保持精神愉快，充足的睡眠與休息，避免熬夜、過勞。

⑥適當休閒及運動：一週運動至少3次，每次20～60分鐘，可以增進心肺功能。

⑦穴位保健：內關、足三里。

◎改善失眠現象

①衛生睡眠法：

*出現失眠不必過分擔心，應放輕鬆心情，一旦躺在床上超過1個小時仍未入睡，可以起身聽聽音樂、看些雜誌，等有睡意再上床睡覺。

越是緊張或強行入睡，反而適得其反，更不容易入睡。

*藉由一些的放鬆身心方式，例如：睡前到戶外散步一會兒，放鬆一下精神，上床前泡個熱水澡，或熱水泡腳，然後就寢，都能幫助睡眠。

*睡眠誘導。聆聽平淡而有節律的音響，例如：火車運行聲、蟋蟀叫、滴水聲或輕音樂，藉此誘導入睡。

*飲熱牛奶法。睡前飲一杯加糖的熱牛奶，牛奶中含有微量嗎啡的物質，具有鎮定安神的作用，從而促使人體安穩入睡。

②穴位保健：百會、風池、內關、太谿。

◎皮膚保養不可少

①更年期皮膚的保養，最重要的是「防曬」，太陽光的紫外線是傷害皮膚，促進老化的主要殺手。

因此，戶外活動時間較長時則要記得防曬，防曬乳液、遮陽傘、帽子、輕薄的長袖外套等均是最基本的防曬工具，防曬乳液最好選擇防曬係數（SPF）15以上之產品。

②更年期婦女的皮膚變得乾燥，保養原則主要是維持皮膚角質層的水分與脂肪含量，避免用過熱的水洗澡，減少肥皂的使用，適當的補充乳液或乳霜來保持皮膚的溼潤度。

③均衡飲食：多攝取能提供足夠熱量及天然女性荷爾蒙之植物性豆蛋白，減少動物性脂肪，多吃蔬菜、水果及補充適量維生素等，可使皮膚呈現健康自然。

④穴位保健：迎香、三陰交、足三里。

更年期婦女不可忘的幾種檢查

除了每年定期的健康檢查外，更年期婦女更應該注重下列的各項檢查：

子宮頸抹片檢查	可以早期偵測子宮頸癌。已有性行為的婦女，每年都應接受一次抹片檢查。更年期之後，仍須定期做抹片檢查，因為人類乳突狀病毒感染後到發展成子宮頸癌，這段潛伏期長至10～20年
內診	在每年接受子宮頸抹片檢查時，應該讓婦產科醫師做個內診，一方面檢視子宮頸、陰道及外陰部有無病變，另一方面則是利用觸診的方式看子宮或卵巢有沒有長腫瘤
超音波掃描	停經後婦女如果陰道出現不正常出血，應當接受超音波掃描，評估子宮內膜狀況，作為是否進一步施行子宮內膜吸引刮除手術檢查考量的
乳房檢查	早期發現乳癌的最好方法是乳房自我檢查。如果發現腫塊，或是不確定是否為腫塊，就應該去找醫師檢查。除了每個月自我檢查一次之外，一年應該請婦產科或外科醫師檢查一次，在35歲到40歲之間，婦女應該照一次乳房Ｘ光檢查，以後在40到50歲之間，每兩年檢查一次，50歲以後則每年照一次
骨質密度檢查	停經後的婦女不論骨質疏鬆與否，皆建議接受一次骨質密度檢查，以幫助自己了解骨質密度狀況。以後再依骨質疏鬆程度，建議1～2年接受一次追蹤檢查

♥ 更年期調理藥膳

更年期所出現的潮熱、盜汗、失眠、骨質疏鬆等症狀，都可以藉由一些食材或中藥材來減輕。

更年期藥膳常用的食材

1 補陰的食物：鯉魚、鮑魚、海參、海帶、海蜇皮、鱉、白木耳、黑木耳、山藥、百合、黑芝麻、枸杞、荸薺、雞蛋、桑椹、葡萄、櫻桃、水梨、番茄。

2 補陽的食物：牛肉、羊肉、鱔魚、龍眼乾、核桃仁、栗子、松子、荔枝、韭菜、薑、蒜。

3 補血的食物：豬肝、葡萄、木耳、枸杞、大棗、何首烏。

4 健脾胃食物：山藥、白果、扁豆、芡實、薏苡仁、山楂、蜂蜜、大棗、小麥、梗米、糯米、豆腐。

5 清肝瀉火的食物：菊花、芹菜、薄荷、蓮藕、荷葉、綠豆、西瓜、苦瓜。

6 寧心安神的食物：蓮子、百合、雞蛋黃。

＊甘麥蓮棗湯

材料 甘草2錢、浮小麥5錢、麥冬3錢、蓮子5錢、大棗5錢

作法 1. 將甘草、淮小麥、麥冬加水5碗，燒開後以小火熬約20分鐘，約剩3碗量，留藥汁備用

2. 蓮子及大棗以冷水浸泡15分鐘，將蓮子與大棗撈起，用藥汁煮滾蓮子、大棗即可服用。

功效 清心安神，養陰潤燥。適用於治療更年期婦女煩熱汗出。

＊髮菜蒸蛋

材料 黨參3錢、枸杞5錢、何首烏2錢、胡桃2錢、黑芝麻2錢、黑豆2錢、蛋白4個、罐頭雞湯1杯、鹽二分之一小匙、髮菜5公克、生薑1～2片、蔥1支、蠔油2大匙、太白粉1小匙

作法 1. 將藥材加水3碗，燒開後以小火熬約30分約剩1碗，過濾取湯汁備用；髮菜用水泡軟切細，備用。

2. 蛋白加鹽打散，加入雞湯調勻，以小火蒸約10分鐘，至蛋白熟。

3. 熱鍋後入油2大匙，爆香薑、蔥，加入髮菜和藥汁，待髮菜煮熟後加入蠔油拌勻，以太白粉勾芡，然後淋在蛋白上，即可食用。

功效 滋補肝腎，填精補髓。適合年長者和停經後的婦人，有潮熱盜汗、腰膝痠軟、視力減退、髮白齒搖、頭暈耳鳴、骨質流失等症狀者食用。

＊益氣升提湯

組成 黃耆3錢、柴胡1錢、升麻1錢、當歸1錢、白朮1錢、冰糖少許

作法 1. 藥材撕成碎片，放進泡茶壺的過濾網內，再把冰糖放入壺中。

2. 然後沖入350cc滾水，放置20分鐘即可。

飲用 每日1～2劑，當茶飲用，喝完一壺可再回沖。

功效 預防乳房變形、下垂，或骨盆底肌肉韌帶鬆弛。

＊何首烏茶

材料　何首烏5錢、鬱金3錢

作法　以上藥材以水5碗煮至2碗當茶飲用。

飲用　每日1～2劑，當茶飲用。

功效　滋補肝腎。適合停經後腰膝痠軟、髮白齒搖、頭暈耳鳴、骨質流失等症狀者食用。

＊安神冬瓜湯

材料　東洋蔘1錢、酸棗仁2錢、浮小麥3錢、百合2錢、甘草1錢、紅棗10粒、冬瓜1塊（約1斤）、雞胸肉3兩、胡蘿蔔丁、竹筍丁、香菇丁、濕白木耳1杯、干貝1粒、生薑2片、鹽2小匙、米酒二分之一小匙

作法

1. 將藥材用2碗水以小火熬至剩1碗，過濾取藥汁備用。
2. 冬瓜和雞胸肉切小丁；白木耳切碎；干貝泡軟，用手撥成細絲。
3. 取一砂鍋，放入食材和藥汁，另加800cc水，放入電鍋內，外鍋加1杯水，蒸熟後加入鹽、米酒即可。

功效　寧心安神，清熱除煩。適合煩躁失眠、心煩、健忘、神經衰弱及更年期鬱悶等食用。

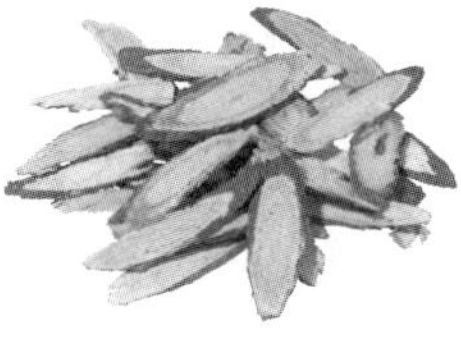

＊百合拌蜂蜜

材料　生百合50克、蜂蜜適量

作法　將百合與蜂蜜拌勻，再用半杯水蒸熟即可。

用法　臨睡前適量服之。

功效　清心除煩、養陰安神。適用於更年期煩躁易怒、失眠多夢者。

◎皮膚問題──黑斑、皺紋、皮膚乾燥

＊雙白茶

材料　百合2錢、山藥1錢、枸杞1錢

做法　1. 將藥材撕成碎片，放進泡茶壺的過濾網內。

2. 然後沖入350cc滾水，放置20分鐘即可。

飲用　每日1～2劑，當茶飲用，喝完一壺可再回沖。

功效　美白養顏，養陰潤燥，適合皮膚粗糙無光彩者。

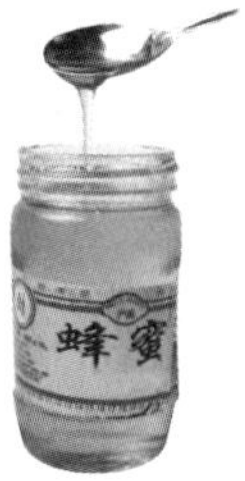

Chapter 3

與妳切身有關的疾病

- 3-1白帶
- 3-2子宮肌瘤
- 3-3子宮內膜異位症
- 3-4多囊性卵巢症
- 3-5子宮頸癌
- 3-6子宮內膜癌
- 3-7卵巢腫瘤
- 3-8子宮下垂
- 3-9不孕症

3-1 白帶

♥惱人的分泌物

妳是否為陰道的分泌物感到困擾，常覺得下面溼溼的不舒服，甚至發出讓自己感到不好意思的異味呢？為什麼會產生這些分泌物？是不是子宮有什麼問題呢？相信這是許多女性朋友心中的疑惑。

簡單而言，陰道的分泌物又稱帶下，並不是所有的帶下都是有問題的。帶下可分生理性及病理性，生理性的帶下是人體正常的陰道分泌物。而病理性的帶下則是陰道或子宮出現一些病理狀況時所產生的分泌物；例如陰道炎、骨盆腔炎、子宮頸瘜肉，甚至是子宮頸癌或子宮內膜癌等。所以女性朋友對於自己陰道的分泌物應該要有基本的認知，有問題時就要及時就醫，避免延誤病情，產生進一步的發炎，造成子宮沾黏，引發子宮外孕、流產、早產或不孕，甚至於危害到自身的生命安全。

生理性帶下

婦女的陰道壁和子宮頸的腺體會不斷的分泌黏液，陰道脫落的上皮細胞和陰道黏液混合在一起，由陰道排出便成爲帶下。

◎潤滑陰道與抵抗病菌

生理性的帶下具有潤滑陰道和抵抗病菌的作用，陰道及子宮頸中存在著一些乳酸桿菌，乳酸桿菌將陰道上皮細胞分解爲乳酸後，可使陰道保持酸性環境，能抑制其他病菌的增生，進而避免陰道感染。

◎似蛋清的液體

生理性的帶下多呈現透明或白色如蛋清一樣，大多沒有異味或頂多帶有一點點腥味，量通常不會很多。但在排卵時、月經來潮之前或懷孕時期，量會稍微增加。更年期後的婦女，因爲荷爾蒙的減少，陰道的分泌物也隨之減少，而造成陰道乾澀的現象。

病理性帶下

病理性的帶下可分爲感染性及非感染性，感染性的帶下主要是陰道內的病原菌增生感染所造成的，常見的有細菌性感染、黴菌感染、原生蟲感染；而非感染性的帶下，則要注意是否因其他疾病所導致的，如子宮頸息肉、子宮頸癌等。

◎兩種特徵

①感染性病理性的帶下：帶下的量增多或出現黏稠、塊狀、豆腐渣樣，顏色或白或黃或綠，並出現腥臭異味，搔癢難耐的症狀，詳述於下方表格。

②非感染性病理性的帶下：帶下帶有血絲或膿血如黑墨般的顏色，味道惡臭腐敗。

◎對健康的影響

①感染性：外陰皮膚炎、陰道炎，可造成外陰部及陰道搔癢嚴重，並可能進一步造成骨盆腔發炎，增加以後不孕、子宮外孕、早產、流產的機率。

②非感染性：子宮頸

感染性病理帶下

	病原菌種類	特　徵
細菌性感染	大腸桿菌（最為常見） 淋病雙球菌 披衣菌	1.最常見的原因 2.帶下量多黏稠，顏色多為黃色或灰色，帶有魚腥味 3.外陰紅腫痛癢
黴菌性感染	念珠菌	1.帶下為乳酪或豆腐渣，白色黏稠狀 2.外陰或陰道壁會覆蓋白色膜狀物，外陰陰道搔癢嚴重，外陰部的皮膚皺折處出現紅色的對磨疹
原生蟲感染	滴蟲	1.帶下量多，黃綠色或灰色、黃色 2.外陰可能紅腫，嚴重尿道口有膿水分泌物 3.臨床上可在75%患者的男性性伴侶上找到滴蟲，男性受到滴蟲感染時多半沒有症狀，若不同時治療，往往會互相傳來傳去造成「乒乓傳染」

息肉可能造成性交後出血、性交疼痛，而子宮頸癌或子宮內膜癌更是威脅到生命安全。

◎要如何治療？

西醫對於感染性帶下的治療主要是給予抗生素，劑型可爲口服或陰道塞劑，病患在接受治療後往往可以改善。而非感染性帶下則須先檢查看是什麼原因所引起，若是子宮頸息肉，大多可藉由陰道鏡切除，若是惡性腫瘤引起，除了手術之外，須再配合化學治療或放射線治療。

陳醫師小叮嚀

常見陰道感染的原因

1. 不潔的性行為傳染。
2. 個人衛生習慣不佳。
3. 不當的使用清潔用品：不當陰道灌洗，衛生棉或衛生護墊使用不正確。
4. 環境的影響：經常處於潮溼高熱的環境，或經常穿著緊身褲、褲襪等。
5. 身體抵抗力變差：熬夜、壓力、糖尿病。
6. 反覆泌尿道感染：尿道與泌尿道因為解剖位置接近，容易互相感染，所以經常泌尿道感染的人也常陰道感染。

♥ 中醫觀點與調理

中醫將帶下病依帶下的顏色分為：青帶、赤帶、黃帶、白帶、黑帶。臨床上青帶、黃帶、白帶大多是感染性病理性帶下，而赤帶、黑帶則表示分泌物中帶有血液，有時候是鮮紅色或深褐色，但也可能出現黑墨汁一樣的顏色。一旦分泌物有出血或惡臭膿樣的現象，就要特別小心是否有其他的疾病，如腫瘤等可能性，應該要儘早就醫進一步檢查。

病因與治療

中醫認爲帶下的主要的病因是「溼熱」，然而爲什麼會產生濕熱？一部分是因爲外來因素的影響，例如：飲食不當（喜歡吃冰品冷飲、高油脂、高糖、油炸、辛辣刺激的食物）、環境影響（臺灣氣候高溫悶濕或穿著緊身衣褲或衛生習慣不佳都可能造成細菌的孳生）、房事不節 （性行爲越來越開放，然而並未給予正確的性知識，嘗試不安全的性行爲容易造成感染）等，這些都是造成溼熱的原因，進而引發感染的現象。中醫的治療則須給予清熱利濕的藥物來抑制病菌增長，藥物如：黃柏、黃芩、黃連、蛇床子、龍膽草、咸豐草、白鮮皮等，都可達到很好的效果。

另一部分造成溼熱的原因則是內在體質的因素，臨床上有許多病人會反反覆覆的發生陰道感染現象，陰道抗生素塞劑塞了會好一些，但不塞之後又感染，造成患者陰部長期悶溼癢痛，引起相當大的困擾。這類的病人免疫力較差，中醫體質上是屬於氣虛，主要是脾氣虛（參考P236「臟腑」）；中醫認爲脾虛則無法化溼，所以容易產生溼熱，所以用藥治療上在於清熱利溼解毒來抑制病菌的生長之外，應適時給予中醫健脾理氣的藥物，如白朮、黨參、茯苓、山藥、薏仁等藥物，來增強免疫力，並減輕病人反覆感染的困擾。

可藉由中藥外洗劑減輕局部搔癢的症狀	
組成	黃柏，黃連，苦參根，百部，蛇床子＝5：5：3：3：3（錢）
使用方法	將藥用紗布袋包好，溫水浸泡15分鐘後，煎煮3分鐘，將藥汁傾入盆中，乘熱薰洗或擦洗或坐浴，早晚各一回，每次約5～10鐘，洗後擦乾外陰部；月經期間勿用。

調養藥膳

＊參耆芡實薏仁粥

材料　黨參4錢、黃耆4錢、芡實8錢、薏苡仁8錢、米1杯

作法
1. 將黨參、黃耆以冷水洗淨，用1000cc水煎煮，大火滾開後轉小火約15分鐘，取藥汁備用。
2. 將1量杯米、芡實、薏苡仁洗淨，加入1200水及藥汁大火煮滾後，轉小火熬煮成粥。

功效　具有健脾利溼作用，適合反覆帶下量多的人。

＊蛇床子止帶飲

材料　蛇床子2錢、甘草2錢

作法　將藥材洗淨，裝入紗布袋中，加入水400cc大火煎煮，水滾後轉小火熬煮成150cc，加冰糖服用。

功效　燥溼殺蟲止癢，可用於白帶較多的婦女。

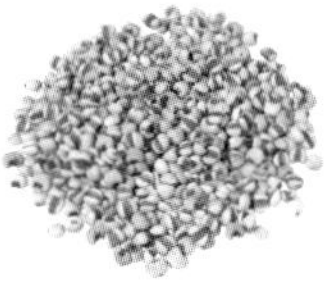

♥日常生活保健

①注意陰部潔淨乾爽，尤其是生理期，上完廁所便即更換衛生棉，平日不要用護墊，若非用不可，也要經常更換。

②不要穿太緊、不吸汗的內褲及褲子，避免穿褲襪。儘量穿著寬鬆透氣的褲子和棉質內褲，褲子洗乾淨後多曝曬於陽光下。

③泡澡要注意衛生，不要浸泡太久，儘量改採淋浴方式。

④不要使用陰道清洗劑往陰道內灌洗，這樣反而容易造成感染的機會。

⑤排便後清潔方式由肛門向後揩擦拭，以免穢物沾染外陰部。

⑥多喝開水，不要憋尿。

⑦可以攝取適當優酪乳來增加陰道的有益菌，避免黴菌的增生。

⑧注意安全衛生性行爲，必要時雙方一起接受檢查與治療。

⑨注意飲食物，避免過食生冷的食物，如鹹菜、筍乾等，也儘量避免辛辣刺激的飲食。

⑩保持心情愉快，生活作息正常，適當的運動。

⑪避免過度使用抗生素，以免破壞陰道正常細菌，進而引發念珠菌感染。

3-2 子宮肌瘤

♥什麼是子宮肌瘤？

子宮的肌肉層細胞發生良性的增生，便形成子宮肌瘤，這是生育年齡女性最常見的子宮良性腫瘤，好發於35~50歲的女性，發病率約20~30%，也是女性接受子宮手術最常見的原因。子宮肌瘤發生惡性變化的機率很低，大約只有千分之一。

為什麼會得子宮肌瘤？

目前對於子宮肌瘤發生的原因仍不清楚，臨床發現子宮肌瘤會受雌激素的影響，當雌激素分泌增加時，肌瘤會受刺激而生長快速，一但停經後，雌激素分泌減少，肌瘤大多也會隨之萎縮。

肌瘤的種類

1 黏膜下肌瘤

發生在子宮黏膜層的肌瘤，最常造成經血量過多或流產。

2 肌肉層肌瘤

發生在子宮肌肉層中，發生率最高，占全部子宮肌瘤種類的70%，小的肌瘤通常不會有症狀，較大的肌瘤則可能出現壓迫而產生疼痛感、流產或妨礙子宮收縮導致經血量過多。

3 漿膜下肌瘤

發生在子宮表面的漿膜下，向外突出成腫塊，一般不會有明顯症狀，往往肌瘤很大時才會發現。

4 多發性肌瘤

子宮中發生多個肌瘤，多的時候甚至於會多到十幾二十顆。

子宮肌瘤有哪些症狀？

50~60%的子宮肌瘤患者沒有症狀，而可能出現的症狀包括：

①不正常的子宮出血：不正常的

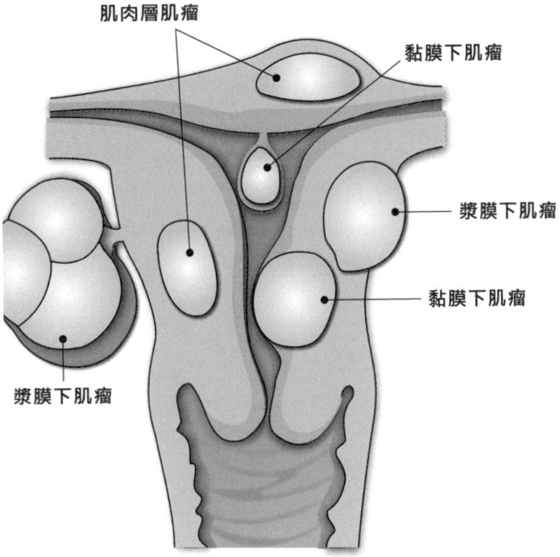

子宮肌瘤位置圖

子宮出血是子宮肌瘤最常見的臨床表現，大約30％的病患會有此症狀。例如：月經延長、滴滴答答拖很久、月經量多或是月經前點狀出血。

②腹痛：一般的子宮肌瘤並不會有腹痛的症狀，但如果肌瘤太大，則可能出現壓迫症狀，骨盆腔會有壓迫、脹痛、下墜感。另外，因爲子宮前面就是膀胱，後面就是直腸，所以當子宮肌瘤壓迫附近組織時，可能引起頻尿、小便失禁、輸尿管水腫、便秘及脹氣等症狀，也可能造成下肢血液回流不佳，進而引發下肢水腫和靜脈曲張等等現象。

③經痛：一般子宮肌瘤所造成的經痛大多不太嚴重，如果經痛非常嚴重，則要考慮是否併發子宮腺肌症？

④貧血：子宮肌瘤若是經血量過多，或是出現血崩，則容易造成貧血現象。

⑤不孕：子宮肌瘤可能因影響精子的運輸、受精卵的著床、不正常的輸卵管移動及不正常的子宮血流而引起不孕。

⑥自然流產：子宮肌瘤的患者自然流產的機率比一般正常的婦女高出2～3倍。

是否一定要動手術？

根據統計，臺灣婦女子宮切除的比例約占22％，也就是每5位婦女當中就有一位子宮遭受切除，而子宮切除最多的原因，便是因爲子宮肌瘤。然而，是不是一旦患有子宮肌瘤，就一定要切除子宮？其實並不盡然，大多數的子宮肌瘤患者不須接受手術治療，但要定期追蹤，大約每半年追蹤一次，但如果出現下列狀況，則可考慮手術：

①大量出血造成嚴重貧血。

②肌瘤太大，一般大於6公分以上，造成壓迫症狀嚴重。

③生長速度太快的肌瘤要小心是否有其他惡性病變？

④不孕的主因或會引發流產。

⑤停經之後肌瘤持續變大。

可以選擇的手術方式

1子宮肌瘤摘除術

這是一種單純切除子宮肌瘤而保有子宮的手術模式，對於仍想保持生育能力的婦女而言，這是最常考慮到的手術方法。一般來說，大約1～5%的婦女在接受子宮肌瘤摘除術後，仍有經血過多的問題。另外，手術後大約有2/3的病患，因爲肌瘤再度復發，仍須再次接受手術治療。

2子宮切除術

若患者年齡已經大於40歲，且不考慮再生育，便可以考慮將子宮全部摘除；若子宮肌瘤不大，可考慮經陰道切除子宮；若是子宮肌瘤太大或是很多顆肌瘤，則須接受傳統經腹部手術或者是腹腔鏡手術來切除子宮。

藥物治療法

藉由減少血液中雌激素的藥物，如：Medroxy-progesterone acetate（Depo-Provera）、danazol、GnRH analoges，可能縮小子宮肌瘤。但在停藥後肌瘤會漸漸恢復其原來大小。當肌瘤太大時，可先以藥物使肌瘤變小後再接受手術治療。

預防注意事項

①避免過度憂傷生氣、多思慮，保持心情愉快，性格開朗。

②避免過度勞累，適度休息。

③避免高脂肪飲食，子宮肌瘤的形成與長期大量雌激素刺激有關，而動物實驗表明，高脂肪食物促進了某些激素的生成和釋放，故肥胖婦女子宮肌瘤的發生率明顯升高。

♥中醫觀點與調理

子宮肌瘤以臨床表現來看是屬於中醫的「癥瘕」病，什麼是「癥瘕」，臨床上凡是腹內出現腫塊並伴有或痛、或脹，甚至於出血的症狀，統稱為「癥瘕」。如果腫塊是固定不動，疼痛的部位固定，則稱為「癥」；相反的，如果腫塊可以輕微推動，疼痛位置無固定，則稱之為「瘕」。「癥瘕」病在現在醫學觀點來看，除了子宮肌瘤外，子宮內膜異位症、巧克力囊腫、子宮腺肌症、子宮卵巢的良性或惡性腫瘤，或因骨盆腔發炎引起的沾黏、其他腹部良性或惡性腫瘤，或甚至於肝硬化等都可隸屬於「癥瘕」的範疇。

發病的五種原因

中醫認爲，此病多以肝鬱氣滯血瘀、痰濕內阻等因素。發病的原因多歸於下列幾種：

1 性格抑鬱、愛生悶氣、情緒不暢，或是因工作或其他原因使精神緊張焦慮，容易導致肝氣鬱結，氣滯不行，氣滯則血瘀，久則成塊。

2 長期勞累疲倦，導致氣虛血瘀，凝結成塊。

3 女性的經期及產後相當重要，如果調養不當，如喜好冰品冷飲、遇冷遇溼、遭受外感風寒，則容易導致寒凝而造成瘀血成塊。

4 剖腹產、人工流產等手術損傷，手術過程中出血未處理完善，血液溢於脈外，變爲離經之血，久停積成塊。

5 體重過重，喜好高油脂、高醣的精緻飲食，損傷脾氣，形成痰飲、溼濁等。

中醫採取的治療

中醫對於子宮肌瘤在整體的治療上採取疏肝理氣、活血化瘀、軟堅散結的方法進行治療；同時兼顧補氣益血、驅邪而不傷正。常用藥物可選：當歸、三棱、莪朮、川芎、血竭、桃仁、紅花、牛膝、水蛭、昆布、海藻、生山楂、夏枯草等。傳統經方如：桂枝茯苓丸、桃核承氣湯、大黃蟅蟲丸、少腹逐瘀湯等。

臨床上若是小於2公分左右的肌瘤，比較有機會藉由中藥來消除腫塊；但是肌瘤若是大於2公分，則不容易消除。治療的重點則是在避免子宮肌瘤所引起的嚴重問題，如經血量多、滴滴答答淋漓不止，甚至於引起貧血現象。

子宮肌瘤的調養藥膳

以下兩則中醫食療有助保健，可預防子宮肌瘤：

＊二鮮湯

材料 鮮藕120公克、鮮茅根120公克

作法
1. 將蓮藕洗淨切片切碎，鮮茅根洗淨切碎。
2. 上述材料加800cc水，大火滾開後轉小火，熬煮15分鐘當茶飲。

功效 滋陰涼血，祛瘀止血。

＊銀耳藕粉湯

材料 銀耳25公克、藕粉10公克、冰糖適量

作法 將銀耳泡發後，加適量冰糖燉爛，最後藕粉拌勻沖服。

功效 有清熱潤燥、止血的功效。

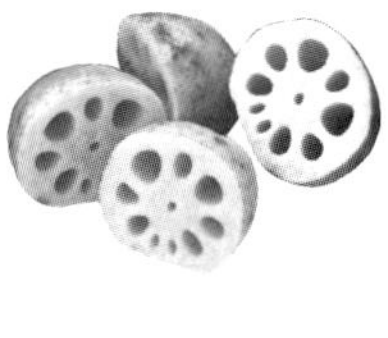

3-3 子宮內膜異位症

什麼是子宮內膜異位症？

正常情況下，子宮內膜覆蓋在子宮體內面，隨著月經週期增厚、剝落，但如果原本屬於子宮裏面的內膜組織，跑到子宮以外的身體其他部位時，便是子宮內膜異位症。異位的內膜長在子宮肌肉層稱「子宮腺肌症」、「子宮腺肌瘤」，長在卵巢因為經血的蓄積如同濃稠的巧克力一般，所以稱為「巧克力囊腫」。本病好發在30～40歲，發病率約為10～15％，但似乎有越來越增加的趨勢，亞洲人比歐洲人好發機率高。

不管是正常或是異位的內膜組織，都會隨著卵巢的荷爾蒙而有週期性的變化，然而正常的內膜組織會在經期時剝落隨經血從陰道排出體外，但是異位的內膜組織剝落後，卻無法循正常管道排出體外，而不斷在體內累積，進一步造成沾黏，傷害到周圍的組織，造成疼痛甚至於影響到卵巢和輸卵管功能，造成不孕。

身體好發的部位

子宮內膜異位症好發於卵巢、輸卵管、膀胱、大腸、子宮直腸凹陷。其中以侵犯卵巢者最常見，約占80％。也有極少數的病例發生在肺部，出現月經期咳血的症狀。

為何有子宮內膜異位？

子宮內膜異位症形成原因目前仍無定論，可能的原因有：

1 經血逆流

經期時內膜組織未排出體外，反而隨著逆流的經血經輸卵管進入腹腔，至卵巢和鄰近的盆腔組織。

2 淋巴及靜脈散播

內膜組織藉由淋巴及靜脈到

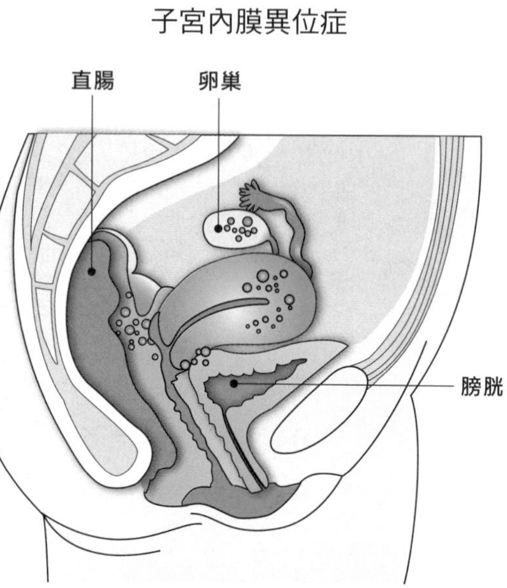

處散播，或由腹膜組織轉變而成。

3免疫系統缺損

經期時未能完全排出的經血或內膜組織，大多會很快被身體的白血球與淋巴球吞噬；然而少數人也許因爲免疫系統缺損的關係，免疫球無法吞噬內膜組織，而造成內膜異位。

4遺傳因素

另外，母親患有子宮膜異位症，則女兒發生的比例也偏高。

子宮內膜異位症與卵巢內分泌有關，懷孕後、卵巢切除後或是使用荷爾蒙使月經不來，異位內膜便會逐漸萎縮。

臨床有哪些症狀？

1痛經

這是最痛苦的症狀，約30～40%的病患會有明顯的經痛，經痛是因爲子宮劇烈收縮及組織發炎、沾黏引起的，經痛的程度往往會越來越嚴重，有些人甚至痛到坐立難安，嚴重時還會噁心嘔吐，嚴重影響到生活作息。但是疼痛程度往往不能反應出疾病嚴重性，有些人子宮內膜異位相當嚴重，但卻不會有經痛症狀；相反的，有些僅是輕微的異位，卻造成嚴重經痛。

2非月經期下腹部疼痛

這種情況可能是因爲沾黏所導致，異位的內膜會形成纖維化沾黏的現象，沾黏處會出現異常痙攣現象，還會產生如撕裂般的疼痛感。

3 月經過多

子宮內膜異位症，月經量往往增多，經期延長，經血中還夾帶凝結的血塊。尤其是子宮腺肌症患者，症狀更爲嚴重，有時會引發血崩的情況。

4 不正常出血

約有10～20％的病人在正常月經期外的時間，會出現少量出血的現象。

5 性交疼痛

約有25～40％比例會發生性交疼痛，而且有可能會造成性交後的點狀出血。如果性交疼痛嚴重者，女性可採取在上位的姿勢，這個姿勢可以避免陰莖過度的插入，會減輕疼痛。

6 肛門疼痛

一般發生在月經初期或過後，排便時肛門經常出現疼痛感，這種疼痛常被誤以爲是痔瘡，這是直腸附近子宮內膜異位症的典型症狀。

7 膀胱症狀

週期性尿頻、尿痛症狀；多見於子宮內膜異位至膀胱者，侵犯至膀胱黏膜時，也可發生週期性血尿。

8 不孕

子宮內膜異位患者常伴有不孕，約占30～40％。子宮內膜異位症造成不孕的原因有可能是因爲輸卵管周遭沾黏及阻塞所造成不孕；也可能是由於異位的子宮內膜會受到白血球的攻擊吞噬，並會釋出一些化學物質，干擾到整個懷孕過程。

9 其他症狀

其他的症狀會隨著內膜異位的位置不同而有所不同，腹壁疤痕及臍部的子宮內膜異位症則出現週期性局部腫塊及疼痛，跑到肺臟或鼻腔黏膜會出現週期性咳血或流鼻血。

4種診斷的方法

1 觸診

直腸、陰道內診時，會有子宮薦骨韌帶結節、子宮直腸凹陷窩壓痛之情形，或腹部觸診時，單側或雙側卵巢腫塊固定不動。

2 血液檢查

檢驗血中CA-125的數值，一般CA-125正常值定位在35u/ml以下，若超過35u/ml便要考慮以下各種疾病：子宮內膜異位、骨盆腔發炎沾黏、子宮肌腺瘤、卵巢癌。

3 超音波檢查

對於巧克力囊腫、子宮肌腺瘤及子宮肌腺症是一項有利的檢查，甚至於可利用陰道超音波的輔助下，對巧克力囊腫進行細針抽取術加以治療。

4 腹腔鏡檢查

唯一能確定診斷的檢查。

藥物治療法

一般西藥的治療主要以荷爾蒙製劑爲主，主要抑制正常的生殖荷爾蒙，造成無月經狀態，讓內膜萎縮，常見的治療藥物有：Danazol（Ladogal療得高）、Gestrinone（Dimetriose黛美痊）、GnRHa（GnRH analogs）性腺荷爾蒙刺激素類似劑等；另也可藉由黃體素或口服避孕藥來減輕患者疼痛的症狀。

這些藥物的副作用有：長青春痘、面皰、臉部潮紅、體重上升、水腫、多毛症、聲音低沉、性欲降低、腸胃不適、頭痛及憂鬱等。

可以選擇的手術方法

子宮內膜異位手術主要是清除異位的內膜組織，並且對於發生沾黏的組織予以去沾黏治療，對於巧克力囊腫的病患，一般建議3公分以下的囊腫，不一定要開刀，繼續追蹤觀察；5公分以上的囊腫，則會建議病人開刀。

手術治療除了傳統的開腹手術外，也可以選擇腹腔鏡手術，只需要在肚臍下緣和左右兩旁各打一個洞，藉由器械經由小洞進入腹腔進而去除囊腫，並且可藉由電燒或雷射去除散布的異位組織。

腹腔鏡的預後狀況比一般傳統開腹手術來得佳，3天之後就能恢復工作，疼痛減輕，也比較沒有開腹手術可能會帶來的沾黏的副作用。

對於病情較嚴重且不考慮懷孕的患者，則可施行全子宮或卵巢切除手術。

自然療法～懷孕

除了藥物手術外，有一個自然的方式也可以治療子宮內膜異位症，那就是懷孕。

子宮內膜異位症最終的治療目的都是讓卵巢休息，暫時停止排卵，讓異位組織不會隨著月事來潮而不斷增生，進而慢慢萎縮。

懷孕的10個月間沒有月經，是自然的假性停經狀態，可讓異位的內膜組織逐漸萎縮，進一步達到治療子宮內膜異位症之效。

預後的觀察

根據臨床觀察，輕度子宮內膜異位症患者在藥物或手術治療後，幾乎不會復發，中重度的患者在治療1～2年後的復發率是15％，5年後是30～40％。

♥ 中醫觀點與調理

子宮內膜異位症依據臨床症狀屬於中醫「痛經」、「月經不調」、「不孕」、「癥瘕」的範疇。異位生長的內膜有腺體也有間質，受卵巢激素的影響會有類似月經週期的變化，局部出現出血現象，此出血為中醫之所謂「離經之血」，屬瘀血之範疇。

病因與治療

中醫認為本病主要是瘀血所致，屬瘀熱夾雜的疾病，一般根據病人體質的不同，而分為：氣滯血瘀、寒凝血瘀、熱鬱血瘀、氣虛血瘀、腎虛血瘀等症，對不同體質分別對症用藥治療，在臨床研究中出現很好療效。

使用中藥消除異位組織的確不是容易的事，中醫現在的研究重點是：放在抑制內膜的增生、經痛的控制，以及預防手術後復發。值得注意的是，許多人認為經痛就是冷底就是要補，因此常常未經醫師診斷而自行服用補藥，臨床上卻發現子宮內膜異位的病患，如果隨便亂補，會造成內膜增生加重，影響病情造成經痛加劇。

目前對於子宮內膜異位症的患者，建議不要隨便服用當歸、中將湯、四物湯、八珍湯、十全大補湯等藥物；但是對於黃耆、紅棗、枸杞子則不用禁忌。

臨床上中醫治療子宮內膜異位症主要是以活血化瘀、軟堅散結，佐以清熱解毒的方式，來抑制內膜的增生及緩解經痛的症狀，藥物如：丹參、血竭、三棱、莪朮、王不留行、半支蓮、皂刺、蒲黃、五靈脂、鱉甲、海藻、牡蠣、薏仁等；不過對於想要懷孕的病患，則常需要加上淫羊藿、巴戟天、女貞子、菟絲子等溫陽補腎的藥物，來幫助增加懷孕的機會。

調養藥膳

＊鬱金雞

材料 山楂、鬱金各10克；嫩雞半隻、金針10克

作法 1. 嫩雞洗淨剁塊，以調味酒、鹽、胡椒粉適量醃10分鐘。

2. 將以上材料，放入鬱金、山楂、金針，加入200cc水及少量鹽，一同燉煮90分鐘。

功效 此方用於清熱利溼、輔治濕熱型子宮內膜異位症者。

＊益母草煮雞蛋

材料 益母草45公克、延胡索15公克、雞蛋2個

作法 將藥材洗淨裝入紗布袋中，加水800cc與蛋同煮，蛋熟後去殼再略煮，吃蛋喝湯；月經前2日開始服用，但經量大者勿服。

功效 祛瘀止痛。

＊蓮藕薏仁粥

材料 蓮藕粉10克、薏仁、白米各30克

作法 將薏仁、白米洗淨，浸泡20分鐘，加水1000cc煮成稀粥，粥成後入蓮藕粉拌均勻，即可服用。

功效 涼血止痛、消除腫塊。

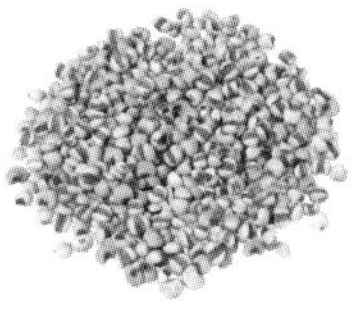

♥預防注意事項

①早期發現早期治療。子宮內膜異位症有明顯的遺傳傾向，媽媽或姊妹有子宮內膜異位的女性，得到這個病的機會比一般人高出7倍。

因此，若有家族史的女性朋友，應該主動去檢查，以便早期發現、早期治療。

②提高免疫能力。規律的生活、適當的運動、足夠的休息和正確的飲食、保持身心愉快，能有效的提高免疫能力，可以降低子宮內膜異位發生的機率。

③避免咖啡、辣椒、酒等刺激性食物或飲料。可多食綠茶、薏仁等具有抗腫瘤作用之食材。

④請勿擅自進補當歸、四物湯、八珍湯、十全大補湯、中將湯等藥物。黃耆、紅棗、枸杞子等中藥則不需忌諱。

⑤尋找病友團體。透過別人經驗的分享，可以緩解心理上的壓力，避免讓自己覺得孤立無援，也可以尋求精神上的支持。

目前國內的病友團體是「中華民國子宮內膜異位症婦女協會」，電話（02）27135211分機3188。

3-4 多囊性卵巢症

♥何謂囊性卵巢症（PCOS）？

「多囊性卵巢症候群」（Polycystic Ovary Syndrome，簡稱PCOS）在不孕症科門診是很常見的問題，約占生育年齡婦女6～10％，臨床上的特徵有月經異常（無月經、月經週期很長）、不排卵、不孕、流產、肥胖、多毛症、青春痘等。

正常的情況下，月經初期時，兩側卵巢裡大約各有10個濾泡，在荷爾蒙的影響下，每個週期只有一個濾泡發育成熟並在排卵期完成排卵。而多囊性卵巢症的患者卻因為荷爾蒙分泌的失調，造成卵巢裡有許多小而不成熟的卵泡約10～20個，但是小卵泡們卻無法發育成熟而進一步排卵。

多囊性卵巢症之成因

多囊性卵巢囊腫眞正的原因不明，有許多研究顯示和遺傳基因有關。目前發現這種病患，臨床上都會出現的共同問題是「胰島素阻抗」與「雄性荷爾蒙過高」。這種患者的身體細胞對胰島素的利用有缺陷，也就是所謂的胰島素阻抗，因爲利用力不佳，讓身體誤以爲胰島素分泌不夠，所以胰臟細胞會代償性的分泌更多的胰島素，造成血液中胰島素含量比正常人高。過量的胰島素會誘使卵巢分泌大量的雄性荷爾蒙，過量的雄性激素又會導致女性荷爾蒙分泌異常，並且使「黃體刺激素」與「濾泡刺激素」比例異常，最後造成卵巢形成許多不成熟的小囊泡、無法排卵，干擾月經，造成不孕。

會有哪些症狀？

1月經不規則

臨床最爲常見。主要表現爲月經稀少，月經過少，甚至閉

多囊性卵巢圖

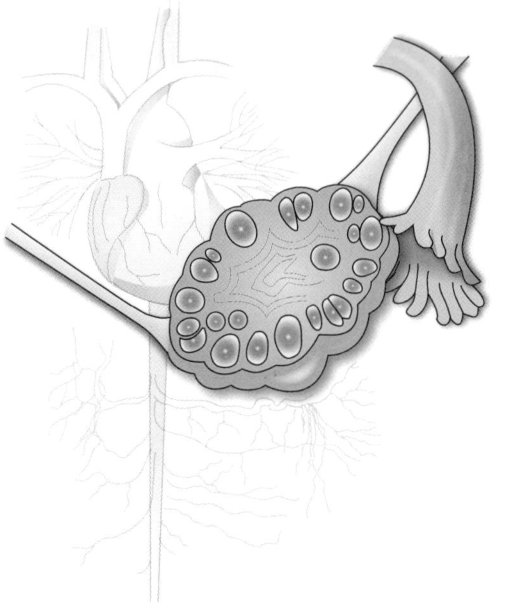

經，子宮出血，量或多或少，週期不規則。

2 不孕

多囊性卵巢症患者不易排卵或根本不排卵，所以懷孕機會減少。

3 懷孕後容易流產

多囊性卵巢症患者，因爲荷爾蒙失調的影響，卵子的成熟度不佳，會影響卵子的品質，故受精懷孕後容易流產。

4 肥胖

30～60％的多囊性卵巢症患者有肥胖症，因血液中胰島素增加，形成肥胖症。

然而肥胖又會使血中胰島素增加，如此惡性循環。

5 多毛

因爲雄性激素的影響，主要是於身體的中線容易發現過多的毛髮生長，如上唇上面、乳頭旁、腹中線、肛門周圍及四肢等。可能因種族而有不同的變異，例如西方人可能有70％的多囊性卵巢症候群患者或有多毛或肥胖的症狀；相反的，只有10％的東方人會出現明顯的多毛或肥胖等症狀。

6 青春痘

較多的雄性荷爾蒙，也會使的皮膚容易長青春痘，這些青春痘主要發生在臉部與恥骨聯合上方部位，其他常見的部位包括：胸部、背部、大腿內側與會陰部等。

7 子宮內膜癌

多囊性卵巢的病患，因爲子宮內膜長期無法剝落，子宮內膜增生、子宮內膜癌的機率是比正常人的三倍。

8 其他

多囊性卵巢症患者因爲胰島素阻抗，容易罹患成人型糖尿病；另外，也因爲造成血脂肪異常，三酸甘油脂偏高、高密度脂蛋白偏低、低密度脂蛋白偏高，所以也容易引發心臟血管疾病。

會採行的診斷方法

目前診斷標準是：臨床上表現出無排卵或排卵異常，以及肥胖與多毛現象便要懷疑；進一步可以藉由生化檢查，是否雄性激素偏高、黃體刺激素與濾泡刺激素比例異常（LH/FSH＞3）、胰島素抗性增加，或超音波檢查是否有多囊性卵巢的現象（單側或雙側卵巢有10個以上的濾泡）。

幾種治療方法

對於想要懷孕的婦女，可以用口服排卵藥（Clomid）來促進卵巢排卵，但排卵藥的使用不要連續超過半年使用，因爲卵巢過度刺激，容易產生副作用。

對於未婚或尚未考慮懷孕的女性，可以使用避孕藥促使月經規則化，或是以黃體素調整至少2～3個來經一次，以避免子宮內膜癌的發生。

另外，治療糖尿病的藥物（Metformin），也被證實對多囊性卵巢症有療效，但卻有不小的副作用，如噁心、嘔吐、腹瀉等。

♥ 中醫觀點與調理

多囊性卵巢症候群，臨床表現與中醫的「月經後期」、「月經過少」、「閉經」、「不孕」等病症相似。

中醫學認為多囊性卵巢囊症，主要由於肝脾腎功能失調，其中又與腎的關係最為密切。腎主生殖，為月經之本，腎氣盛，月經如期而至，月經調和則方能受孕；若是腎氣虛、陽氣不足，或肝鬱氣滯、血行不暢，或脾失健運、水溼不化，都可能造成痰溼、血瘀而阻滯胞宮，經血不行，則月經後期、量少、閉經、不孕。

治療當以補腎為主，疏肝理氣、活血化瘀，健脾袪溼化痰為輔，藥物如：淫羊藿、菟絲子、桃仁、紅花、當歸、川芎、地黃、白芍、桂枝、茯苓、附子、柴胡等；亦可配合針灸促進排卵，恢復正常月經。

調養藥膳

＊二陳拌墨魚

材料 陳皮、半夏各1錢；茯苓5錢、甘草1錢、墨魚1條、洋蔥1個、辣椒2條、九層塔適量、薑、蒜、鹽、糖、醋、魚露適量、水2碗

作法
1. 藥材以2碗水煮30分鐘，取半碗藥汁，備用。
2. 將墨魚去皮，洗淨切塊，汆燙1分鐘後撈起，置入冷水中冰鎮；辣椒切小段；九層塔切碎；薑、蒜剁成泥；洋蔥切絲。
3. 將所有材料與調味料拌勻即可食用。

功效 化痰瘀、消腫塊。

＊桃仁香附粥

材料 桃仁3錢、香附3錢、益母草5錢、白米50g

作法 將上述藥材洗淨裝入紗布袋中，加水1000cc及白米煮成粥。

功效 活血、通經、袪瘀。

3-5 子宮頸癌

女性健康殺手——子宮頸癌

淑娟剛過完42歲生日，原本應該開開心心的，但淑娟卻心情沉重。因為幾個月前，她發現陰道常常有一些非經期的出血，尤其在和先生同房後更容易出現。淑娟因為不好意思，以往從未做過抹片檢查，這次發現這樣的現象，只好鼓起勇氣前往醫院檢查，沒想到卻發現是子宮頸癌，讓淑娟頓時不知所措。「我的子宮到底發生了什麼問題？為什麼會有子宮頸癌？為什麼是發生在我身上呢？我又該如何面對？」種種問題不斷地在淑娟的腦海中浮現。

子宮頸癌是臺灣婦女最常見的癌症之一，是婦女健康的一大殺手，如何預防並早期發現是相當重要的。子宮頸抹片檢查便是可以早期篩檢的重要工具，「6分鐘護一生」不僅是口號，而是婦女朋友維護健康的不二法門。

造成子宮頸癌的原因

子宮頸的細胞如果因爲長期受到某些刺激或感染而產生發炎反應，正常的細胞會產生不正常的變化，便有可能轉變爲早期的子宮頸癌細胞。子宮頸癌目前被發現可能因性行爲感染人類乳突狀病毒（HumanPapillomaVirus，簡稱HPV）而使細胞發生病變進而轉變爲子宮頸癌細胞。

子宮頸癌可能發生的原因包括：

1 性生活

「不安全的性生活」是感染人類乳突狀病毒的主要原因，越早有不當的性生活或，有2個以上的性伴侶，越容易產生子宮頸癌。

2 性病感染

其他性病的感染，相對地罹患子宮頸癌的機率也會較高。

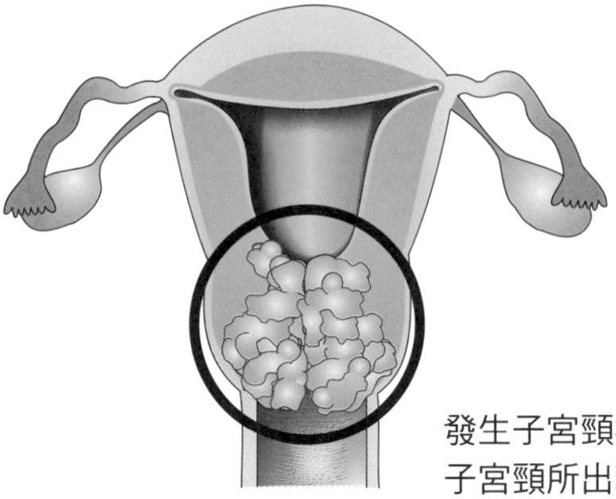

發生子宮頸癌時，
子宮頸所出現的癌變變化

3 子宮頸發炎

子宮頸長期的損傷、破皮、糜爛、發炎，都可能轉變為早期的子宮頸癌細胞。

4 抽菸

抽菸會增加罹患子宮頸癌的機會。

子宮頸癌有哪些警訊？

早期的子宮頸癌大多沒有症狀，或是症狀輕微容易被忽略，若有以下症狀時，應即刻就醫：

①不正常的陰道出血：包括性交後的出血、兩次經期間的出血或停經後的出血等。

②異常的分泌物：如陰道分泌物有臭味、夾雜血絲，或是有膿樣的分泌物。

子宮頸抹片檢查步驟

褪去裙褲上檢查台，放輕鬆，並將雙腿儘量外張
↓
醫生用鴨嘴儀器將陰道撐開
↓
利用刮棒和子宮頸刷將子宮頸和陰道上部的細胞刮下
↓
塗抹在玻片上
↓
將細胞染色後，再以顯微鏡觀察細胞
↓
偵測子宮頸及其附近有無異常的細胞

如何早期預防？

子宮頸癌的預防最重要的是定期篩檢，而篩檢最重要的工具便是子宮頸抹片檢查。

◎檢查的注意事項

爲了不影響抹片的判讀，在進行抹片檢查之前，應注意下列事項：

①沒有過性經驗的婦女，原則上是不需要進行子宮頸抹片檢查的，如果沒有性經驗，就診前請先告知醫生。

②若長期服用避孕藥，請事先告知醫師。

③由於HPV感染後到發展成子宮頸癌，需要10～20年，甚至更長時間，所以，已無性生活或停經以後，仍須定期做抹片檢查。

④月經期間或是產後仍有惡露時不適合做抹片檢查，最適合檢查的時間是在每次月經週期結束後至下次排卵期之前。

⑤在進行檢查前48小時，不要刻意的清洗陰道，也不要使用陰道塞劑或棉條類的東西，並且要避免性行爲，這兩天也儘量使用淋浴的方式，避免盆浴。

⑥檢查之後一兩天內，陰道可能會出現少量的出血現象，這是正常的，先不必緊張，如果出現大量的出血或是出血不止，則需要回診。

◎多久需做一次檢查？

初次性行爲之後3年開始檢查，1年做1次，若連續3次抹片正常，每2～3年做1次即可。性伴侶較多的女性，應該每年做1次。

◎子宮頸抹片檢查結果及後續檢查

若是抹片有問題便要藉由下列的方式來進一步診斷：

①陰道鏡檢查：利用四十倍的顯微鏡，在特殊的光源下詳細檢查子宮頸。將可疑的病灶切片，進一步檢查。

②圓錐形切除術：子宮頸及子宮頸周圍切出圓錐形的組織，再

結果	後續檢查
1.正常	定期抹片檢查
2.意義未明的非典型細胞變化	3～6個月後再做抹片檢查
3.輕度癌前病變	3～6個月後再做抹片檢查
4.重度癌前病變	陰道鏡檢查，切片／錐形切除
5.侵襲癌	

送去病理化驗室做檢查以確定有無病變。

③擴張刮除術：將子宮頸擴張後，伸入刮杓以刮取子宮內膜和子宮頸的組織以供檢查。

④電腦斷層掃瞄（CT）及核磁共振（MRI）、正子放射斷層攝影（PET）：當確定是子宮頸癌後，需做電腦斷層掃瞄（CT、磁共振（MRI）、或PET以了解子宮頸癌是否有擴散。

⑤其他相關檢查：包括血液、尿液測試及胸部X光等。

3種治療方式

癌症的治療越早，癌細胞的轉移機會越小，子宮頸癌治療的

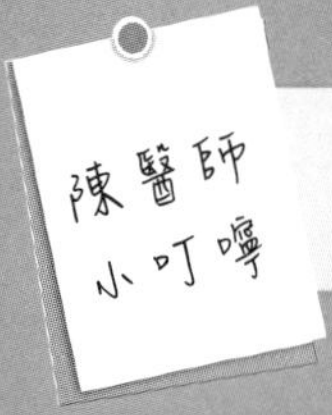

一年一次免費做抹片檢查！

全民健保提供30歲以上婦女，每年一次免費子宮頸抹片檢查。

＊受檢時，請攜帶身分證及健保卡。

＊請赴各地衛生所、健保特特約診所或醫院受檢。

方式包括：外科手術切除、放射線治療及化學治療三種方法。

應依照病患的年齡、身體健康狀況，以及腫瘤的大小來考慮最好的治療方式。

1 手術

適用於早期子宮頸癌的病人，只要病患的一般身體狀況良好而無其他合併症時，大都可以藉由手術來加以治療。

2 放射線治療

利用雷射、鈷六十等放射線對腫瘤細胞加以破壞，適用於早期、晚期子宮頸癌病患，對於早期的子宮頸癌，可以合併手術方式加強治療效果。

但如果病患年齡太大，或合併有其他的併發症存在，不適合開刀，或屬晚期的癌症病患，則宜選擇放射線治療。

3 化學療法

使用藥物治療，來促使癌細胞萎縮消失。已有癌細胞轉移而無法做手術或放射線療法的病患，可以考慮此種療法。

陳醫師小叮嚀

子宮頸癌疫苗

子宮頸癌的發生主要是因為感染人類乳突病毒所致，現在也有人類乳突病毒疫苗（HPV疫苗）問世，對於防治子宮頸癌是一大利器。建議9歲～26歲的女性都可以接種HPV疫苗，可以預防人類乳突病毒感染。

♥ 中醫觀點與調理

子宮頸癌屬於中醫的「癥瘕」、「積聚」、「石瘕」等範圍。中醫認為，子宮頸癌的病因主要是因為早婚多產、不節房事、腎陰虧損、精血不足等，以致衝任失養，加上感受熱邪，久遏成毒，溼毒下注所造成。

對於子宮頸癌若是早期發現，通常治癒率很高。中醫主要處於輔助的角色，中醫治療與手術、放療或化療相結合，可以提高腫瘤細胞的敏感性，以加強化療及放療的效果，提升癌症治癒率；同時對於預防與減少放療、化療的副作用，臨床上亦達到很好的成效。

初期子宮頸癌的中醫調理

初期子宮頸癌，多可藉由手術合併化學治療及放射線治療加以處理，對於這樣的病患，中醫則可針對手術之後氣血耗傷，以及化學治療、放射線治療所造成的副作用，來加以調養，並可以酌量加入清熱解毒、抗腫瘤的中藥，來預防腫瘤復發。

◎手術後氣血耗傷

初期的子宮頸癌若能早期發現，手術治療的治癒率相當高。一般手術所切除的範圍，會依病灶侵犯的程度來決定，手術完之後，中醫認為容易因手術及疾病的過程造成機體的氣血耗傷，所以在術後的調理，多著重於補氣養血酌加抗腫瘤的藥物，來幫助身體機能提早恢復，增強病患的抵抗力，進而避免腫瘤的復發。補氣養血藥物如：黨參、茯苓、黃耆、枸杞、當歸、熟地等，抗腫瘤的藥物如：白花蛇舌草、半支蓮等。

◎放射線治療副作用

目前一些研究顯示，中藥在放射線治療過程中，具有保護黏膜細胞的作用，也可以增強細胞對放射線的敏感性。對於放射線治療後局部的組織所受到放射線的傷害，如放射線直腸炎或是膀胱炎，也可以藉由中藥來緩解不舒服症狀。

活血化瘀中藥	桃仁、紅花、丹參、赤芍等；研究顯示具有增強腫瘤細胞對於放射線治療的敏感性，可斟酌適量用在放射線治療的同時，但凝血功能較差的病患則需慎用
養陰生津中藥	麥冬、天冬、生地、玄參等；被認為對於放射線治療所造成黏膜細胞的破壞則具有保護作用，一般在放射線治療之前或療程中皆可輔助使用
其他中藥	放射線治療後，腸道及泌尿道系統的正常組織容易受到放射線傷害，造成放射線腸炎出現腹瀉、便血、腹痛等症狀；或是放射線膀胱炎出現頻尿、尿血、排尿灼熱感等症狀。這些中醫認為是溼熱下注所引起，可以藉由中藥來減輕症狀，如：葛根、黃芩、黃連、生地、滑石、萹蓄、木通、淡竹葉、甘草梢等

◎化學治療的副作用

進行化學治療後，患者容易有低熱、盜汗、噁心、胃口差、反胃、掉髮、易疲倦、白血球降低等症狀，病患除要多休息外，可在中醫師的處方指示下，服用補氣、清虛熱、滋陰補氣的藥物。

補脾健胃中藥	黨參、白朮、茯苓、砂仁、半夏、陳皮、雞內金等；化學治療後，腸胃道的黏膜組織極容易受到傷害，進而出現腸胃道症狀，如：噁心、胃口差、反胃，可藉由中藥補脾健胃的藥物來進一步調理
幫助造血中藥	黨參、黃耆、熟地、雞血藤、白朮等；化學治療後容易造成骨髓抑制而使的造血功能不良，出現白血球降低、貧血等症狀，這時可藉由中藥的溫腎健脾、補氣養血的藥物來恢復功能。

末期子宮頸癌的調理

末期腫瘤無法以手術切除方式加以治療，也可能併發多處轉移，中藥治療的主要目的則在減緩病患不舒服的症狀，以期改善病患的生活品質。

晚期的病患因癌細胞發展迅速，人體正氣耗傷許多，病患容易出現脾腎陽虛的現象，如：精神疲憊、怕冷、白帶量多、胃口差、骨節疼痛、大便溏薄等現象，可藉由溫腎健脾的中藥來改善病患虛弱的身體狀況，如：黨參、茯苓、淮山藥、薏苡仁、白扁豆、白朮、蓮子、山茱萸、茯苓。

調養藥膳

＊山楂開胃粥

材料 山楂3錢、鮮山藥20克、紅棗20粒、白米1量杯、排骨20克、胡蘿蔔半條

作法
1. 山楂以冷水洗淨，用600cc水煎煮，大火滾開後轉小火約10分鐘，取藥汁備用。
2. 排骨汆燙去血水，撈起備用；將米洗淨，加入山藥切片、紅棗、排骨、藥汁、蘿蔔絲及適量水熬成粥。

功效 山楂含有枸橼酸、維生素C、及B2，能增加胃液之分泌，幫助消化，可以改善化療病人食慾不佳、噁心嘔吐之現象，但注意胃酸過多者宜少服。

＊麥冬燉木耳

材料 麥門冬5錢、木耳30克、冰糖少許

作法
1. 將麥門冬洗淨，加入1000cc水，大火滾開後轉小火約10分鐘，取藥汁備用。

2. 將木耳洗淨切碎，加入藥汁及少許冰糖，放入電鍋中，外鍋加1杯水，燉煮後即可食用。

功效 麥冬、木耳具有養陰的功效，可以保護放化療後所引起的黏膜組織損傷。

＊參耆增強免疫粥

材料 黨參4錢、黃耆4錢、新鮮山藥50公克、米1量杯

作法 1. 藥材以冷水洗淨，用1000cc水煎煮，大火滾開後轉小火約15分鐘，取藥汁備用。

2. 將米洗淨，加入山藥切片、適量水及藥汁熬粥。

功效 具有補肺健脾作用，可增強免疫力，促進骨髓造血功能，對於化療後骨髓抑制的病患，具有提升血球的作用。

＊銀花生地飲

材料 金銀花3錢、生地3錢、白茅根3錢

作法 將藥材以冷水洗淨，用1000cc水大火滾開後，轉小火煮約15分鐘，即可飲用。

功效 涼血清熱，可用於放射線治療後所引發的膀胱炎。

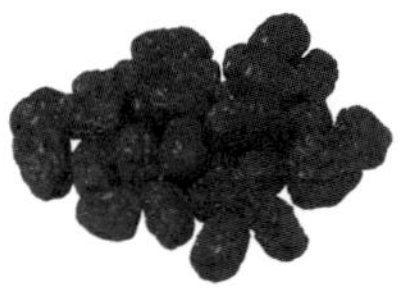

3-6 子宮內膜癌

♥不容忽視的子宮內膜癌

在臺灣子宮內膜癌與子宮頸癌發生之比例是1：16，而在歐美國家，卻是常見的癌症。

近年來，由於國人飲食習慣有所改變，子宮內膜癌有增加的趨向。子宮內膜癌好發在更年期或停經後的婦女，平均年齡約為53歲，60％的病例會發生在50歲之後，但仍有15％發生在40歲以前。

子宮內膜癌的危險因子

①肥胖：體重若超過理想體重8～20公斤者，會比正常範圍體重的人罹患子宮內膜癌的機率高出3倍；超重20公斤以上，則更高出10倍。

②糖尿病。

③高血壓。

④停經較晚的婦女。

⑤更年期荷爾蒙治療，單一使用動情素未合併黃體素。

⑥完全沒有懷孕或是生育過的婦女。

⑦多囊卵巢症候群。

⑧乳癌患者服用Tamoxifen亦比較容易患子宮內膜癌。

會有哪些症狀？

①陰道出血：90％子宮內膜癌患者有異常陰道出血現象；5％無症狀。

停經前異常出血、經量異常多有大量血塊。

或是更年期及停經後之出血，尤其是沒有使用任何荷爾蒙之情況下。

若有陰道出血應立即查其原因，有10％之婦女在停經後出血是子宮內膜癌。

②帶有血絲以及異味的內分泌物

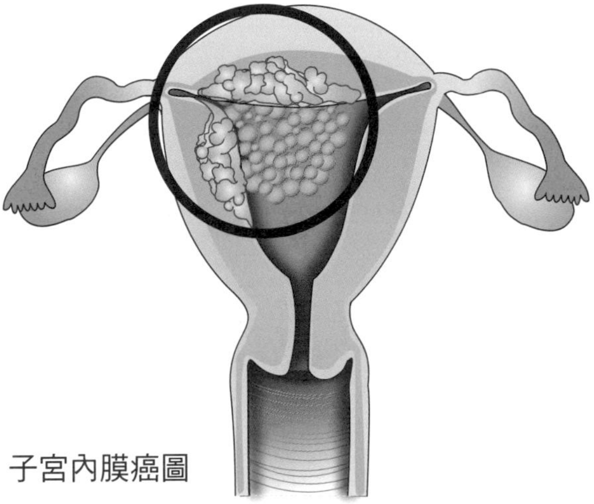
子宮內膜癌圖

增多。

③腹痛、子宮腔積膿、子宮腔積血、貧血等。

會採行的診斷方法

1細胞學檢查

子宮內膜癌採用一般子宮頸細胞抹片檢查的陽性率約35～80％。

2分段刮取術（fractional D&C）

藉由器具括除子宮內膜細胞加以近一步檢查，可達90～98％之正確診斷，是目前臨床上診斷的主要方法。

3子宮腔鏡（hysteroscopy）

使用內視鏡可以直接觀察子宮腔的病變，對子宮內膜癌的診斷率高達98％。

4超音波或其他影像檢查

以超音波來測量子宮內膜厚度，可提高子宮內膜病變的診斷率。也可藉由電腦斷層掃描或核磁共振（MRI）來檢查內膜癌對於子宮壁的侵襲深度及疾病擴散的診斷。

5血清中CA125之檢測

若增加太多顯示已轉移到子宮體外，可做將來手術治療之參考。

可以採行的治療方式

1單純手術治療

早期病灶以手術爲主，手術包括全子宮切除、骨盆腔淋巴、主動脈旁淋巴切除及細胞學檢查。

2 射線治療

手術後病理標本顯示，如果腫瘤超過二分之一子宮體，需追加放射線治療。

3 化學治療

如屬晚期病灶則以化學藥物治療，但臨床上效果不佳。

4 荷爾蒙治療（黃體素）

多數子宮內膜癌的發生和女性荷爾蒙的刺激有關，長期未受黃體素拮抗的雌性素作用誘發子宮內膜癌的報告相當普遍，所以黃體素可以治療分化良好的內膜症。

中醫觀點與調理

子宮內膜癌和子宮頸癌一樣皆屬於中醫的「癥瘕」、「積聚」、「石瘕」等範圍，對於中醫的辨證與治療，可參考「子宮頸癌」篇（P197）。

3-7 卵巢腫瘤

意外的訪客——卵巢腫瘤

許多婦女會在例行的超音波檢查中，意外發現卵巢長了腫瘤，卵巢腫瘤聽起來似乎很可怕，其實尚未邁入更年期的女性中，有九成以上的卵巢腫瘤是良性的。就算是過了更年期的女性，也有七成以上的良性機率。但是即使如此，我們依然不能忽略惡性腫瘤也就是卵巢癌的可能性，以下將分別介紹幾種常見的卵巢腫瘤。

生理性卵巢囊腫

生理性的卵巢囊腫占了所有卵巢腫瘤的80%。常見的如濾泡性囊腫、黃體性囊腫等。正常的情況下，卵巢在每次月經週期會有一個濾泡成熟進而釋出卵子，排卵後，濾泡形成黃體，分泌黃體激素。如果成熟的濾泡卵子沒有排出，便可能會出現兩公分以上的水瘤，或者有時黃體太過膨脹，也會在卵巢上形成黃體瘤，這樣的情形，往往會出現月經遲來的表現。生理性卵巢囊腫偶爾會造成輕微腹痛，對身體大多都沒有傷害性，通常不需要手術治療，在三次月經週期內，一般會自行消失。但是極少數的情況下可能會造成卵巢扭轉，引起劇烈腹痛，這時則可能需要接受手術治療。

良性病理性卵巢囊腫

良性病理性囊腫占所有卵巢腫瘤的6%。依據病理可細分爲漿液性囊腫、黏液性囊腫、子宮內膜異位瘤、畸胎瘤等。這些腫瘤並不會擴散及侵犯到其他器官，通常不會自行消失，也可能緩慢變大。這些良性腫瘤轉換成惡性的機會很低，但仍須注意定期追蹤。如果腫瘤對附近器官造成壓迫，或是造成囊腫破裂出血

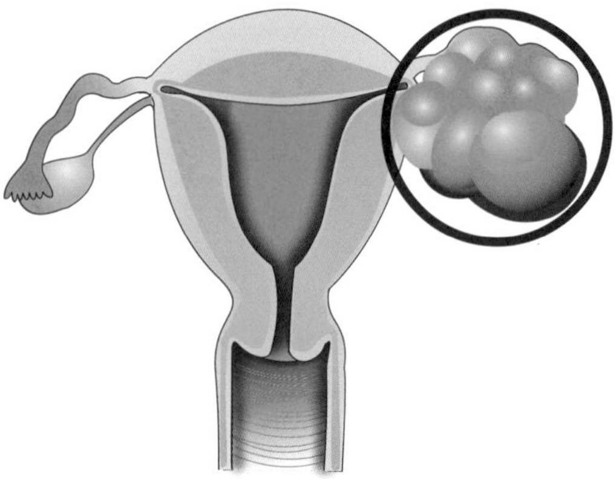

卵巢癌圖

或卵巢扭轉時，則須考慮手術治療。

1 黏液性囊腫

充滿黏稠性液體的囊腫，好發在更年期的婦女，囊腫有時會長的很大，如同懷孕一般。

2 漿液性囊腫

這是卵巢腫瘤中最常見的種類，囊腫中充滿水性透明的黃褐色液體。

3 子宮內膜異位瘤

子宮內膜異位組織積存在卵巢內，形成如咖啡色黏稠狀囊腫，俗稱巧克力囊腫。這種腫瘤雖屬良性，但會造成女性經痛、經血過多、不孕等症狀，所以症狀嚴重者仍需要進一步治療。

4 畸胎瘤

在卵巢生長出毛髮、骨頭、牙齒、皮膚、神經成分的腫瘤，形成原因是胚胎細胞跑到卵巢，分化成各種胚層，同時形成各種組織。

畸胎瘤在未進入更年期的女性身上最常見，多為良性，約少於千分之一的機會是惡性，但卻是最容易造成卵巢扭轉的腫瘤。

良性病理性腫瘤在臨床診斷上有時不容易與卵巢癌區分，這時可能必須仰賴手術後的病理檢查來確診。

如果有以下的情形，懷疑是惡性卵巢癌，應該儘快考慮接受手術，以免延誤治療的時機。

①超音波顯現：卵巢腫瘤超過8

公分；實心的卵巢腫瘤；非單一囊腫，而呈多囊性且有實心部分；卵巢周遭有沾黏，或是明顯的腹水；腫瘤內部血管阻力明顯偏低。

②血中CA125偏高。

③停經後的婦女，因爲卵巢已呈休止狀態，若此時發現有腫瘤出現，則需小心是惡性腫瘤。

惡性病理性卵巢囊腫

占所有卵巢腫瘤的2%，也就是所謂的卵巢癌。

卵巢癌的好發年齡，小自7～8歲常見的生殖細胞癌，老到70～80歲常見的上皮細胞癌，尤其是停經前後的婦女最容易發生。

卵巢癌的死亡率是婦科癌症中最高的。

主要是因爲卵巢位於骨盆腔內，腫瘤並不容易發現，當觸摸到腹部腫塊時，大部分已是卵巢癌末期轉移的病灶了，因此預後大多不佳。

◎爲什麼會得卵巢癌？

卵巢癌確切的致病原因迄今仍不明白。研究顯示卵巢癌的發生有家族遺傳傾向，例如媽媽、姐妹、阿姨等曾罹患卵巢癌或乳癌者，被認爲是高危險群。

而肥胖、糖尿病、有抽菸習慣者、動物性脂肪攝取過量的人，也發現罹癌的機率較高；也有統計指出從未懷孕生產者，罹癌比例也稍微增加。

另外，環境的污染也被認爲是卵巢癌致病原因之一，高度工業化國家，其發生率多在十萬分之十以上，因此物理或化學物質的污染極可能與其相關，尤其是石棉和重金屬及環境荷爾蒙的污染。

◎有哪些症狀？

大部分的卵巢腫瘤，不論是良性或惡性，初期均無特殊明顯的徵兆，等腫瘤大到相當程度，壓迫到鄰近器官或是出現腹水，才有臨床症狀出現。

卵巢癌的早期症狀包括：腹脹痛、胃腸不適及排尿困難等類似胃腸疾病的徵兆，約有三分之一的卵巢癌患者會有不正常的陰道出血，或停經後出血。

因爲臨床的表現不明顯，卵巢癌的早期診斷率僅占30％；大部分患者被發現時，癌瘤已由骨盆腔蔓延到腹腔，而使治療效果降低。

◎可以採行的治療方法

卵巢癌的治療包括手術、化學治療與放射治療，其中手術是最主要也是治療效果最佳的模式，通常較晚期的病灶，手術無法完全切除，會合併使用化學治療。

1手術：

對於卵巢癌的病人，通常需要切除雙側卵巢、輸卵管，而病情若較嚴重，則連子宮與淋巴腺也必須全部切除。

但若能在初期便發現癌細胞，對於仍想懷孕的婦女，經醫師評估後，仍可採取只切除單側卵巢的手術方式。

2放射線治療：

利用雷射、鈷六十等放射線對腫瘤細胞加以破壞，適用於早期、晚期卵巢癌病患，對於早期的卵巢癌，可以合併手術方式加強治療效果。

但如果病患年齡太大，或合併有其他的併發症存在，不適合開刀，或屬晚期的癌症病患，則宜選擇放射線治療。

3化學療法：

使用藥物治療，來促使癌細胞萎縮消失。這對於已有癌細胞轉移而無法做手術或放射線療法的病患，可以考慮此種療法。

♥ 中醫觀點與調理

對於卵巢腫瘤的成因，歷代醫學均有論述，主要病機在於：寒凝、氣滯、血瘀。婦人在經前、經期或產後，由於感受風寒，或過食生冷，或素體陽虛，寒從內生，而致寒瘀積於胞宮，日久形成癥瘕。又因為情志不暢或抑鬱，或煩燥易怒，或思慮過度，而致氣滯血瘀，瘀血凝滯於胞脈之中，漸成斯疾。

病因與治療

對於卵巢腫瘤的治療，生理性的卵巢囊腫，如濾泡性囊腫、黃體性囊腫等，並不需要特別治療，一般建議追蹤觀察3個月後即可，大部分會自行消退。至於病理性良性腫瘤，如漿液性及黏液性腫瘤，因爲不會自行消退，可以藉由化痰去瘀、軟堅散結的中藥加以治療，如：桃仁、紅花、茯苓、貝母、夏枯草、半支蓮、莪朮、天南星、昆布、海藻等。而巧克力囊腫則是因爲子宮內膜異位增生所造成的，治療方式則參考「子宮內膜異位」。至於畸胎瘤而言，腫瘤內部甚至於包含牙齒、毛髮等組織，不容易藉由藥物抑制或消除，若畸胎瘤太大或是造成卵巢扭轉，仍建議以手術治療爲主。

對於卵巢癌的治療，早期的卵巢癌仍是以手術合併放化療爲主，但是大多數的卵巢癌發現時，往往已經是屬於末期，則只能選擇化療或支持療法。中醫主要處於輔助的角色，對於手術、放療或化療的病人，可以加強化療及放療的效果，提升癌症治癒率；同時可以預防與減少放療、化療的副作用。末期腫瘤患者無法以手術切除方式治療，也可能併發多處轉移，中藥治療的主要目的則在減緩病患不舒服的症狀，以期改善病患的生活品質（參考P202）。

3-8 子宮下垂

♥什麼是子宮下垂？

玉英當外婆了，看著大女兒所生的小生命，玉英深感欣慰，玉英總共有5個小孩，辛辛苦苦的將兒女拉拔長大，現在終於可以享受天倫之樂。大女兒夫妻倆白天忙於上班，就由玉英來照顧小寶寶。最近玉英發現當她抱小孩時，小腹有明顯的下墜感，陰道口總感覺有東西堵住；咳嗽、打噴嚏時更是有滲尿的情形發生，讓玉英困擾不已。經過檢查之後，醫生告訴玉英，她的子宮有輕度脫垂現象。

子宮脫垂，是指骨盆腔內固定子宮的韌帶肌膜鬆弛，造成子宮下垂，甚至掉到陰道外，其實不只子宮會產生脫垂現象，骨盆腔內的其他器官，也可能因為韌帶鬆弛而造成下垂，包含膀胱下垂、直腸下垂等等。

為什麼會子宮脫垂？

①自然生產的婦女在生產過程當中，因爲腹壓增加造成支持子宮的韌帶及肌肉鬆弛，使子宮脫垂。

②慢性的咳嗽、便秘、氣喘、肥胖、久站或常提重物等，所導致的腹腔壓力增加等，都可能將子宮往下方推擠。

③停經之後陰道也因爲荷爾蒙的缺乏而鬆弛，進而增加子宮下垂的機率。

④先天性的骨盆結構鬆弛。

有哪些症狀？

子宮脫垂的症狀通常因下墜的程度而有所不同。

初期通常小腹會有明顯的下墜感，子宮下墜的感覺常常是時好時壞，有時感覺到子宮下墜嚴重，有時又好像縮回去了。

當腹部壓力較大（咳嗽、提重物、運動時），下墜程度便較嚴重，平躺休息時，往往會往內縮回去。

有時會有應力性尿失禁，例如在咳嗽、打噴嚏時會造成尿失禁，甚至頻尿、急尿症狀。

當脫垂情況漸漸嚴重後，則開始出現解尿困難、反覆性尿道感染，甚至尿液堆積，解不出尿來等症狀。

可以採行的治療方法

輕度到中度或身體狀況無法接受手術治療的子宮脫垂患者，可藉由凱格爾運動、子宮托或接受藥物治療來改善症狀或預防其惡化；症狀較爲嚴重時則考慮手術，包括：施行骨盆重整手術，將脫垂的器官固定回到骨盆腔內原來的位置，同時也包括經陰道的子宮摘除。

至於手術治療，則須視患者的年齡、下垂的程度、日後生育情況等，做不同方式的處置。

要如何預防？

①避免長時間站立、下蹲及屛氣等增加腹壓的動作。

②生產時注意避免用力過猛；產後多臥床休息，避免過早活動及過度勞累。多做陰道收縮運動，使陰道回覆彈性。

③保持大小便的通暢。

④平時可多藉由膝胸臥式或凱格爾運動，來調整子宮位置及增加骨盆腔肌肉的力量，以減少子宮下垂的機會。

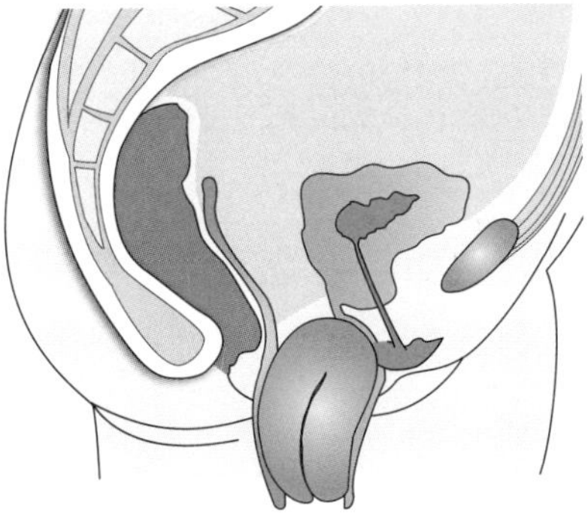

子宮下垂圖
圖中子宮已下垂至陰道

♥ 中醫觀點與調理

子宮脫垂在中醫稱之為「陰挺」、「陰菌」、「陰脫」等，多是因為分娩時用力太過、產後沒有適當休息、過早搬提重物或腹部過度使力，造成氣虛、中氣下陷而使子宮下垂於陰道口。治療上需要用補氣的藥材來幫助子宮升提，補氣中藥如：黃耆、黨參、白朮、升麻、柴胡等，方劑如補中益氣湯等，對於輕度子宮脫垂的患者可以有很好的改善效果。

調養藥膳

＊龍眼紫米粥

材料 龍眼100公克、碎核桃30公克、紫米150公克、冰糖適量

作法 將紫米洗淨，浸泡1小時，加適量的水熬煮成糯米粥，將熟時放入龍眼肉、碎核桃及冰糖，即可服食。

功效 益心脾、補氣血、補腎益精、安眠安神等功效，適用於子宮下垂、壓力性尿失禁、容易腰痛腳痠等患者，而陽盛體質者則不宜服食。

＊補中益氣茶

材料 黨參3錢、白朮3錢、黃耆3錢、當歸2錢、柴胡3錢、陳皮1錢、升麻、甘草各1錢

作法 將藥材放入紗袋中，加水1000cc以大火煮開，轉小火再煮20分鐘，代茶飲用。

功效 補脾調胃，升陽益氣。

3-9 不孕症

♥什麼是不孕？

結婚後，每週維持2～3次的正常的性行為，且沒有採取任何避孕的措施，超過一年以上，仍然沒有懷孕的跡象，稱之為不孕症。目前在臺灣不孕症的人口約占15％，大約有30～35萬不孕症夫妻。

子宮卵巢功能最佳的狀態是在21～25歲之間，這段時間也是女性朋友最容易受孕的年齡層，每次月經週期懷孕機會為15％～20％左右，隨著婦女年齡的增加，受孕的機率會逐年下降；25～30歲未避孕的婦女，六個月內受孕的機率是65％，30歲～35歲是35％，35～40歲是25％，40歲以上則下降至20％。

高齡婦女不只是受孕率減少，流產的機率也相對增加，這可能是因為卵子品質較差，而先生隨著年齡的增加，其精蟲的品質也會比較不好，容易產生胎兒染色體異常的原因。因此考慮生兒育女的朋友，應儘量避免晚婚，以免造成受孕率降低或甚至於不孕，帶來多方面的困擾。

哪些原因造成的？

造成不孕症的因素，女性因素約占30％，男性因素也可高達30％，而雙方都有問題的占20％，免疫因素占10％，以及不明原因占10％。

◎女性不孕症的原因

1子宮引起的問題

①子宮腫瘤：以子宮肌瘤和子宮腺肌瘤最常見，會影響胚胎的著床及容易造成流產的機會。

②子宮先天性異常：如雙角子宮、單角子宮、雙子宮或子宮中隔等，容易造成習慣性流產。子宮頸狹窄或閉鎖，也會影響受孕機率。

③子宮內膜沾黏：子宮內膜發炎

或曾經做過子宮內膜刮除術的病人，子宮內膜容易沾黏，影響胚胎著床。

④子宮內膜異位症：內膜異位組織會釋放發炎的化學物質，並且也容易造成沾黏，進而影響受精卵著床。

2 卵巢及性荷爾蒙引起的問題

①排卵功能不佳：卵巢過早衰竭或是下視丘、腦下垂體、卵巢這一系列的生殖荷爾蒙出問題，造成排卵功能不佳，引起不孕症的現象，臨床上的表現多爲月經不規則或無月經。

②多囊性卵巢症：因體內荷爾蒙失調，造成卵巢濾泡無法成熟，影響排卵，臨床表現爲月經稀少或無月經、肥胖、多毛等症狀。

③卵巢腫瘤：分爲良性腫瘤與惡性腫瘤，會阻礙正常的排卵功能。

④卵巢黃體功能不佳：排卵之後，卵巢內會形成黃體，黃體所分泌的黃體素對於受精卵著床有很大的影響，卵巢黃體功能不佳的病患，由於黃體激素的缺乏，會影響胚胎在子宮內膜的著床。

3 其他內分泌引起的問題

①泌乳激素過高症：腦下垂體腺瘤，甲狀腺機能不足，服用抗高血壓藥物或服用避孕藥物等，造成泌乳激素過高症，而間接影響卵巢功能，引起無月經及不孕等症狀。

②雄性激素過高症：會造成卵巢排卵功能障礙，月經不規則，多毛症和男性化的生理特徵，導致不易受孕。

4 骨盆腔引起的問題

曾經做過腹腔手術、先天性異常、骨盆腔感染，以及子宮內膜異位症者，都可能造成輸卵管阻塞沾黏或骨盆腔沾黏，這些都會影響受孕的機會。

5 其他因素引起的問題

①婦女年齡年齡過高：特別是超過35歲以上，則卵子的品質愈差，胚胎染色體異常比例增

加，都是不孕的主要因素之一。

②體重過重或過瘦：容易造成荷爾蒙不協調，導致卵巢機能不良，不容易受孕。

③生活壓力太大：可能影響荷爾蒙分泌失調，造成排卵障礙，引起不孕症的發生。

◎男性不孕症的原因

①無精症或精子減少：精液中完全沒有精子或精子濃度少於每CC兩千萬隻。

②精子活動力不良：活動分類屬Grade2+Grade3的精子少於50％或Grade3的精子少於25％。

③畸形精子：正常形態之精子小於30％。

◎免疫因素

①抗精蟲抗體：先生體內出現抗精蟲抗體，這種抗體會影響精子的活動性及精子卵子的受精率，可能與精索靜脈曲張、輸精管阻塞及基因遺傳等因素有關，而女性身上也同樣會出現精蟲抗體。

②抗卵子抗體：這種抗卵子抗體會影響卵子的發育，對受精卵及胚胎的發展過程也會造成傷害，自然不易著床受孕。

不孕症的檢查項目

1精液檢查

先生禁慾3至5天，以手淫或是性交中斷法取出精液，1個小時以內送到實驗室接受檢查。檢查精蟲的CC數、精蟲的數量、精蟲的活動性、精蟲的正常形態比例、精液內是否含有白血球，以及精蟲是否有凝集現象等。

2同房試驗

接近排卵日的前一天晚上夫妻同房，約在12小時後到醫院門診，接受子宮頸黏液的檢查，觀察子宮頸黏液中的精蟲數量、精蟲活動性與形態，並且檢測子宮頸黏液的CC數、黏稠性、延展性、羊齒葉狀的結晶狀況，以及子宮頸黏液內是否含有白血球、上皮細胞、細菌或其他微生物的

正常精液指標

容量（volume）	>= 2 ml
酸鹼度（pH）	7.2-8.0
濃度（concentration）	>= 20 x 10^6 /ml
全部精子數（total sperm count）	>= 40 x 10^6 /ejaculation
活動力（motility）*	Gr 2,3 >= 50%; Gr 3 >=25%
形態（morphology）	>= 30%
生命力（vitality）活的精子	>= 75%
白血球（WBC）	< 1 x 10^6 /ml
免疫念珠試驗（Immunobead test）	附有顆粒的精子 < 20%
混合抗球蛋白反應（MAR test）附有顆粒的精子	< 10%

精子活動力分類（Forward progression）	
Grade 0 不活動	Grade 1 原地活動不前進
Grade 2 緩慢前進	Grade 3 快速前進

感染，稱爲「同房試驗」。

3基礎體溫測量

藉由基礎體溫記錄，來初步判斷卵巢功能以及排卵狀況。

4陰道超音波檢查

藉由陰道超音波檢查，可以診斷出子宮肌瘤、子宮腺瘤、子宮膜息肉、多囊性卵巢、巧克力囊腫、卵巢腫瘤等，而且可以了解卵巢內濾泡的大小，濾泡的成熟狀況，進一步推算出排卵日期。

5子宮輸卵管攝影

從子宮頸口注入攝影劑，再從腹部做X光攝影，觀察子宮腔或輸卵管的狀況，可以清楚的看出輸卵管是否暢通，稱爲子宮輸卵管攝影，可藉由此項檢查來了解子宮卵巢是否有沾黏。最好安排在月經完全結束後至排卵日之前，接受此項檢查。

6腹腔鏡檢查

對於子宮內膜異位症和骨盆腔沾黏的病患，視其情況有時候必須以腹腔鏡檢查，來進一步確立診斷並可以同時加以治療。

7披衣菌DNA檢測

採取子宮頸分泌物做披衣菌檢測，披衣菌是造成骨盆腔發炎最常見的細菌，而且很容易造成輸卵管阻塞，一旦發現有披衣菌感染，必須接受7至14天的抗生素治療。

8血液檢查

①腫瘤標記CA125檢查：嚴重的子宮內膜異位症會造成CA125的上升（>35），抽血時間要避開月經期。

②泌乳激素Prolactin：泌乳激素過高會造成排卵功能異常，如果泌乳激素濃度超過20，同時伴隨月經不規則，就必須接受治療。

③抗磷脂抗體（APA）：血中APA抗體呈現陽性時，會影響受精卵著床，使得懷孕率下降且流產率上升。可以服用低劑量aspirin加以治療。

④卵巢功能檢查：在月經第三天抽血檢查濾泡刺激激素（FSH），雌激素（E2），可以知道卵巢功能是否正常。

人工生殖技術──人工授精（Intrauterine Insemination）

女性在經適當誘導排卵後（包括口服排卵藥、注射排卵針、破卵針），於排卵當天，先將精蟲經過洗滌、分離、濃縮後，挑選較具高活動力的精蟲，由醫生以注射器送入子宮腔內。

◎適合人工授精的對象

①男性因素：精液分析異常（精蟲數目少、活動力差但情況不嚴重）、具抗精蟲抗體反應、

逆行性射精。

②女性因素：子宮內膜異位症、子宮頸功能不良（如子宮頸黏液有抗精蟲抗體、或功能不良）、陰道痙攣、排卵障礙

③不明原因的不孕。

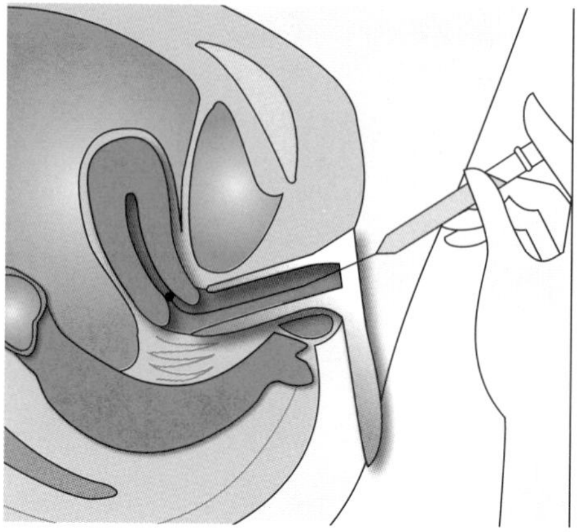

人工受精圖

人工授精的步驟

門診（諮詢基本資料，初步之療程檢查）→ 月經週期第2或3天投予誘導排卵藥或排卵針

↓

約在第14天抽血測E2、LH值及超音波掃描濾泡成長情形

↓

注射破卵針（HCG）誘發特定時間排卵

↓

排卵日先生之精液收集送至實驗室篩選，洗滌濃縮，再由醫生以注射器將精子送入子宮腔

↓

黃體素補充約10天 → 14天後，追蹤檢查是否受孕

人工授精（AIH）

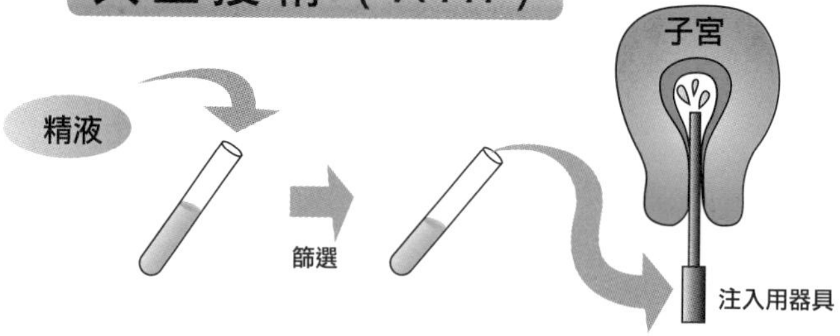

人工受精流程圖

◎要注意的事項

人工授精的過程如一般內診一樣，術後只需平躺30分鐘即可回家。術後下床時陰道會有少量液體及血絲流出來，這是正常現象不必擔心。日常工作只要不是粗重的都可照常進行，飲食亦無特殊禁忌。

◎成功機率

人工受孕的懷孕率會因每對夫妻的條件不同而有不同，平均一次人工受孕的懷孕率約20～30%，累積四次的懷孕率可達80～90%。

◎有哪些副作用？

①多胞胎。

②卵巢過度刺激症：會有卵巢腫脹、腹脹、腹痛、腹水、呼吸困難、小便減少等症候。一般此現象會在打破卵針之後數天慢慢發生；若未懷孕則症狀會在月經過後消失，若有懷孕則症狀會持續一段時間。當有此症狀發生時，必須減少活動、減少水分及鹽分的攝取，並儘快與醫師連絡。

人工生殖技術～試管嬰兒（In Vitro Fertilization）

屬於體外授精的方式，它是以陰道超音波導引下採取卵子，將卵子篩選出來，放置到培養皿內。而先生的精液經過洗滌篩選處理後，加入培養皿內，經過2～5天的培養，受精卵發育成爲成熟的胚胎，再將胚胎取出，經由陰道、子宮頸將胚胎植入輸卵管或子宮腔內。

◎適合做試管嬰兒的對象

①輸卵管阻塞。

②排卵異常。

③子宮內膜異位症。

④精液分析異常。

⑤多次人工授精失敗。

⑥不明原因的不孕。

⑦年齡超過37歲以上之婦女。

◎試管嬰兒的流程

如下頁圖說

◎成功機率

每個月經週期的治療成功率30％左右，成功率與年齡很有關係，30歲以前較易成功，40歲以上則明顯降低。

◎有哪些副作用？

①取卵之併發症：出血、感染、膀胱穿刺、腸穿刺等。

②多胞胎。

③卵巢過度刺激症。

試管嬰兒步驟

門診（諮詢基本資料，初步之療程檢查）→ 月經週期第2或3天開始注射排卵針

↓

約在第14天抽血測E2、LH值及超音波掃描濾泡成長情形

↓

注射破卵針（HCG）誘發特定時間排卵，決定取卵日

↓

取卵日時由陰道超音波導引下施行採卵，先生之精液也送至實驗室篩選，洗滌濃縮，將卵子與精蟲至入培養皿中進行體外受精

↓

胚胎培養2～5天後植入子宮內 → 黃體素補充約10天 → 14天後，追蹤檢查是否受孕

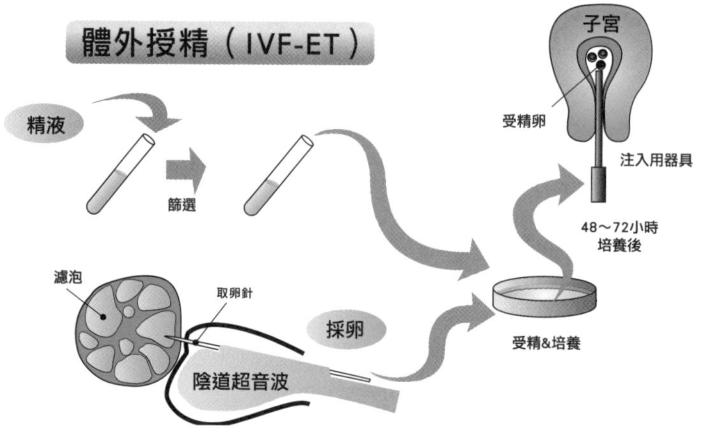

試管嬰兒流程圖

♥ 中醫觀點與調理

不孕症，中醫學稱之「全不產」、「無子」、「斷緒」等。中醫認為不孕的主因是：先天不足、腎氣虛弱、沖任失調、寒凝血瘀、氣血損傷；其次是內傷七情而使肝氣鬱結、瘀血停積、陰陽氣血失調，致使月經紊亂而影響受孕。所以腎氣虛弱、氣滯血瘀是不孕症最重要的原因。中醫強調：「求子之道，首先調經」，月經的順暢與否與女子的生殖功能有相當大的關係。

辨證治療

近年來隨著現代醫學診斷技術的發展，中醫治療本症在辨証與辨病結合及中藥人工週期療法等方面都有重要進展。經實驗證實腎虛與內分泌功能失調有關。依中醫理論分析，腎主生殖內分泌功能的調節，濾泡期溫度偏低容易腎陰不足，故此階段必需給與滋養腎陰的藥，以促進卵子的發育，黃體期溫度上升，若因黃體期功能不足的現象，則需要陰陽雙補，以改善黃體機能，提供受精卵良好的著床條件，此爲中醫人工週期調經法。

1 腎虛

月經後期或正常、量少色淡、面色晦暗、精神疲倦、腰膝痠軟；或頭暈耳鳴、手足心熱、口渴少飲。臨床上多見爲卵巢功能不足、排卵障礙。「腎虛証」與現代醫學的下視丘——腦下垂體——卵巢此荷爾蒙軸分泌失調關係密切。補腎藥可以改善調節荷爾蒙的分泌。

＊藥物：當歸、白芍、熟地、菟絲子、巴戟天、山萸肉、阿膠、杜仲、桑寄生。

2 肝邪氣滯

精神抑鬱易怒，月經週期不定、量少、色紫暗、經前或經期乳房脹痛或小腹悶脹。臨床上常因壓力過大，生活作息不正常有內分泌失調，或經前症候群。

＊**藥物：**當歸、白芍、茯苓、柴胡、香附、白朮、莪朮、薄荷。

3 痰溼內阻：

形體肥胖、經期延後或閉經、帶下量多質黏稠、疲倦乏力、頭暈心悸、胸悶泛惡、面色蒼白。臨床上內分泌失調與多囊性卵巢症者等多屬此型。

＊**藥物：**蒼朮、白朮、茯苓、香附、當歸、半夏、石菖蒲、膽南星、陳皮。

4 寒凝血瘀

下腹冷痛、經痛或小腹刺痛、月經失調、經行不暢或淋漓不斷、血色紫暗或夾有小血塊、四肢欠溫、畏寒喜暖。臨床上常見輸卵管阻塞沾黏或子宮內膜沾黏。

＊**藥物：**當歸、赤芍、白芍、香附、黨參、生蒲黃、五靈脂、小茴香、紅花、吳茱萸、炮姜、炙甘草。

5 氣血虛弱

月經量少、色淡、週期延長，甚至閉經不孕。

＊**藥物：**黨參、黃耆、當歸、熟地、茯苓、阿膠、白朮、白芍、川芎、甘草。

調養藥膳

＊鮮蝦炒韭菜

材料 鮮蝦250克，鮮嫩韭菜100克、米酒2小匙、醬油1小匙、醋1小匙、薑2～3片

作法 將韭菜洗淨切寸段；鍋中入油燒熱，入蝦快炒，加米酒、醬油、醋、薑等調料，再放入韭菜炒至嫩熟即可。

功效 常食有補虛助陰，對不孕著有輔助治療作用。

Chapter 4

中醫VS.婦科

4-1 陰陽

什麼是陰陽？

日常生活中我們常會看到陰陽出現在各個不同的領域之中，易經中講陰陽，物理界中也有陰陽，武俠小說裡更常提到陰陽，到底什麼是陰陽呢？

一般人聽到「陰陽」這個名詞，往往會覺得是很玄的東西，其實陰陽是一種概念，是一種哲學。陰陽的發展主要是古時候人民在日常生活中，觀察到自然界裡存在著各種互相對立的現象，例如天地、日月、晝夜、男女、內外、動靜等，人們便開始思考這種對立現象，而逐漸發展形成陰陽的哲學思想。陰陽是自然界萬物發展的根源，中醫經典的醫書——《內經・素問・陰陽應象大論》裡便提到：「陰陽者，天地之道也。」

以下列舉一些自然界的現象分屬陰陽的不同：

陽	天	晝	春夏	男	熱	輕	運動	明亮
陰	地	夜	秋冬	女	寒	重	靜止	晦暗

中醫裡也有陰陽嗎？

陰陽學說也應用在中醫的基礎理論上，可以用來解釋人體的組織架構、生理功能及病理變化。人體的氣血、經絡、臟腑也可以用陰陽來區分。

陰可以是指人體實質性的基本物質，例如細胞、體液；陽則是指人體非實質性的身體功能，例如能量。

陰陽並不是處於永遠不變的靜止狀態，而是不斷地進行著互相轉換消長的動態平衡。

大自然界中處處可以看到陰陽之間的消長，例如，地球因爲受到太陽的照射，產生日照的一面及背光的一面，也就形成白天（陽）和夜晚（陰），隨著地球的自轉，日照的一面會漸漸地轉向背光的那一面，由白天轉爲黑夜（陽消陰長），而同時被光的一面則慢慢接受到日照，由黑夜迎向白晝（陰消陽長）。

同樣的，人體也有陰陽消長，例如人體內進行某些功能時所需的能量，必須要消耗一定的營養物質才能產生，這便是「陽長陰消」。

另一方面，人體在合成各種營養物質時，又必須消耗一定的能量，這就是「陰長陽消」。

中醫認爲陰陽互相消長，並維持相對的動態平衡，才能維持人體正常的生理活動，若因爲某些因素的破壞，造成體內陰陽任何一方偏多或偏少，便是「陰陽失調」，陰陽協調則身體健康，陰陽失調則百病叢生。

陰陽失調產生的問題

1 陽盛

身體功能過度亢進，會使得身體不斷地消耗能量來維持亢進的功能，這樣一來便會過度消耗體內的營養物質，這便是陽盛的現象。

臨床的症狀主要表現是精神亢奮、怕熱、臉色發紅、口渴、便秘、大便乾燥、頭痛、失眠、煩燥不安等。

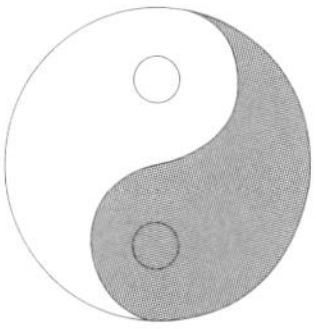
陰陽平衡

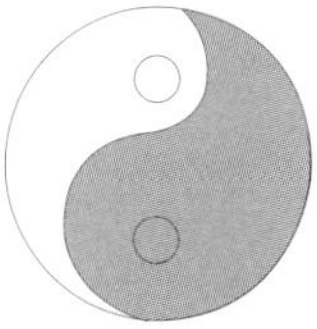
陰盛陽虛

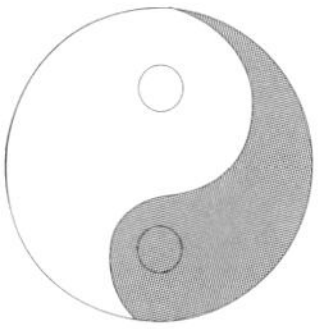
陰虛陽盛

2 陽虛

相反的身體功能衰退，活動力減弱，便是陽虛的表現。

臨床症狀是沒有精神、全身倦怠無力、怕冷、手腳冰冷、小便顏色清淡而量多、大便稀軟不成型等。

3 陰虛

陰虛指的是身體的營養物質不足，也就是陰液不足，陰液的不足，有時是因爲陽盛，也就是身體功能過度亢進而損耗陰液所造成。

然而也可能是身體本身因爲一些因素所造成陰液不足，如營養不良、久病或是失血過多等，臨床症狀會感到口乾舌燥、皮膚乾燥、貧血、內分泌失調、潮熱、手心足心熱等。

4 陰盛

陰盛一般並不是指體內營養物質或體液過剩的意思，臨床上多以病理的角度來看，應該是指陰寒內盛所造成的身體臟腑功能低下，出現陰寒的病狀，例如怕冷、手腳冰冷、大便稀水、水腫等，陰盛與陽虛是一體兩面。

4-2 氣血

什麼是氣血？

中醫非常講究氣血，許多疾病尤其是婦女方面的疾病多可歸因於氣血的失調，那麼到底什麼是氣血？氣血對於人體又有什麼重要性呢？簡單的定義，氣可以說是能量，而血則是幫助能量產生的物質。舉個例子來說，一部車子之所以能運轉，主要是藉由汽油燃燒後產生的動能推動引擎，進而轉動輪軸使車子前進，那麼汽油可以說是相當於這部車子的「血」，而推動引擎的動能便是「氣」。

氣是如何生成，有什麼作用呢？

人體的氣有許多種不同的表現形式，有一種是天生而來，藏在於腎之中，稱爲「元氣」、「精氣」，又稱「先天之氣」。另一種是由肺吸入大自然之氣後積於胸中的「宗氣」，以及由脾胃消化系統所吸收而來的「水穀之氣」，兩者稱爲「後天之氣」。

先天和後天之氣，兩者結合起來，名爲「正氣」，亦稱「眞氣」。

氣具有推動臟腑組織生理功能、推動血液的運行、營養全身組織、抵抗外邪的入侵、產生血液、收攝血液使血液在脈管中流動等等功能。

◎氣的病證

氣如果在身體內的運行出現問題，人體便會產生疾病。

①氣虛：是指氣的來源不足或過度消耗，造成身體各器官功能衰退。氣虛的原因，大多是因爲體質虛弱、久病失調、年老體衰、飲食不調所導致。主要表現爲精神頹靡、稍微活動就喘、說話有氣無力、心悸、頭

暈、倦怠無力、脫肛、子宮下垂等。

②氣鬱氣滯：氣在人體之中應運行無阻，通暢全身，一旦因爲某些因素，例如：精神抑鬱、生氣、壓力或是因爲飲食不注意，造成氣的運行不順暢，均可引起氣鬱氣滯。

主要表現爲胸口常覺得悶脹、兩側肋骨下緣脹痛、腹脹、沒有食欲、便秘等。

③氣逆：若氣在體內的運行出現失調，反其道逆向而行，便會出現氣逆。

氣逆其主要表現爲：咳嗽、呼吸喘急、噁心嘔吐、打嗝、噯氣等。

血的生成及作用

中醫認爲血的生成來源有二，一是食物經脾胃消化吸收後的營養物質，

另一個來源便是「腎」，腎主骨藏精生髓，精髓便是血液的主要來源。人體骨髓中所含的造血細胞是血液中各種細胞（如：紅血球、白血球、血小板）的主要來源。血是營養身體組織和維持人體生命活動的重要物質。

◎血的病證

人體的各器官均須由血液供給營養，才能維持其功能活動。

臨床常見血的病證有：

①血虛：血虛可能是血液總量缺少，或血液中某些成分不足，或血液運行功能不佳。主要原因是失血過多、營養不良、腸胃吸收不佳、思慮過度等所造成。

主要表現爲面色蒼白、眼瞼蒼白、唇色舌色及指甲顏色無血色、眩暈、心悸、血壓偏低、疲倦無力、手腳發麻或經血量少等。

②血瘀：血液的運行如果是受到某些因素的影響，如外傷、氣虛、氣滯等，促使血流在血管內流動不順暢或甚至於滲出血管之外，停滯於體內或局部組織之間，則爲血瘀。

主要表現爲疼痛、腫脹、皮膚

呈紫斑、月經血塊多、舌質紫暗或有瘀血點。

③出血：血液無法在正常的血管中運行而滲出血管之外，其主要表現爲：吐血、咳血、便血、尿血或耳、目、肌膚等處出血、月經過多等。

氣和血的關係

氣屬於陽，血屬於陰，氣和血在生理上有密切關係，所謂「氣爲血之帥，血爲氣之母」。

1氣能生血

攝入的食物經由脾胃所消化吸收，轉化成爲血液中的營養物質，這些過程需藉由能量（氣）的消耗來完成。

2氣能行血

身體內的血須藉由氣的推動才能夠運行於全身，以供應組織營養，這便是所謂「氣行則血行」。

如果氣虛或氣滯，則推動血行的力量減弱，便會使血液的流動無法順暢造成血瘀，稱之爲「氣虛血瘀」、「氣滯血瘀」。

3氣能攝血

血之所以在血管中流動而不會逸出在血管之外，主要倚賴於氣對血的固攝作用，如果氣虛則對於血液的固攝作用減弱，血便會逸出脈管之外，則可導致各種出血病証。

4血為氣母

人體內進行某些功能時所需的能量，是經由消耗一定的營養物質才產生的。

女性的疾病首重氣血，許多疾病如月經不調、子宮內膜異位症、子宮肌瘤等，多因氣血失調，進一步造成氣滯血瘀所引發的，所以女性朋友對於自己的氣血狀態不可不察，如果平時能多注意，便能預防許多疾病的產生。

4-3 經絡

什麼是經絡？

什麼是經絡？相信大多數的人對它的了解多來自武俠小說，任督二脈、六脈神劍等是大家耳熟能詳的，武俠小說中往往對經絡賦予神祕且神奇的生命，然而經絡到底在中醫上具有什麼意義呢？

人是一個完整的有機生命體，在架構上是不可分割的，在功能上是相互協調。人體的各個組織、器官之間，需要靠緊密的連結來完成各種功能及活動，中醫認爲這種聯繫的路徑就是經絡。經絡就像是一個國家的道路一樣，有主要道路，有連絡道路，這些道路形成了一個完善的公路網，連接這個國家的各個部分。同樣地，經絡分布在人體各個部位，它自內發源於五臟六腑，向外連接著五官、四肢、關節、肌肉、皮膚，在全身形成了一個連接網，將人體各部位的組織和器官連結在一起，藉由這些連結，訊息的傳送，人體才能完成一連串複雜的功能。

在經絡上面存在有許多的穴道，如果經絡是道路，那麼穴道便像是座落在道路上的城市，中醫常藉由這些穴道來治療疾病。穴道的發現，有一說法是遠古時代的人無意中以石頭敲打身體疼痛部，發現有氣傳播且能治病，而發現穴道。目前人體總共有365個穴道，分布在不同的經絡上，依經絡所對應的臟象，選擇相對的穴道來治療不同臟象的疾病。例如：脾主消化系統，腸胃道的疾病如消化性潰瘍，便可以選擇脾經上的足三里穴來加以治療。

現代的西醫學對針灸也投入了大量的研究，藉由各種新的領域或儀器來探索經絡與穴道的眞正涵意，以神經系統、內分泌神經介質、體表低電阻、良導絡來解釋經絡。

♥ 經絡具有什麼意義？

1 經絡具有溝通內臟與體表作用，將人體各部的組織、器官連結為一個有機的整體。

2 經絡具有運行氣血、調節陰陽和滋養全身的作用，經絡運行流暢才能使肌肉、皮膚、毛髮等組織維持正常的功能活動。

3 經絡具有抵抗外邪，保護體表的作用，可以藉由經絡的按摩或治療來增強免疫力。

4 經絡具有反應疾病徵候作用 ，臟腑有病變時，可以在其相對應的經脈循行部位，出現各種不同的症狀。

經脈系統圖

- 經絡系統
  - 經脈
    - 十二經脈
      - 手三陰經
        - 手太陰肺經
        - 手厥陰心包經
        - 手少陰心經
      - 手三陽經
        - 手陽明大腸經
        - 手少陽三焦經
        - 手太陽小腸經
      - 足三陰經
        - 足陽明胃經
        - 足少陽膽經
        - 足太陽膀胱經
      - 足三陽經
        - 足太陰脾經
        - 足厥陰肝經
        - 足少陰腎經
    - 奇經八脈
      - 督脈
      - 任脈
      - 衝脈
      - 帶脈
      - 陰維脈
      - 陽維脈
      - 陰蹻脈
      - 陽蹻脈
    - 十二經別
    - 十二經筋
    - 十二皮部
  - 絡脈
    - 十五絡脈
    - 孫絡
    - 浮絡

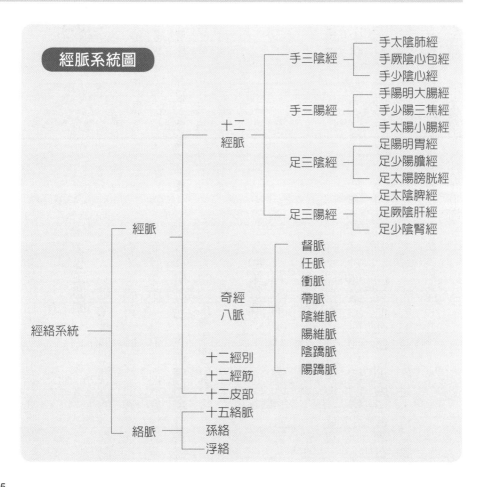

4-4 臟腑；心、肝、脾、肺、腎

♥五臟的生理功能

「醫生，我腰痛，是不是腎不好？要不要檢查腎臟功能？」、「醫生，最近我非常疲倦，是不是肝不好？」這是中醫門診常聽到的問題，一般民眾大多認為中醫的肝、心、脾、肺、腎，便是西醫學的肝臟、心臟、脾臟、肺臟、腎臟，其實並不盡然。中醫五臟的功能的確可能涵蓋相同名稱的器官功能，但卻更廣泛的包括同名器官以外的功能，五臟在中醫學中是治療疾病的一個重要基礎，以下便對五臟稍做介紹：

心

心是人體最重要的器官，我國最早的醫書《黃帝內經》上記載：「心者，生之本。」說明心是人體生命的中樞，關係到整個人體的健康安危。

1心藏神

中醫認爲人的精神、意識、思維活動，主要是歸屬於心的生理功能。而在現代醫學的範疇裡，我們都知道大腦主宰著這些思想活動，是大腦接受外界事物刺激後，所做出的判斷及反映。

2心主血脈

心是全身血液運行的一種動力，心臟跳動時便將血液推送至血管之中，進而使血液輸送到全身周流不息，以供應組織營養維持人體的正常生理活動。

3心華在面

人的臉部有很豐富的血管、皮膚較薄嫩，容易觀察。心的生理功能是否正常及氣血的盛衰，可以顯露於面部色澤的變化上。若心的氣血旺盛，則臉色紅潤有光澤。若心的氣血不足，可見臉色蒼白沒有光澤。

4 心開竅於舌

心的功能正常，則舌質柔軟、語言清晰、味覺靈敏。若心有病變，可以從從舌頭的變化反映出來。故臨床上常透過觀察舌的形態、色澤的變化，來推論心的病理變化。

中醫學心的臟象可以包括現代醫學的心臟血管系統，以及腦神經系統。

肝

1 肝為將軍之官

古人把肝比作一國的將軍，具有抵抗疾病侵犯人體的功能。

2 肝能藏血

肝具有貯藏血液及調節血量的功能。肝臟是人體最大的器官，也是血流量最豐富的器官，有調節血量的作用。

例如，人體在睡眠、休息等安靜狀態下，身體各部位對血液的需求量相對減少，則一部分血液回歸貯存於肝臟。

當在活動的狀態下，人體對血液的需求量就相對增加，肝臟就把其儲藏的血液釋出，以供應人體活動時，所需要的血液。

3 肝主疏泄

人的情志活動，除了爲心所主宰外，還與肝的疏泄功能有密切的關係。

一旦肝的疏泄功能減退，導致人體氣機阻滯不暢，不但出現脅肋、胸口的脹悶疼痛，同時還可出現情緒低落、憂鬱寡歡、煩躁不安、疑神疑鬼等情緒的症狀，中醫稱之爲「肝鬱」。

這便類似於精神官能症，是自律神經系統失調的一種表現。

4 肝主筋

筋是肌肉與骨及關節之間的連結組織，相當於肌腱、筋膜、軟骨及滑液囊等組織，肝主筋，所以肝和四肢關節的屈伸運動有密切關係，在臨床上遇到病人出現有四肢關節僵硬、活動不利等症狀時，就認爲是肝和筋的病變。

5肝華在爪

爪，包括指甲和趾甲。中醫學認爲，爪甲是筋延續到體外的部分，故又稱「爪爲筋之餘」。肝血的盛衰，常反應於爪甲。可根據爪甲是否堅韌明亮有光澤，來推論肝的氣血盛衰。

6肝開竅於目

肝的某些病理變化可從眼睛反應出來。臨床上眼睛紅腫疼痛如急性結膜炎，多數屬於「肝火上升」；而視力模糊或眼睛乾燥如老花、乾眼症等，多數屬於「肝陰不足」。

肝的臟象功能包含於現代醫學的神經系統（包括自律神經系統及周邊運動感覺神經系統）、血液循環系統、免疫系統，以及肌肉關節系統等。

脾

脾是人體主要的消化吸收系統，經過脾胃消化吸收的營養，可供給全身進行人體所需的生理活動功能，所以中醫認爲脾是「後天之本」。

1脾主運化

脾主運化，就是將日常生活中的飲食消化成爲營養物質加以吸收，並將其運輸、散布到全身，這便是所謂的運化水穀精微，這是脾的主要生理功能。

脾是消化系統的主要臟器，人體的消化功能主要歸屬於脾。

2脾統血

脾具有統攝血液在正常脈管內運行的功能，如果脾的功能不正常，血液就無法依循正常的血管運行，造成出血的病變，所以臨床上對一些慢性出血的病人用健脾方法來治療，療效很好。

3脾主肌肉、四肢

人體的四肢肌肉須由消化道所吸收的養分，如醣類、蛋白質等來供應才能結實，所以營養狀態不好或消化吸收不良的人往往會出現面黃肌瘦。

4脾華在唇

唇的色澤與型態不但是全身氣血盛衰的反應，又與脾運化功能是否良好有密切的關係。脾的健運良好，氣血旺盛，則嘴唇紅潤，有光澤。

若脾失健運，氣血不足，則嘴唇色澤淡白，沒有光澤。

脾的臟象功能包含於現代醫學的消化系統、血液循環系統、免疫系統及肌肉系統等。

肺

1肺主氣

肺主一身之氣，並有呼吸的功能，這裡的氣一方面是指空氣，由呼吸吸入肺內；另一方面又指從脾吸收轉送到肺的水穀之氣，這兩種氣在肺部結合成爲另一種「眞氣」。「眞氣」是人體功能活動的根本動力。

2肺主皮毛

皮毛指的是皮膚，人體的皮膚組織覆蓋在身體的表面，有汗腺可以分泌汗液，具有調節體溫及抵擋外來病菌的功能。中醫認爲肺與皮膚功能正常運作有密切關係。

3肺開竅於鼻

鼻是呼吸系統出入的門戶，下接咽、氣管、支氣管及肺，肺氣調和，則鼻竅通暢，呼吸通利，嗅覺靈敏。反之，肺有病變，往往會影響到鼻，如感冒時常會引起鼻塞、流鼻涕等。

4肺與聲音有關

中醫認爲肺是發音的器官，肺部有了病變，往往會影響到聲音，如一般傷風咳嗽，常見聲音嘶啞。

肺的臟象功能包含現代醫學的呼吸、免疫系統與皮膚組織。

腎

腎藏先天之精，爲臟腑陰陽之本，生命之源，故稱腎爲「先天之本」。

1腎能藏精

腎所藏的精，包括「先天之精」和「後天之精」兩部分。所謂「先天之精」，即來自於父母的生殖之精也就是精子與卵子，它是構成胚胎發育的原始物質，具有生殖、繁衍後代的基本功能，並決定著每個人的體質、生理和發育。

所謂「後天之精」，即指臟腑之精，是飲食水穀所化生的各種精微物質。它也是維持人體生命活動的營養物質。

2腎主水液

主要是指腎臟具有主持和調節人體水液代謝的生理機能。

3腎主骨生髓

中醫認爲腎與骨、骨髓有關，骨和骨髓的充實與否，與腎氣的盛衰有很大關係。臨床上如退化性關節炎、骨質疏鬆症，就是由於腎虛不能營養骨骼所引起，治療時要給以補腎的藥物；實驗研究發現，補腎藥物能增加骨的堅韌度減少鈣質的流失。

4腎與腦有關

由於腎與骨髓有關，而骨髓最後都要會合於腦，中醫稱腦爲髓之海，因此腎與腦就間接地發生了關系。

臨床上遇到腦力衰退健忘病患，給以補腎藥物可以見效。

5腎開竅於耳

中醫認爲腎與耳有密切關係，臨床上耳鳴、聽力減退的病人，往往給以補腎藥物來加以治療。

腎的臟象功能包含於現代醫學的內分泌系統、生殖系統、泌尿系統、骨骼系統、免疫系統、神經系統等。

4-5 體質

何謂體質？

人體真是一個奇妙的有機體，為什麼這麼說呢？每一個人同樣由成千上萬的細胞所組成，也同樣有各個系統組織的運作，但是不同的個體在相同的情況下，卻可能有不同的表現。舉個例來說：同樣感染流行性感冒，有的人表現為怕風、怕冷的「風寒」證候；有的表現卻為怕熱、發燒、咽喉腫痛等「風熱」證候。為什麼同樣是感冒，不同的人卻有不同的表現呢？這主要是因為每個人體質不同的原因。

那麼到底什麼是體質？我們可以說體質是每個生命個體，在生長發育的過程當中，因為基因組成及生長環境各不相同的，因此在新陳代謝、生理功能或組織構造上形成一種不同於其他個體的特殊性。

影響體質的因素

1 先天因素

①父母親的體質：寶寶的體質強弱與精子卵子的狀況有直接關係，而精子卵子的好壞便決定於父母體質的強弱，這就是遺傳，是影響體質最重要的因素。

②懷孕過程的影響：懷孕過程中，媽媽的飲食、營養、睡眠、情緒、疾病等，都會影響著胎兒的生長與發育。

2 後天因素

後天的因素則有年齡因素、性別差異、飲食因素、勞逸所傷、情志因素、環境因素、疾病、藥物和其他因素的影響。

要注意的是體質並非一成不變，會隨著年齡增長、飲食營養、周遭生活環境、情緒等而有所轉化。

♥常見的體質及日常調養

我們可以藉由身體一些表現來了解自己的體質，婦女朋友也可以經由自己的月經狀況，來知道自己是屬於何種體質。知道自己屬於何種體質後，便可藉由日常生活的保健來調養自己的身體，達到養生的目的。

陰虛體質

1 體質表徵

身體瘦弱，午後臉色潮紅，口乾，手心腳心發熱，常覺煩躁，睡眠不足或失眠，夜晚盜汗，大便乾燥，喜歡喝冷凍飲料，月經的表現爲月經週期短、經量多、經血鮮紅等。

2 養生方法

①日常養生：陰虛體質的人性情容易急躁、常常心煩易怒。要避免和人起衝突，不要動怒。多閱讀修身養性的書籍，學習控制自己情緒，培養良好的EQ。陰虛的人怕熱喜涼，夏季時應注意避暑。秋冬氣候乾燥，容易傷陰，對陰虛體質的人要特別注意，居家環境應安

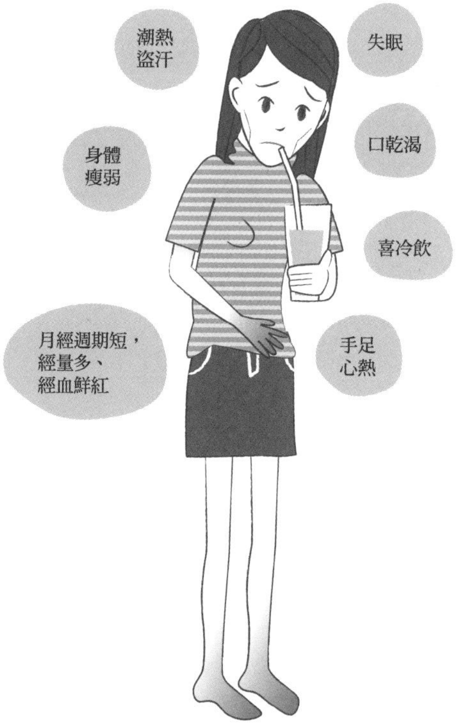
潮熱
盜汗
失眠
身體
瘦弱
口乾渴
喜冷飲
月經週期短，
經量多、
經血鮮紅
手足
心熱

陰虛體質常出現的表徵

靜。

②運動養生：不適合過度激烈的活動，可練習瑜珈、太極拳、氣功、柔軟操、慢跑等運動較爲適合。

③飲食養生：飲食宜選擇養陰滋潤食材，如蜂蜜、牛乳、甘蔗、白蘿蔔、白菜、筊白筍、梨、柳橙、西瓜、哈密瓜、芝麻、糯米、豆腐、魚類、銀耳、海參、蟹肉等。少吃蔥、薑、蒜、韭、辣椒等辛辣刺激的食物。

④藥物養生：可選用滋陰清熱的藥材，如：枸杞、女貞子、旱蓮草、山茱萸、山藥、五味子、麥門冬、天門冬、黃精、玉竹、玄參、桑椹、龜板諸藥，均有滋陰清熱之作用。

3 養生藥膳

＊山藥南瓜盅

材料 新鮮山藥、南瓜各150公克，枸杞1錢

作法 1.將新鮮山藥洗淨去皮，放入果汁機，加入少許水攪打成泥狀，備用。

2.南瓜去皮切塊，放入碗中，再倒入山藥泥，上擺枸杞，放入蒸鍋蒸大約二十五分鐘，可當點心食用

陽虛體質

1 體質表徵

身體虛胖，臉色蒼白，怕冷，手腳冰冷，小便清長，大便稀軟，唇色淡，月經的表現爲月經稀薄淡紅，經痛。

2 養生方法

①日常養生：陽虛的人常情緒低落，要培養樂觀積極的態度。陽虛的人怕冷，對於溫度調節能力較差，注意室內外的溫差不要過大。冬天時，要注意保暖，在春夏之季，可以多在陽光底下運動接受日光浴，可幫助陽虛的人提高適應寒冷氣候的能力。避免在戶外露宿，避

免電扇冷氣直吹。

②運動養生：「動則生陽」，陽虛體質之人，要多做運動，來幫助體內氣血循環。選擇適合自己體力的運動，如：散步、慢跑、游泳、太極拳、球類活動和各種舞蹈活動等。

③飲食養生：可多食用調養陽氣的食品，如：蔥、薑、蒜、韭、辣椒、羊肉、豬肉、牛肉、雞肉、番薯、紅豆、荔枝、龍眼、榴槤等等。

④藥物養生：可選用補陽祛寒的藥材，常用藥物有鹿茸、冬蟲夏草、巴戟天、淫羊藿、肉桂、附子、仙茅、肉蓯蓉、補骨脂、胡桃、杜仲、續斷、菟絲子等。

陽虛體質常出現的表徵

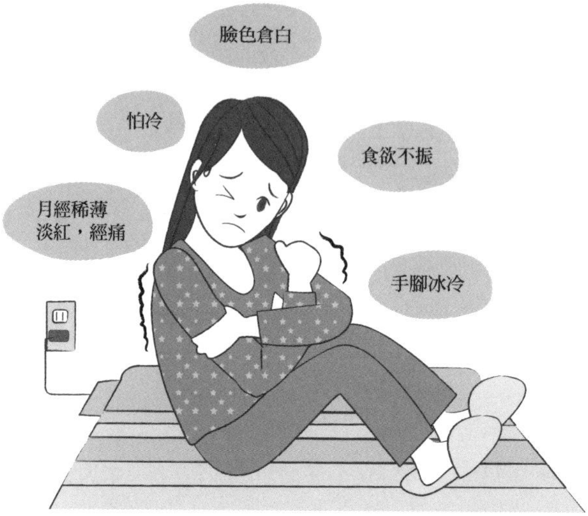
臉色倉白
怕冷
食欲不振
月經稀薄
淡紅，經痛
手腳冰冷

3養生藥膳

＊附子羊肉爐

材料 炮附子3錢、黃耆5錢、當歸2錢、黨參5錢、枸杞子5錢、紅棗4錢、羊肉半斤、米酒1小匙、鹽少許

作法 將羊肉洗淨切塊，將藥材洗淨後與羊肉一同放入陶鍋內，加入1500cc水，先以大火煮沸後，轉小火熬煮2小時，起鍋後加入米酒及少許鹽調味，即可食用。

根據「春夏養陽」的法則，在節氣夏日三伏之時，每伏可食用附子羊肉湯一次，配合天地陽旺之時，以壯人體之陽。三伏貼也是利用相同的原理，來治療一些秋冬之際好發的過敏免疫疾病。

※「三伏貼」即是在三伏日初伏、中伏、末伏所作的穴位貼敷治療法。敷貼方法是將一些辛溫、溫陽、逐痰、祛寒的中藥製成藥餅，敷貼在適當穴位，經皮下吸收及刺激穴位達到冬病夏治的目的。適用於過敏性鼻炎、氣喘等呼吸道過敏疾病。

氣虛體質

1 體質表徵

面色蒼白，說話聲音低微，容易汗出，稍微活動則喘，容易疲倦，在月經的表現，月經週期短、經血少、但氣虛嚴重時反而經血量很多、經血稀薄、不正常的出血，常會合併脫肛、疝氣或婦女子宮下垂等病症。

2 養生方法

①日常養生：氣虛的人可以多參加一些戶外活動，例如：登山、賞鳥、戶外表演等大型活動，多接觸大自然。

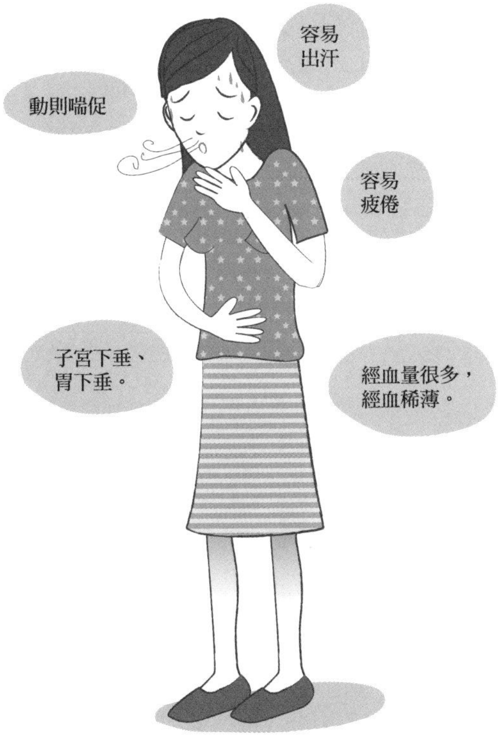
容易出汗
動則喘促
容易疲倦
子宮下垂、胃下垂。
經血量很多，經血稀薄。

氣虛體質常出現的表徵

②運動養生：氣虛體質的人，要多做運動，來幫助體內氣血循環。尤其可以學習氣功，對於氣虛之人是一大幫助。另外，可以選擇適合自己體力的運動，避免立即採取劇烈運動，可採漸進式的方式來作運動，如：散步、慢跑、游泳、太極拳、球類活動和各種舞蹈活動等。

③飲食養生：可常食蓮子、糯米、小米、大麥、山藥、蕎麥、核桃、馬鈴薯、大棗、龍眼肉、紅蘿蔔、香菇、豆腐、雞肉、鵝肉、牛肉等。

④藥物養生：可選用升提補氣的藥材，如人參、黨參、黃耆、白朮、山藥、大棗、甘草等。

3.養生藥膳

＊參耆山藥養生粥

材料　黨參、黃耆各4錢、新鮮山藥50公克、米1量杯

作法　1.藥材以冷水洗淨，用1000cc水煎煮，大火滾開後轉小火約15分鐘，取藥汁備用。

2.將米洗淨，加入山藥切片、適量水及藥汁熬粥。

血虛體質

1 體質表徵

面色蒼白或萎黃，唇色淡白，頭暈，容易失眠，多夢，在月經的表現爲月經週期延長、經期短、經血量少、經血稀薄顏色淡紅、經期疲倦頭暈、經痛。

2 養生方法

①日常養生：避免從事過度思慮的工作，學習放開心情，不要凡事瞎操心，電腦族的朋友，記得每小時讓眼睛休息閉眼5分鐘。

②運動養生：血虛之人可以藉由運動來幫助體內氣血循環。選擇適合自己體力的運動，避免

立即採取劇烈運動，若有頭暈的現象，便要停止運動，休息一下。可採漸進式的方式來作運動，如：散步、慢跑、游泳、太極拳、瑜珈和各種舞蹈活動等。

③飲食養生：可食用補血養血的食物，如：葡萄乾、桑椹、龍眼、黑木耳、菠菜、胡蘿蔔、豬肉、牛肉、羊肉、豬肝、海參等等食物。

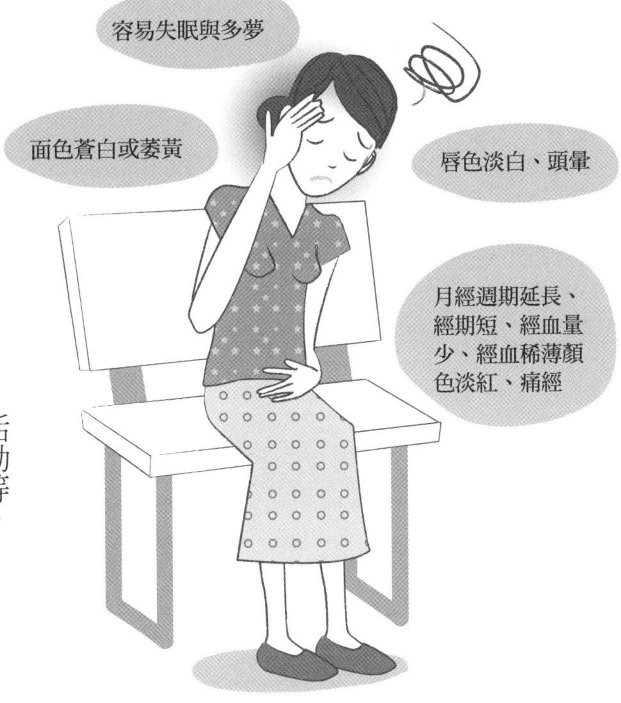

容易失眠與多夢
面色蒼白或萎黃
唇色淡白、頭暈
月經週期延長、經期短、經血量少、經血稀薄顏色淡紅、痛經

血虛體質常出現的表徵

④藥物養生：可用補血藥，如：熟地、白芍、當歸、阿膠、枸杞等加以改善。

3 養生藥膳

＊補血歸芍蝦

材料 白芍1錢、當歸2錢、川芎1錢、熟地3錢、黃耆2錢、枸杞2錢、草蝦500公克、米酒1小匙

作法 草蝦挑除腸泥洗淨備用，將藥材洗淨裝入紗布袋中；將草蝦及藥材放入電鍋中，加入500cc水及米酒，外鍋加半杯水，蒸熟後即可食用

陽盛體質

1體質表徵

身體壯實，臉色紅潤，說話聲音宏亮，怕熱，喜歡冷凍飲料，小便顏色較深，大便穢臭或便秘，月經的表現為月經週期短、經量多、經血鮮紅濃稠。

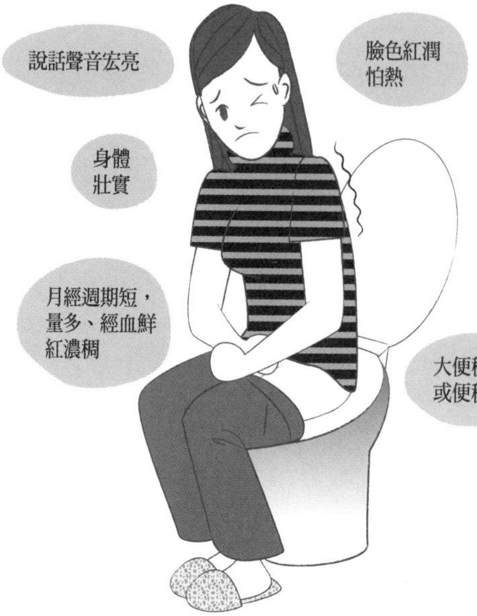
說話聲音宏亮
臉色紅潤
怕熱
身體
壯實
月經週期短，
量多、經血鮮
紅濃稠
大便穢臭
或便秘

陽盛體質常出現的表徵

2養生方法

①日常養生：陽盛之人容易生氣動怒，要自我修身養性，培養良好的性格，一方面避免過於衝動，再來凡事先讓自己冷靜下來。

②運動養生：積極參加體育活動，讓多餘陽氣釋放出來，如：游泳、跑步、武術、球類等，可選擇自己愛好進行。

③飲食養生：忌辛辣燥烈食物，如：辣椒、薑、蔥等，對於牛肉、羊肉、雞肉等，溫陽食物宜減少食用。可多食蔬果如香蕉、西瓜、柿子、苦瓜、蘿蔔、白菜、番茄、蓮藕等。

④藥物養生：可選用清涼退火藥材，如：菊花、牡丹皮、魚腥草、麥門冬、金銀花等。

3養生藥膳

＊菊花涼血茶

材料 菊花3錢、生地黃、陳皮、丹參各2錢

作法 將上述藥材洗淨，放入紗布袋中，加入600cc水，以大火煮開後轉小火，煮約15分鐘，即可飲用。

血瘀體質

1 體質表徵

臉色晦暗，唇色暗紅，眼眶暗黑，肌膚乾燥，在月經的表現爲月經週期長、經期拖得很久、經血成紅黑色或有血塊、經痛。

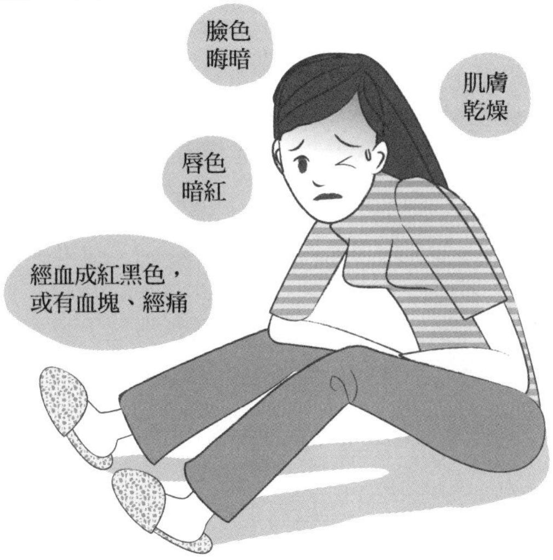
臉色晦暗
肌膚乾燥
唇色暗紅
經血成紅黑色，或有血塊、經痛

血菸體質常出現的表徵

2 養生方法

①日常養生：培養樂觀的情緒，精神愉快則氣血流暢。

②運動養生：運動以全身各部都能活動，以助氣血運行爲原則，如：各種舞蹈、太極拳、瑜珈、保健按摩等。

③飲食養生：可常食桃仁、油菜、慈菇、黑大豆等具有活血祛瘀作用的食物，少量的酒，如一天1杯葡萄酒，可減少心臟血管疾病。

④藥物養生：可選用活血養血之品，如：地黃、桃仁、紅花、丹參、川芎、當歸、五加皮、益母草等。

3 養生藥膳

＊紅花鮮魚湯

材料 紅花2錢、鱸魚1條、薑3片；蔥、米酒、香油少許

作法

1. 鱸魚洗淨去鱗去骨切片後備用，薑片切絲，蔥切段。
2. 魚片加水滾煮，續入薑絲、蔥段及少許米酒，滾煮約5分鐘後，加入紅花，再滾煮2分鐘，滴少許香油，即可食用。

痰溼體質

1 體質表徵

身體肥胖，肌肉鬆弛，喜歡吃油膩甜食，懶惰少動，嗜睡，在月經的表現為月經週期延長甚至月經不來、經量少。

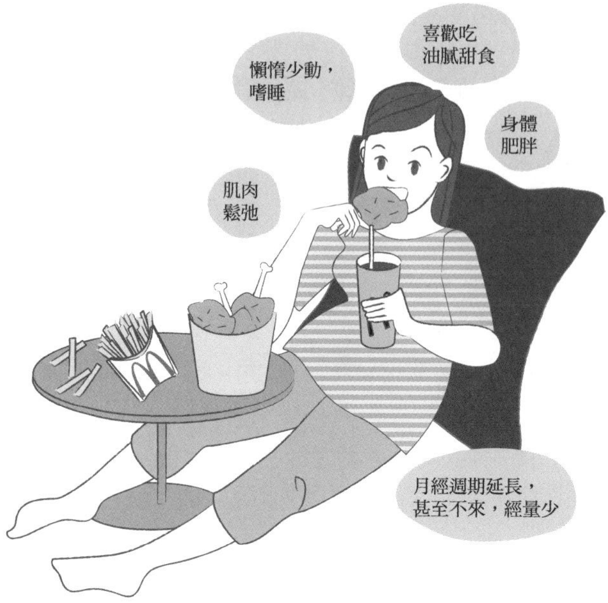

痰溼體質常出現的表徵

2 養生方法

①日常養生：不宜居住在潮溼的環境裏；在陰雨季節，應備有除溼機保持居家乾爽。

②飲食養生：飲食八分飽，避免高油脂高醣精緻飲食，酒也不宜過飲。可多食具有健脾利溼的食物，如：紅豆、薏仁、白蘿蔔、荸薺、紫菜、海蜇皮、洋蔥、枇杷、白果、大棗、蠶豆等。

③運動養生：痰溼之體質，容易肥胖，要注意長期持續性的運動，如：散步、慢跑、球類，以及各種舞蹈，均可選擇。活動量應逐漸增強。

④藥物養生：選擇健脾利溼的藥物，如：陳皮、茯苓、薏仁、山藥、芡實等。

3 養生藥膳

＊紅豆薏仁粥

材料 紅豆、薏仁各50公克、紅糖少許

作法 將紅豆、薏仁洗淨，以冷水浸泡20分鐘，再放入電鍋內，加水1000cc，電鍋外加3杯水，燉至爛熟，加少紅糖，即可食用。

氣鬱體質

1 體質表徵

身體偏瘦，性情躁急容易生氣激動，或憂鬱寡歡，胸悶不舒，時欲嘆息，在月經的表現爲月經週期不穩定、經前乳房脹痛、經前情緒焦慮沮喪。

2 養生方法

①日常養生：建議凡事應放開心胸，多參加社團，多培養不同的興趣，旅遊、看電影、聽音樂、閱讀等放鬆心情。

②飲食養生：多食一些行氣的食物，如：柳橙、蘿蔔、蕎麥、韭菜、茴香菜、大蒜、高粱等。

③藥物養生：可用疏肝理氣解鬱藥物，如：柴胡、香附、烏藥、川楝子、小茴香、青皮、鬱金等。

3 養生藥膳

***柴胡疏肝飲**

材料 柴胡、白芍、香附子、枳殼、生麥芽各1錢；冰糖適量

作法 將藥材洗淨，加入水300cc大火煎煮，水滾後轉小火熬煮成100cc，加冰糖服用。

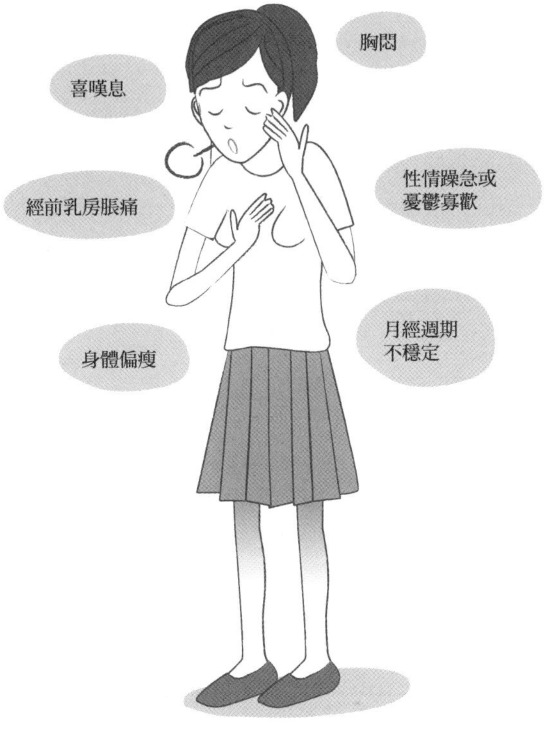
胸悶
喜嘆息
性情躁急或憂鬱寡歡
經前乳房脹痛
月經週期不穩定
身體偏瘦

氣鬱體質常出現的表徵

Appendix

附錄

- ❏ 婦科常用中藥&藥膳
- ❏ 簡易穴位按摩
- ❏ 月經週期日記

♥ 婦科常用中藥與藥膳

當歸

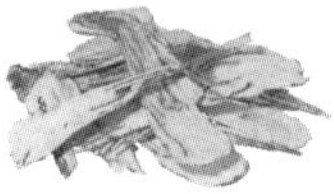

〔功效〕是很重要的補血活血調經藥物，凡婦女月經不調、血虛經閉、崩漏、血虛眩暈心悸等都常應用。另外當歸具有潤腸作用，對於大便乾燥便秘的人，也有很好的療效。現代醫學發現，當歸具有抗菌消炎、降低血脂肪、防止動脈硬化，另有保護肝臟、預防纖維化的作用。

〔選購保存〕選購以外表黃棕色至深褐色，有皺紋，主根粗長，斷面黃白色或淡黃棕色，有特異的濃郁香氣。宜在攝氏30度以下陰涼處保存，防潮、防蛀。

〔禁忌〕容易腹瀉的人，有感冒症狀時，火氣上炎時，不適合使用，孕婦需慎用，最好經醫師指示使用。

簡易養生食譜

＊歸耆調經茶

材料　當歸1錢、黃耆3錢

作法　先將藥材以冷水洗淨，用1000cc水先煎煮黃耆，大火滾開後轉小火約15分鐘，加入當歸再煮3分鐘即可。

功效　當歸補血，黃耆補氣，對於貧血、免疫功能較差、經血量少、經血量過多的人是很好的茶飲。

川芎

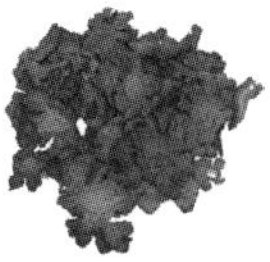

〔功效〕有活血祛瘀的功能，用於月經不調、產後瘀痛以及感冒頭痛、經前頭痛等。現代醫學發現，川芎有擴張冠狀動脈、增

加冠狀動脈血流量、有增加腦及肢體血流量、抗菌的作用，可用於冠心病、心絞痛及缺血性心血管病。

〔選購保存〕不規則結節狀拳形團塊，表面黃褐色，斷面黃白色或淡黃色，香氣濃郁，稍有麻舌感。宜置於陰涼處保存，要防潮、防蛀。

〔禁忌〕陰虛火旺、肝陽上亢頭痛如高血壓引起的頭痛、月經量多者須慎服。

簡易養生食譜

＊芎歸排骨湯

材料　川芎、當歸、桂枝各1錢、枸杞2錢、八角1粒、排骨200公克、生薑3片、米酒半小匙

作法
1. 將排骨洗淨、汆燙後撈起備用。
2. 將藥材放入紗布袋中；將排骨、藥材、薑片放入電鍋中，加入600cc水，外鍋加一量杯水蒸煮。起鍋後加入米酒及少許鹽調味即可。

功效　補養氣血、溫通血脈，適合末梢血液循環不良或經痛患者。

黨參

〔功效〕黨參是補氣藥尤其是補脾肺之氣。用於脾胃虛弱、消化不良、胃口不佳、容易疲倦、容易腹瀉等症。現代藥理認爲可以促進造血功能，能提升白血球及紅血球數目。

〔選購保存〕呈長圓柱形，表面黃棕色至灰棕色，斷面呈淡黃白色至淡棕色，有特殊香氣，味微甜。以條粗大、橫紋多、有香氣、味甜者爲佳。宜置於通風乾燥處儲存

簡易養生食譜

＊參耆山藥養生粥

材料　黨參、黃耆各4錢、新鮮山藥50公克、米1杯

作法　1. 將藥材以冷水洗淨，用1000cc水煎煮，大火滾開後轉小火約15分鐘，取藥汁備用。

2. 將米洗淨，加入山藥切片、適量水及藥汁熬粥。

功效　具有補肺健脾作用，慢性支氣管炎、長期咳嗽、消化系統不佳、容易腹瀉的人。

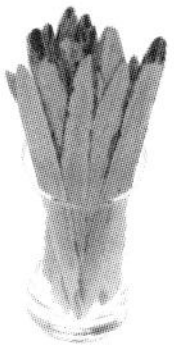

黃耆

〔功效〕黃耆能補中益氣，增加抵抗力預防感冒，對於過敏及氣喘也有預防的作用。另外，黃耆也具有升陽舉陷功效，可以改善子宮下垂、脫肛等症狀；黃耆的補氣作用也可促進血的生成；黃耆也可以促進受傷的組織修復，對於傷口不易癒合的人有很好的療效。現代醫學發現，黃耆具有降血壓、利尿、保護肝臟、預防纖維化的作用。

〔選購保存〕圓柱形，上粗下細，表面灰黃色或淡棕褐色，斷面黃白色，味微甜，嚼之微有豆腥味；以條粗長，皺紋小、味甜者爲佳。宜置於通風乾燥處。

〔禁忌〕感染發炎等實證，如感冒、發燒、急性腸胃炎等不宜食用。

簡易養生食譜

＊黃耆羊肉爐

材料　黃耆1兩、當歸2錢、黨參、枸杞子各5錢、紅棗4錢、陳皮1.5錢、羊肉半斤、米酒1小匙

作法　1. 將羊肉洗淨切塊，將藥材洗淨後與羊肉一同放入陶鍋內，加入1000cc水，先以大火煮沸後，轉小火熬煮2小時。
2. 起鍋後加入米酒及少許鹽調味，即可食用。

功效　補氣養血、增強免疫力，適合冬天進補食用。

白朮

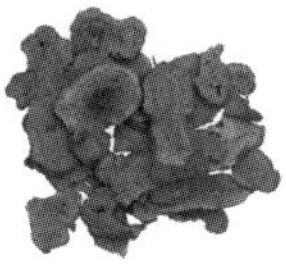

〔功效〕健脾益氣燥溼，利水，止汗；安胎。用於脾胃虛弱容易腹瀉，疲倦胃口不佳，腹脹消化不良，水腫，表虛容易流汗，胎動不安等。現代醫學認爲白朮有促進腸胃蠕動、降低血糖、利尿及鎮靜的作用。

〔選購保存〕表面灰黃色至棕黃色，有不規則瘤狀突起和淺細的縱皺紋。質堅硬，不易折斷。斷面淡黃色，中央有裂隙。氣香濃郁，味甜微辛，嚼之略帶黏性。以個大、質堅實，斷面色黃白、香氣濃者爲佳。置陰涼乾燥處，防霉蛀。

〔禁忌〕陰虛內熱及津液虧耗者忌用。

簡易養生食譜

＊健胃豬肚湯

材料　豬杜半個、排骨50公克、白朮2錢、胡椒粒3錢、米酒1小匙

作法　1. 先將豬肚、排骨洗淨，排骨汆燙，豬肚煮熟切片備用。
2. 將白朮、胡椒粒裝入紗布袋，將豬肚、排骨藥材及1000cc水放入電鍋中，外鍋放約2量杯水燉煮，起鍋後加米酒及少許鹽調味即可食用。

功效　補脾健胃，胡椒具有溫陽作用，而白朮健脾，適合脾胃消化功能不佳，胃痛患者。

山藥

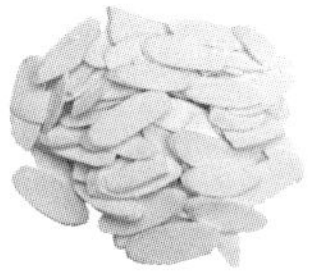

〔功效〕補脾胃，益肺腎。用於脾虛泄瀉，精神不振胃口不佳，肺虛久咳及消渴、遺精、帶下、尿頻等症。現代醫學發現，山藥具有降血糖、增強人體免疫力的作用，另外對於更年期後的婦女也是絕佳的保健食品。

〔選購保存〕選購乾山藥時，以質地堅實、粉性足、色白者爲佳；生山藥則以體粗、斷面潔白光滑圓潤、質地堅實、黏滯性足者爲佳。乾品存放於通風乾燥處，防蛀，防霉，而生品則須冷藏。

〔禁忌〕燥熱體質勿過度服用。

簡易養生食譜

＊山藥南瓜盅

材料　新鮮山藥、南瓜各150公克，枸杞1錢

作法
1. 將新鮮山藥洗淨去皮，放入果汁機，加入少許水攪打成泥狀，備用。
2. 南瓜去皮切塊，放入碗中，再倒入山藥泥，上擺枸杞，放入蒸鍋蒸大約25分鐘，可當點心食用。

功效　具有增強人體免疫力、預防感冒，還可以改善經前症候群症狀。

熟地

〔功效〕補血滋陰，明耳目，烏髮。用於貧血、更年期潮熱、盜汗遺精、腰痠腿軟、耳聾目眩、頭髮早白、心悸失眠、月經不調、崩漏等症。現代醫學則運用在改善慢性腎炎、糖尿病、

高血壓、貧血、停經症候群等。

〔選購保存〕不規則塊狀，內外均呈漆黑色，外表皺縮不平。質柔軟，斷面烏黑滋潤，中心部往往可看到光亮的油脂狀塊，黏性甚大，味甜。置乾燥處，防潮，防霉。

〔禁忌〕本品滋膩，有礙消化，脾虛食少及腹滿便溏等症不宜用。

簡易養生食譜

＊補血歸芎蝦

材料 白芍1錢、川芎1錢、熟地3錢、黃耆、枸杞、當歸各2錢、草蝦500公克、米酒1小匙

作法 1. 草蝦挑除腸泥、洗淨備用；將藥材洗淨裝入紗布袋中。
2. 將草蝦及藥材放入電鍋中，加入500cc水及米酒，外鍋加半杯水，蒸熟後即可食用。

功效 補肝養血，化瘀止痛，活絡血氣，緩解經期不適症狀。

白芍

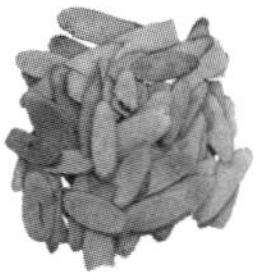

〔功效〕白芍是補血藥，可以養血斂陰，柔肝止痛，現代醫學認為白芍具有抗平滑肌及橫紋肌痙攣的作用。用於血虛萎黃、月經不調、痛經、崩漏，腹痛，四肢痙攣疼痛等症。

〔選購保存〕呈圓柱形，表面棕色或 淺棕色，質堅不易折斷，斷面灰白色或微帶棕色，氣微香。味微苦而酸澀。以杭白芍條粗、圓直、頭尾均勻、體重質實、粉性足。無白心或裂隙者為佳。置陰涼乾燥處，防霉防蛀。

簡易養生食譜

＊調經豐胸湯

材料　熟地、百芍各3錢、川芎1.5錢、當歸2錢、紅棗3枚、烏骨雞腿1隻、米酒半匙、薑3片

作法　1. 雞腿洗淨切塊川燙備用，將藥材洗淨，放入紗布袋中。

2. 將雞腿、藥材、米酒、薑及1000cc水放入電鍋中，外鍋加1量杯水，燉煮即可食用。

功效　補氣補血，調經豐胸。

枸杞子

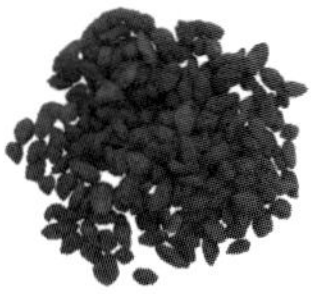

〔**功效**〕神農本草經中提到枸杞久服堅筋骨、輕身不老、滋補肝腎。枸杞具有滋陰補血，益精明目之效。現代醫學發現：枸杞富含胡蘿蔔素、維生素B、C、多種胺基酸等營養成分，有增強免疫力、抗衰老、保護眼睛、保護肝臟、造血等功能。用於精血虧虛、陽萎遺精、腰膝痠軟、頭暈目眩、視物昏糊、防止動脈硬化、預防脂肪肝等。

〔**選購保存**〕表面鮮紅色或暗紅色，果皮柔韌，皺縮；果肉濃，滋潤。味甜微酸。置陰涼乾燥處，防悶熱、防潮、防蟲蛀。

〔**禁忌**〕有實熱、脾虛濕滯及泄瀉者不宜用。

簡易養生食譜

＊杞菊茶碗蒸

材料　枸杞子2錢、菊花3朵、蛤蜊30公克，蛋3顆，薑4片，鹽少許，米酒半小匙

作法 1. 將蛤蜊吐沙洗淨，枸杞、菊花洗淨備用。

2. 把蛤利加2碗水及薑片煮開後，撈起薑片，加入米酒。

3 .另將蛋打散，去除泡沫後，將蛋汁加入蛤蜊及蛤蜊湯中，再加入枸杞及菊花瓣，放入電鍋蒸熟即可食用。

功效 滋腎養肝明目，用於眼睛乾澀、視力模糊、頭暈目眩。

女貞子

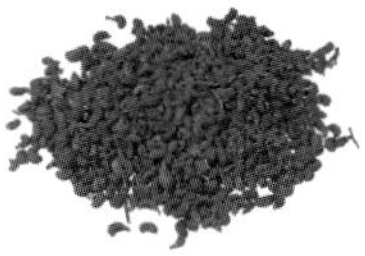

〔功效〕滋補肝腎，養肝明目。用於肝腎陰虛、腰膝痠軟、目花耳聾、鬚髮早白、心煩不寐，夢遺盜汗等症。現代醫學發現可以增強免疫力，抗氧化，降低膽固醇作用。

〔選購保存〕呈腎形或倒卵形，表面灰黑色或紫黑色，質堅，微苦澀，以粒大、飽滿、色灰黑、質堅實者爲佳。置乾燥處。

〔禁忌〕脾胃虛寒，容易瀉泄者不宜使用。

簡易養生食譜

＊女貞首烏茶

材料 女貞子、枸杞、丹參各2錢、何首烏、生地黃各3錢、蜂蜜少許

作法 先將藥材以冷水洗淨，用1000cc水煎煮藥材，大火滾開後轉小火約15分鐘，藥材過濾後，將藥汁加入少許蜂蜜即可飲用。

功效 補益肝腎，烏鬚明目，用於腰膝痠軟、早生白髮、容易落髮者。

巴戟天

〔功效〕補腎陽，強筋骨，祛風溼。用於陽萎、遺精早瀉、子宮虛寒不孕症、少腹冷痛、風寒溼痺、腰膝痠痛及筋骨萎軟等症。

〔選購保存〕呈彎曲扁圓柱形，表面灰黃色，具縱皺紋，形似串珠。質硬，斷面呈淡紫色或紫藍色，質堅韌，味甘微澀。用開水浸泡後水液顯淡紫藍色。以條大、肥壯、連珠狀、肉濃色紫、木心細者爲佳。置乾燥處，防霉防蛀。

簡易養生食譜

＊補腎羊肉湯：

材料　巴戟天、熟地黃、肉蓯蓉各3錢、羊肉200公克、薑3片、米酒1小匙

作法　1. 將藥材裝入紗布包，將羊肉洗淨切塊，汆燙去血水。

2. 將藥材及羊肉加水1000cc，大火滾開後轉小火，燉煮至羊肉熟爛，加入生薑、米酒及少許鹽調味，即可時用。

功效　滋養補腎、強筋壯骨，適合黃體功能不佳的不孕症患者。

淫羊藿

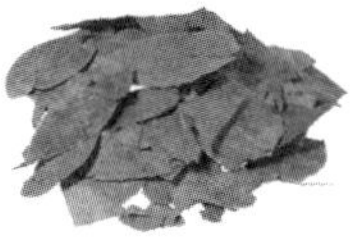

〔功效〕補腎壯陽，祛風除溼，強筋健骨，止咳平喘。用於腎陽不足、陽萎早瀉、遺精不孕症等；現代藥理發現它有促進精液分泌，促進造血，增進免疫力。

〔選購保存〕莖不分枝，光滑，斷面中空。葉片箭狀長卵形，邊緣有細刺毛狀鋸齒，表面黃綠色、光滑，背面灰綠色、被有白粉。無臭，味微苦而澀。以梗少、葉多、色黃綠、不破碎者爲佳。置通風乾燥處。

簡易養生食譜

＊補腎養精酒

材料　淫羊藿、巴戟天各2兩、枸杞子3兩、米酒1瓶

作法　1. 將藥材洗淨，將淫羊藿放入紗布袋中。

2. 紗布袋和其他藥材一起放入米酒中，浸泡約10天即可飲用，可早晚飲用20cc。

功效　補益肝腎，強壯筋骨，有益於卵巢功能不佳及不孕症。

菟絲子

〔**功效**〕補腎益精，養肝明目，安胎。用於肝腎虧虛、腰膝痠痛、陽萎遺精、尿頻遺尿、兩目昏暗、胎動不安等症。

〔**選購保存**〕卵圓形，兩側常凹陷，直徑0.1～0.15cm。表面灰黃色或淡棕色，微粗糙，擴大鏡下可見細密深色小點，一端有微凹的線形種臍。質硬不易以指甲壓碎。宜置於乾燥處，防潮、防蛀。

簡易養生食譜

＊菟絲山藥排骨粥

材料　菟絲子3錢、鮮山藥20公克、小排骨30公克、白米60公克、雞湯2小匙

作法　1. 先將排骨以沸水汆燙去血水；山藥削皮洗淨後，再切塊備用。

2. 將菟絲子裝入紗布袋中，與小排骨、1500cc水及白米熬煮成粥，起鍋前加入雞湯及少許鹽巴調味，即可食用。

功效　安胎補腎，亦可用於不孕症患者。

杜仲

〔功效〕補肝腎，強筋骨，安胎。在現代醫學應用上：有助於降膽固醇、興奮副交感神經、擴張血管、降血壓、利尿、抑制子宮收縮等作用。用於腎虛腰痛、足膝萎軟、陽萎尿頻、胎動胎漏、高血壓等。

〔選購保存〕呈扁平板狀，少數爲卷片，外表面淡灰棕色，有不規則縱槽及裂紋，內表面紫褐色，光滑。質脆，易折斷，斷面有細密銀白色富彈性的膠絲相連，一般可拉至1公分以上才斷絲，味稍苦，嚼之有膠狀感。以皮濃、塊大、去淨粗皮、斷面絲多、內表面暗紫色者爲佳。置乾燥容器內，防霉。

簡易養生食譜

＊杜仲腰花湯

材料　杜仲4錢、豬腰1個、薑3片、麻油1匙、米酒半匙

作法
1. 將杜仲加500cc水，煎煮15分鐘，藥材過濾後藥汁備用。
2. 將豬腰對切，去除內部白筋膜，各切成8～6片泡水，並換水3～5次以去臭味，將豬腰撈起，熱水汆燙後備用。
3. 薑片切絲加麻油及豬腰合炒，加入少許鹽、米酒及杜仲水，小滾後熄火起鍋，即可食用。

功效　補肝腎、強筋骨，適用於腰膝痠軟，產後調補。

丹參

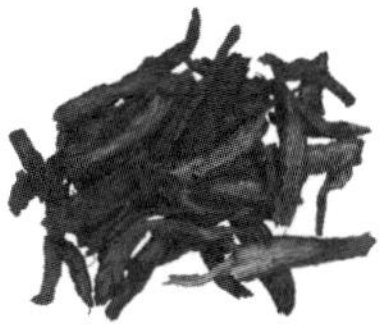

〔功效〕活血祛瘀，涼血清心，養血安神。主治月經不調經閉痛經、產後瘀痛等病症。丹參還有養血安神的作用，用於心悸失眠。現代醫學發現丹參具有降低膽固醇、促進血液循環、擴張冠狀動脈、增加血流量、防止血小板凝結、保護心肌缺血的作用，可以用來治療冠心病、心肌梗塞。

〔選購保存〕呈圓柱形或圓錐形，常稍彎曲，皮粗糙，有不規則的縱皺紋。質堅而脆，易折斷，斷面不平坦，纖維性，外皮磚紅色，本部維管束黃白色，呈放射狀排列。味甘微苦。保存於通風乾燥處。

〔禁忌〕凝血功能不佳者慎用。

簡易養生食譜

＊丹參玫瑰溫經飲

材料　丹參3錢、玫瑰花2錢、紅糖3公克、薑片4片

作法　將丹參、玫瑰花洗淨，丹參加水500cc，大火煎煮，水滾後轉小火，再加入玫瑰花及紅糖、薑片，熬煮5分鐘後即可飲用。

功效　溫經散寒，活血化瘀，止經痛。

益母草

〔功效〕活血祛瘀，利尿，解毒。適用於月經不調、經閉腹痛、產後血暈、水腫等。現代藥理作用：促進子宮收縮，利尿，降血壓。

〔選購保存〕莖方柱形，上端有分枝，表面黃綠色，有縱溝。質輕而韌，折斷面中心有白色髓部。葉交互對生於節上，皺縮，葉面深綠色，兩面均被有細毛茸，邊緣有稀疏的鋸齒，質薄而脆。保存於通風乾燥處。

〔禁忌〕孕婦不宜服用。

簡易養生食譜

＊益母去瘀茶

材料　益母草3錢、澤蘭2錢、黑糖8公克

作法　將藥材洗淨裝紗布袋中，放入鍋中加入500cc水，大火煮開後轉小火，熬煮10分鐘，加入黑糖攪拌，即可飲用。

功效　利水、活血化瘀，用於經來血塊多或是水腫患者。

香附

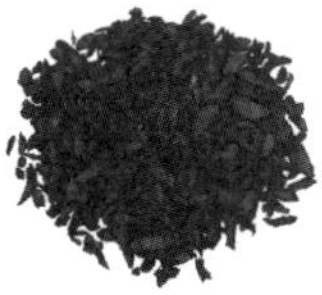

〔功效〕疏肝理氣，調經止痛。治氣鬱不舒、胸膛脅肋脹痛、月經不調、痛經閉經、乳房硬塊、崩漏帶下等。現代藥理具有抑制子宮收縮及鎮痛作用。

〔選購保存〕根莖多呈紡錘形，有時略彎曲。表面棕褐色或黑褐色，有縱皺紋及數個隆起的環節，環節不明顯，質堅硬。氣芳香，味微苦。保存於通風乾燥處。

簡易養生食譜

＊香附止痛飲

材料 香附5錢、延胡索3錢、烏藥4錢、肉桂1錢

作法 將藥材磨成細粉，每次取3公克，沖入熱水200cc，每日服用1劑。

功效 溫經散寒止痛，經期時可用來減緩經痛。

牡丹皮

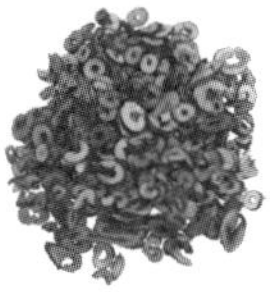

〔功效〕清熱涼血，清肝經之熱，清虛熱。主治脅痛、頭痛、月經不調、血瘀腫塊、經閉不通、腹部脹痛。現代藥理具有鎮痛、降壓，並使子宮內膜充血，具通經作用。

〔選購保存〕呈圓筒狀或半筒狀，有縱剖開的裂縫，外表面灰褐色黃褐色，內表面淡灰黃白色或淺棕色，常可見發亮之結晶物，質硬而脆，易折斷，斷面較平坦，粉性，淡粉紅色。氣芳香，味苦，嚼之發澀，微有麻舌感。保存於通風乾燥處。

〔禁忌〕月經較多及孕婦不宜

簡易養生食譜

＊丹皮涼血茶

材料 牡丹皮3錢、生地黃、陳皮、丹參各2錢

作法 將上述藥材洗淨，放入紗布袋中，加入600cc水，以大火煮開後轉小火，煮約15分鐘，即可飲用。

功效 清血熱、散瘀血，可用於月經提前、血塊多的病患。

桃仁

〔**功效**〕活血祛瘀，潤腸通便，止咳平喘。用於血瘀經閉、痛經、跌打損傷、瘀血腫痛、咳嗽氣喘、腸燥便秘。現代藥理認爲有預防纖維化的作用。

〔**選購保存**〕呈扁平長卵形，頂端尖，中部略膨大，基部鈍圓形，邊緣較薄。外表紅棕色或黃色，有縱皺，自底部合點處散出多數脈紋，尖端一側有深褐色。子葉兩片，肥大，乳白色，富油質。味微苦。

〔**禁忌**〕孕婦及經量過多者不宜服用。

簡易養生食譜

＊桃芝潤腸粥

材料　桃仁、肉從蓉、何首烏、芝麻各3錢、糙米200公克

作法　1. 將藥材洗淨，裝入紗布袋中，加入500cc水，水滾後轉小火熬煮成100cc藥汁。

2. 另將糙米加水熬煮成粥，加入藥汁及芝麻，滾煮3分鐘，即可食用。

功效　補腎潤腸通便，可用於老年便秘或產後便秘。

紅花

〔功效〕活血通經，散瘀止痛。主治經期腹痛、產後腹痛、閉經等；現代藥裡發現紅花具有抑制血小板凝集作用，也能擴張冠狀動脈增加血流量、降低膽固醇。

〔選購保存〕市售紅花有2種有川紅花及藏紅花，一般多用川紅花，表面爲紅黃色或紅色，長爲1～2公分爲不帶子房的管狀花，氣微香，味微苦。保存於通風乾燥處。

〔禁忌〕孕婦及經量過多者不宜服用。

簡易養生食譜

＊紅花鮮魚湯

材料　紅花2錢、鱸魚一條、薑3片、蔥、米酒、香油少許

作法
1. 將鱸魚洗淨去鱗去骨切片後備用，薑片切絲，蔥切段。
2. 把魚片加水滾煮，水開後加入薑絲、蔥段及少許米酒去腥，滾煮約5分鐘後加入洗淨紅花，再滾煮2分鐘，加入少許香油，即可食用。

功效　活血化瘀，可用於經痛婦女及心血管疾病的人。

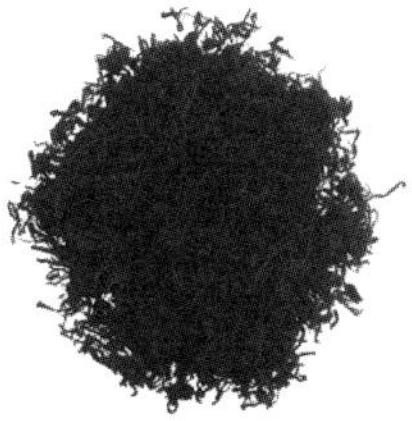

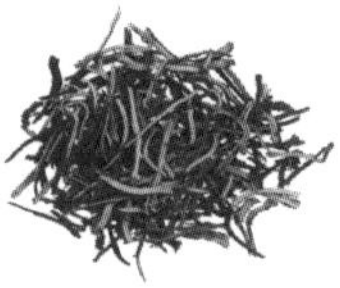

柴胡

〔功效〕和解退熱，疏肝解鬱。主治肝鬱氣滯、胸脅脹滿、月經不調。現代藥理作用：增強免疫力、降膽固醇、抗過敏，以及抗菌。

〔選購保存〕根呈圓錐形，主根順直或稍彎曲，根頭膨大呈疙瘩狀，外皮灰褐或紫棕色，質硬而韌，不易折斷，平整的切面皮部淺棕色，木部黃白色，氣微香，味微苦。宜保存於通風乾燥處。

〔禁忌〕肝火旺如高血壓頭痛不宜。

簡易養生食譜

＊柴胡疏肝飲

材料　柴胡、白芍、香附子、枳殼、生麥芽各1錢

作法　將藥材洗淨，加入水300cc大火煎煮，水滾後轉小火熬煮成100cc，加冰糖服用。

功效　疏肝解鬱，理氣寬中作用，對於肝鬱氣滯之脅痛有良效。

蛇床子

〔功效〕溫腎壯陽，燥濕殺蟲。主治女子宮冷不孕、寒溼帶下、陰部溼癢、滴蟲性陰道炎等。

〔選購保存〕呈橢圓形，由兩個分果合抱而成，灰黃色或灰褐色，果皮鬆脆，種子細小，灰棕色，有油性。氣香，味辛涼而有麻舌感。置於乾燥容器內防霉。

簡易養生食譜

＊蛇床子止帶飲

材料　蛇床子、甘草各2錢

作法　將藥材洗淨，裝入紗布袋中，加入水400cc大火煎煮，水滾後轉小火熬煮成150cc，加冰糖服用。

功效　燥溼殺蟲止癢，可用於白帶較多的婦女。

簡易穴位按摩

穴位按摩的功效

1疏通經絡，行氣活血。

2促進血液循環，減緩肌肉緊繃。

3促進腸胃蠕動，幫助消化功能。

4刺激神經系統的傳導。

常用穴位按摩手法

1指按法：以拇指指腹在穴位上按壓。

2指摩法：以手指指腹進行順時針或逆時針方向的輕柔按摩。

3指扣法：將手指彎曲，以指腹輕輕扣擊穴位。

穴位按摩禁忌

1飯後半小時之內；飢餓狀態或極度疲倦時

2懷孕孕婦；未滿1歲之嬰兒

穴位測量方法

1拇指同身寸：以拇指指幅的橫度作爲一寸。通常用於四肢部的直寸取穴。

2橫指同身寸：又名一夫法，以患者食指及中指合併的指幅寬度，也就是二橫指，作爲一寸半；或是食指、中指、無名指合併的指幅寬度，也就是三橫指，作爲兩寸；當食指、中指、無明指、小指全都合併併攏時的指幅寬度，也就是四橫指的寬度，即是三寸。這些方法，常常運用在四肢取穴，還有背部作爲衡量的標準。

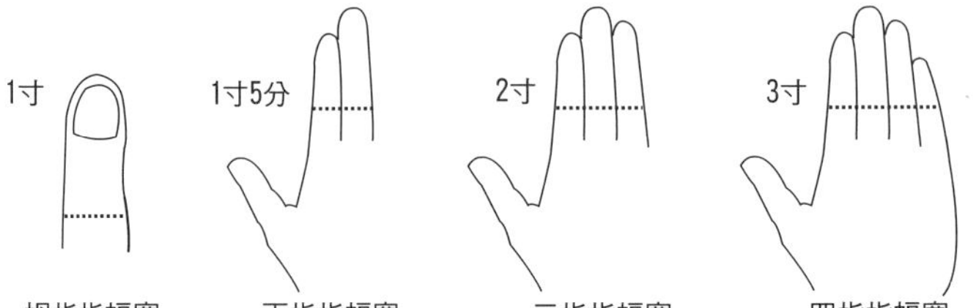

拇指指幅寬　兩指指幅寬　三指指幅寬　四指指幅寬

常用穴位

頭部穴位

風池

穴位：頭後方頭骨下緣，離中線約3指幅。

手法：以拇指指腹按壓持續3～5秒後，鬆開2秒鐘，再按重複5～10次。

攢竹

穴位：眉毛內側，眉頭凹陷處。

手法：以食指指摩法進行順時針或逆時針方向的輕柔按摩穴位，每次持續5秒後，鬆開2秒鐘，再按，重複5～10次。

四白

穴位：眼睛正視時，在瞳孔下方約1吋的凹陷處。

手法：以食指指腹按壓持續3～5秒後，鬆開2秒鐘，再按，重複5～10次。

睛明

穴位：內側眼角凹陷處，左右各一。

手法：以食指指腹按壓持續3～5秒後，鬆開2秒鐘，再按，重複5～10次。

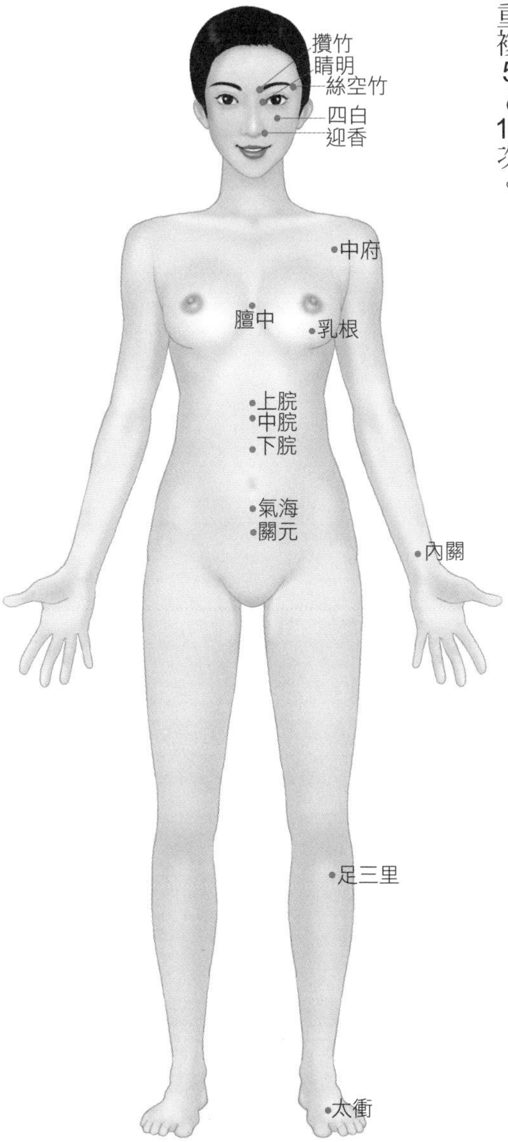

絲竹空

穴位：眼眶外緣，眉毛尾端的凹陷處。

手法：以食指指摩法進行順時針或逆時針方向的輕柔按摩穴位，每次持續5秒，鬆開2秒，再按，重複5～10次。

太陽

穴位：眉毛尾端及外眼角兩點中點，往外延伸至骨頭凹陷處。

手法：以三指指摩法進行順時針或逆時針方向的輕柔按摩穴位，每次持續5秒後，鬆開2秒鐘，再按，重複5～10次。

迎香

穴位：鼻翼兩側凹陷處，鼻翼底部旁開位於法令紋附近處。

手法：以食指指腹按壓，每次持續3～5秒後，鬆開2秒鐘，再按，重複5～10次。

手部穴位

合谷

穴位：手掌虎口根部，近骨頭部位，用手指壓迫有疼痛感。

手法：以拇指指腹按壓，每次持

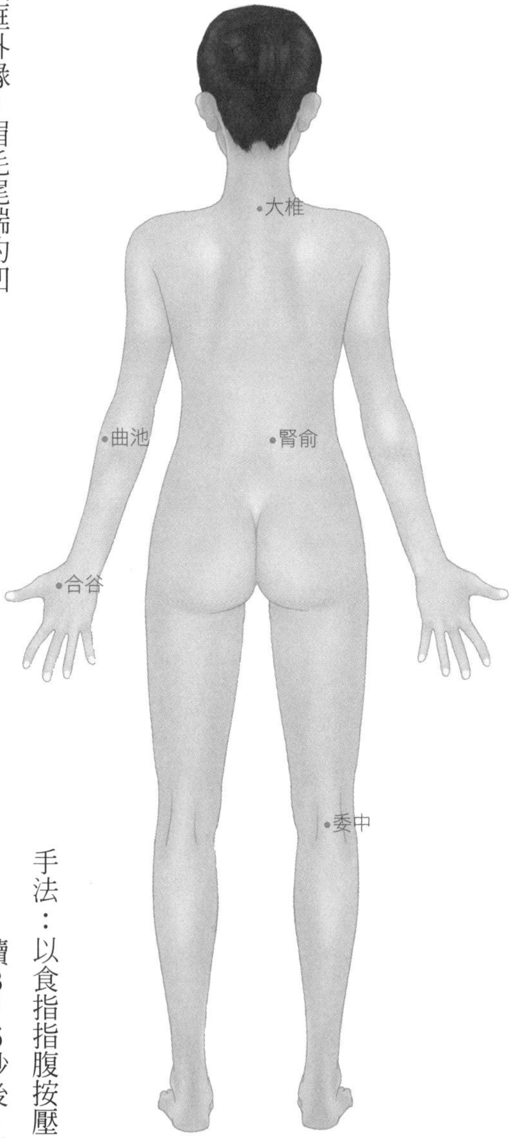

續3～5秒後，鬆開2秒鐘，再按，重複5～10次。

曲池

穴位：手肘彎曲時，橫紋外側凹陷處，

手法：以拇指指腹按壓，每次持續3～5秒後，鬆開2秒鐘，再按，重複5～10次。

內關

穴位：手掌面腕橫紋向手肘方向約2寸，手臂2條筋之間。

手法：以雙指按壓法按摩穴位，每次持續3～5秒後，鬆開2秒鐘，再按，重複5～10次。

腿部穴位

足三里

穴位：位於膝蓋外側凹陷處下方約3寸處。

手法：以拇指指腹按壓，每次持續3～5秒後，鬆開2秒鐘，再按，重複5～10次。

委中

穴位：膝蓋後方兩凹窩連線中點。

手法：以雙指按壓法按摩穴位，每次持續3～5秒後，鬆開2秒鐘，再按，重複5～10次。

三陰交

穴位：內腳踝骨頭突出處上方約3寸，骨頭後側邊緣。

手法：以拇指指腹按壓，每次持續3～5秒後，鬆開2秒鐘，再按，重複5～10次。

太衝

穴位：腳大拇趾及第二趾的指縫間，腳背方向約1寸。

手法：以拇指指腹按壓，每次持續3～5秒，鬆開2秒，再按，重複5～10次。

公孫

穴位足內側緣中間，骨頭突起處下緣。

手法：以拇指指腹按壓，每次持續3～5秒後，鬆開2秒鐘，再按，重複5～10次。

太谿

穴位：足內踝尖與足跟肌腱之間中點。

手法：以拇指指腹按壓，每次

持續3～5秒，鬆開2秒，再按，重複5～10次。

胸腹部穴位

乳根

穴位：乳頭中央往下約1寸的位置。

手法：以雙指按壓法按摩穴位，每次持續3～5秒後，鬆開2秒鐘，再按，重複5～10次。

中府

穴位：乳頭外側2寸寬，往上3根肋骨處。

手法：以三指按壓穴位，每次持續3～5秒後，鬆開2秒鐘，再按，重複5～10次。

膻中

穴位：位於兩側乳頭正中點。

手法：以雙指按壓法按摩穴位，每次持續3～5秒後，鬆開2秒鐘，再按，重複5～10次。

上脘

穴位：肚臍上方約6寸，位於身體中線上。

手法：以三指指腹進行順時針或逆時針方向的輕柔按摩穴位，每次持續3～5秒後，鬆開2秒鐘，再按，重複5～10次。

中脘

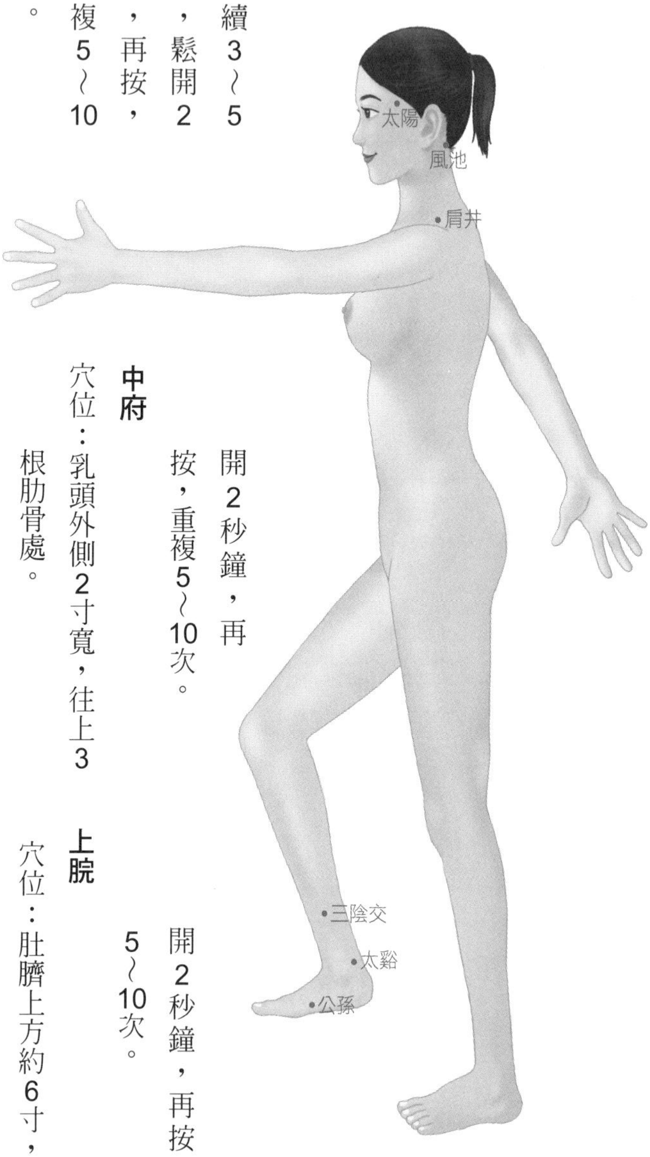

穴位：肚臍上方約4寸，位於身體中線上。

手法：以三指指腹進行順時針或逆時針方向的輕柔按摩穴位，每次持續3～5秒後，鬆開2秒鐘，再按，重複5～10次。

下脘

穴位：肚臍上方約1.5寸，位於身體中線上。

手法：以三指指腹進行順時針或逆時針方向的輕柔按摩穴位，每次持續3～5秒後，鬆開2秒鐘，再按，重複5～10次。

關元

穴位：肚臍下方約3寸，位於身體中線上。

手法：以三指指腹進行順時針或逆時針方向的輕柔按摩穴位，每次持續3～5秒後，鬆開2秒鐘，再按，重複5～10次。

氣海

穴位：肚臍下方約1.5寸，位於身體中線上。

手法：以三指指腹進行順時針或逆時針方向的輕柔按摩穴位，每次持續3～5秒，鬆開2秒，再按，重複5～10次。

肩背部穴位

肩井

穴位：肩膀與頸椎連線中點。

手法：以三指按壓穴位，每次持續3～5秒，鬆開2秒，再按，重複5～10次。

大椎

穴位：將頭往前傾，頸部與背部交接的凸出處下緣。

手法：以三指指腹進行順時針或逆時針方向的輕柔按摩穴位，每次持續3～5秒後，鬆開2秒鐘，再按，重複5～10次。

腎俞

穴位：腰椎第二節，外開1.5寸，與肚臍同一水平面。

手法：以三指指腹進行順時針或逆時針方向的輕柔按摩穴位，每次持續3～5秒後，鬆開2秒鐘，再按，重複5～10次。

月經週期日記

女人月經週期（MS）規律表

日	期別
1	月經期
2	月經期
3	月經期
4	月經期
5	月經期
6	安全
7	安全
8	次危險
9	次危險
10	次危險
11	危險期
12	危險期
13	危險期
14	排卵日
15	危險
16	危險
17	次危險
18	次危險
19	次危險
20	安全期
21	安全期
22	安全期
23	安全期
24	安全期
25	安全期
26	安全期
27	安全期
28	安全期

第1天（月經期）

徵候：經量較少，小腹輕微悶脹不適，情緒較為不穩定，容易生氣或情緒低落，基礎體溫較低。皮膚代謝遲緩，會變得乾燥、敏感、暗沉。

飲食：避免冰涼飲食，減少寒性食物攝取，如：西瓜、橘子、蘿蔔、白菜、筍乾等。多吃一些補血，含蛋白質、高鈣的食物，如雞湯、魚湯；含鐵質豐富的食物，如：肝臟、腎臟、蛋黃、豆製品，蔬菜等可多食。有些辛辣的調味品也要少吃，如辣椒、胡椒、花椒、丁香等。

藥膳：可喝些紅糖薑母湯來減輕經痛，若經血排出不暢，可服用生化湯。

丹參玫瑰溫經飲

材料：丹參3錢、玫瑰花2錢、紅糖3公克、薑片4片

作法：丹參、玫瑰花洗淨；先將丹參加水500cc，大火煮開後轉小火，加入玫瑰花及紅糖、薑片，熬煮5分鐘，即可飲用。

保健叮嚀：注意個人衛生習慣，使用基本型衛生棉，採取淋浴，注意腹部保暖，可做緩和的運動如瑜珈，可藉由膝胸　式減緩經痛，避免搬取重物，避免性行為。

穴位保健：三陰交、太衝、關元。

皮膚保養：注意臉部清潔，每日用溫水清潔皮膚2～3次，特別是T字部位。防止皮膚乾燥，保溼很重要，選擇具保溼較高的保養品。最好不要使用刺激性或營養成分太高或過於油膩的保養品。洗完臉後，用乳霜在眼周圍輕輕地畫圈按摩、點壓眼部穴位，加以改善黑眼圈，眼瞼浮腫。

第2天（月經期）	徵候：經量較多，可能會有少許小血塊，小腹悶脹稍增，情緒較為不穩定，容易生氣或情緒低落，基礎體溫較低。皮膚代謝遲緩，會變得乾燥、敏感、暗沉。
	飲食：避免冰涼飲食，減少寒性食物攝取，如：西瓜、橘子、蘿蔔、白菜、筍乾等，多吃一些補血，含蛋白質、高鈣的食物，如黑糯米紅棗粥、雞湯，魚湯；多吃一些含鐵質的食物，如：肝臟、腎臟、蛋黃、豆製品，蔬菜等。有些辛辣的調味品也要少吃，如辣椒、胡椒、花椒、丁香等。
	藥膳：可喝些紅糖薑母湯來減輕經痛，若經血排出不暢，可服用生化湯。 **益母去瘀茶** 材料：益母草3錢、澤蘭2錢、黑糖8公克 作法：將藥材洗淨裝紗布袋中，放入鍋中加入500cc水，大火煮開後轉小火，熬煮10分鐘，加入黑糖攪拌，即可飲用。
	保健叮嚀：注意個人衛生習慣，使用量多加長型衛生棉，採取淋浴，注意腹部保暖，可做緩和的運動如瑜珈，可藉由膝胸臥式減緩經痛，避免搬取重物，避免性行為。
	穴位保健：三陰交、太衝、關元。
	皮膚保養：注意臉部清潔，每日用溫水清潔皮膚2～3次，特別是T字部位。防止皮膚乾燥，保溼很重要，選擇具保溼較高的保養品。最好不要使用刺激性或營養成分太高或過於油膩的保養品。洗完臉後，用乳霜在眼周圍輕輕地畫圈按摩、點壓眼部穴位，加以改善黑眼圈，眼瞼浮腫。
第3天（月經期）	徵候：經量稍減，可能會有少許小血塊，小腹輕微悶脹不適減輕，情緒較為不穩定，容易生氣或情緒低落，基礎體溫較低。皮膚代謝遲緩，會變得乾燥、敏感、暗沉。
	飲食：避免冰涼飲食，減少寒性食物攝取如：西瓜、橘子、蘿蔔、白菜、筍乾等，多吃一些補血，含蛋白質、高鈣的食物，如雞湯、魚湯；多吃一些含鐵質的食物，如豬肝、蛋黃、豆製品，蔬菜等。有些辛辣的調味品也要少吃，如辣椒、胡椒、花椒、丁香等。
	藥膳：可喝些紅糖薑母湯來減輕經痛，若經血排出不暢，可服用生化湯。 **黑糯米紅棗粥** **材料** 黑糯米50公克、紅棗10枚、陳皮1錢、薑2片。 **作法** 將黑糯米，冷水浸泡15分鐘，紅棗洗淨去核，將所有材料加水800cc，以小火熬煮約1個小時，粥爛熟後即可服用。
	保健叮嚀：注意個人衛生習慣，使用量多加長型衛生棉，採取淋浴，注意腹部保暖，可做緩和的運動如瑜珈，可藉由膝胸臥式減緩經痛，避免搬取重物，避免性行為。

第3天（月經期）	穴位保健：三陰交、太衝、關元。 皮膚保養：注意臉部清潔，每日用溫水清潔皮膚2～3次，特別是T字部位。防止皮膚乾燥，保溼很重要，選擇具保溼較高的保養品。最好不要使用刺激性或營養成分太高或過於油膩的保養品。洗完臉後，用乳霜在眼周圍輕輕地畫圈按摩、點壓眼部穴位，加以改善黑眼圈，眼瞼浮腫。
第4天（月經期）	徵候：經量續減，只剩少量經血，通常不會有經痛現象，基礎體溫較低。皮膚代謝遲緩，會變得乾燥、敏感、暗沉。 飲食：避免冰涼飲食，飲食清淡避免油炸刺激性食物，多吃一些補血，含蛋白質、高鈣的食物，如雞湯、魚湯；多吃一些含鐵質的食物，如豬肝、腎臟、蛋黃、豆製品，蔬菜等。有些辛辣的調味品也要少吃，如辣椒、胡椒、花椒、丁香等。 藥膳： **歸耆調經茶** 材料：當歸1錢、黃耆3錢 作法：先將藥材以冷水洗淨，用1000cc水先煎煮黃耆，大火滾開後轉小火約15分鐘，加入當歸再煮3分鐘即可。 保健叮嚀：注意個人衛生習慣，使用基本型衛生棉，採取淋浴，腹部按摩幫助子宮收縮，可做緩和的運動如瑜珈，避免搬取重物，避免性行為。 穴位保健：三陰交、太衝、關元。 皮膚保養：注意臉部清潔，每日用溫水清潔皮膚2～3次，特別是T字部位。防止皮膚乾燥，保溼很重要，選擇具保溼較高的保養品。最好不要使用刺激性或營養成分太高或過於油膩的保養品。洗完臉後，用乳霜在眼周圍輕輕地畫圈按摩、點壓眼部穴位，加以改善黑眼圈，眼瞼浮腫。
第5天（月經期）	徵候：經量續減，只剩少量經血，通常不會有經痛現象，基礎體溫較低。皮膚代謝遲緩，會變得乾燥、敏感、暗沉。 飲食：避免冰涼飲食，飲食清淡避免油炸刺激性食物，多吃一些補血，含蛋白質、高鈣的食物，如雞湯、魚湯；多吃一些含鐵質的食物，如豬肝、腎臟、蛋黃、豆製品，蔬菜等，有些辛辣的調味品也要少吃，如辣椒、胡椒、花椒、丁香等。 藥膳： **補血歸芍蝦** 材料：白芍1錢、當歸2錢、川芎1錢、熟地3錢、黃耆2錢、枸杞2錢、草蝦500公克、米酒1小匙 作法：草蝦挑除腸泥洗淨備用，將藥材洗淨裝入紗布袋中，將草蝦及藥材放入電鍋中，加入500cc水及米酒，外鍋加半杯水，蒸熟後即可食用。

第5天（月經期）	保健叮嚀：注意個人衛生習慣，使用基本型衛生棉，採取淋浴，腹部按摩幫助子宮收縮，可做緩和的運動如瑜珈，避免搬取重物，避免性行為。 穴位保健：三陰交、太衝、關元。 皮膚保養：注意臉部清潔，每日用溫水清潔皮膚2～3次，特別是T字部位。防止皮膚乾燥，保溼很重要，選擇具保溼較高的保養品。最好不要使用刺激性或營養成分太高或過於油膩的保養品。洗完臉後，用乳霜在眼周圍輕輕地畫圈按摩、點壓眼部穴位，加以改善黑眼圈，眼瞼浮腫。
第6～8天（濾泡期）	徵候：可能仍有一些褐色分泌物，基礎體溫較低。此時皮膚處於一個平衡狀態。濾泡荷爾蒙分泌最旺盛時期。皮膚的血流量增加，新陳代謝旺盛，肌膚細嫩。 飲食：此時經期剛過，多吃一些補血，含蛋白質、高鈣的食物，如黑糯米紅棗粥、雞湯、魚湯；多攝取鐵質豐富的食物，如豬肝、紅肉、蛋黃、豆製品、蘋果、葡萄乾等。 藥膳：可依醫師指示服四物湯。 **八珍豬肝湯** 材材：黨參5錢、茯苓、熟地各3錢、山藥4錢、炙甘草、當歸、白芍各2錢、川芎1錢、豬肝半斤、太白粉10公克、薑3片、麻油適量。 **作法** 1.將藥材洗淨，裝入紗布袋中，以600cc水煎煮30分鐘，取藥汁備用。 2.將豬肝切片洗淨，裹上太白粉後，以沸水汆燙以去除腥味，快速撈起。 3.將藥汁滾沸後加入麻油、薑片及鹽少許調味，最後將豬肝放入滾煮約1分鐘，熄火悶煮1分鐘，即可食用。 保健叮嚀：可使用日常衛生護墊，但要勤於更換。腹部按摩幫助子宮收縮，儘量不穿緊身的衣物。可逐漸增加運動量，如慢跑、騎自行車、有氧舞蹈等。 穴位保健：足三里、三陰交、太衝。 皮膚保養：這段時期仍須注意適當的清潔，可以利用這段時間給予肌膚更深層的滋潤和保溼，使用一些營養成分較高、保溼效果較好的保養品，以增加肌膚的滋潤與光滑。每天補充足量的水，多飲用檸檬水，對皮膚具有美白效果。
第9～12天（濾泡期）	徵候：陰道分泌物應已乾淨，基礎體溫較低。此時皮膚處於一個平衡狀態。濾泡荷爾蒙分泌最旺盛時期。皮膚的血流量增加，新陳代謝旺盛，肌膚細嫩。 飲食：飲食均衡，不要過食冰冷，多攝取高蛋白食物，如魚、肉、蛋、奶，促進乳腺發育。

第9～12天（濾泡期）	藥膳： **豬蹄豐胸湯** **材料**　黨參、白朮、茯苓、麥冬、白芍各3錢、炙甘草、當歸各2錢、通草、淫羊藿各1錢、枸杞4錢、紅棗5粒、豬蹄2支、青木瓜2個、生薑、米酒、鹽適量 **作法**　1.將上述藥材裝入紗布袋中，將藥物放入鍋內，加水1500cc，大火滾開後以小火熬煮約20分鐘，取湯汁備用。 2.豬蹄洗淨切塊川燙，將青木瓜洗淨去籽削皮切成塊狀，將豬蹄及青木瓜放置鍋內，倒入上述湯汁，加生薑、米酒後放瓦斯爐上，以小火熬至豬蹄及木瓜爛即可，起鍋前加入少許鹽調味。 保健叮嚀：注意第11天開始是懷孕危險期，尚未考慮懷孕的人要注意避孕。可利用此時期接受定期的子宮頸抹片及乳房檢查。適當且規律的運動，如慢跑、有氧舞蹈、瑜珈、游泳。 穴位保健：足三里、三陰交、太衝。 皮膚保養：這段時期仍須注意適當的清潔，可以利用這段時間給予肌膚更深層的滋潤和保溼，使用一些營養成分較高、保溼效果較好的保養品，以增加肌膚的滋潤與光滑。每天補充足量的水，多飲用檸檬水，對皮膚具有美白效果。
第13天（排卵期）	徵候：接近排卵日可能會有蛋清般的分泌物，基礎體溫較低。 飲食：飲食均衡，不要過食冰冷，多攝取高蛋白食物，如魚、肉、蛋、奶來促進乳腺發育。 藥膳： **菟絲山藥排骨粥** 材料：菟絲子3錢、鮮山藥20公克、小排骨30公克、白米60公克、雞湯2匙 作法：1.先將排骨以沸水川燙去血水，山藥削皮洗淨後，切塊備用，將菟絲子裝入紗布袋中。 2.將紗布袋、小排骨、鮮山藥1500cc水及白米熬煮成粥，起鍋前加入雞湯2匙及少許鹽巴調味，即可食用。 保健叮嚀：保持局部乾爽，避免長期使日常護墊，儘量不穿緊身的衣物，避免過度激烈或腹部衝擊運動如呼拉圈。尚未考慮懷孕的人要注意避孕。可利用此時期接受定期的子宮頸抹片及乳房檢查。 穴位保健：內關、足三里。 皮膚保養：使用適當的滋潤與保溼即可，不需刻意加強，但要注意適當的清潔。
第16～20天（黃體期）	徵候：基礎體溫偏高。肌膚的平衡狀態在逐漸被打破。皮脂與黑色素分泌變得旺盛，痘痘、粉刺和膚色暗沉等現象開始紛紛顯現。

第16～20天（黃體期）	飲食：飲食均衡，不要過食冰冷，可多吃如洋蔥、白菜、糙米、番茄、胡蘿蔔和深綠色高纖維蔬菜。油膩、過甜或刺激的食物少吃，如香料、咖哩、咖啡、巧克力、油炸食品等。多攝取高蛋白食物，如魚、肉、蛋、奶來促進乳腺發育。 藥膳： **抗痘美膚飲** 材料：金銀花2錢、白芷1.5錢、甘草1錢 作法：先將藥材以冷水洗淨，用500cc水，大火滾開後轉小火約15分鐘，即可飲用。 保健叮嚀：避免過度激烈運動或腹部衝擊運動如呼拉圈。保持局部乾爽，儘量不穿緊身的衣物。 穴位保健：三陰交、太衝、關元。 皮膚保養：要特別注重卸妝和清潔，特別是油性皮膚更要預防毛孔堵塞，保養時應該要以控制油脂分泌為重點。避免使用刺激性強的產品，例如、磨砂、祛斑、去痘等；肌膚保養的程序儘量減化，選擇保濕性佳的化妝水及乳液即可。另外要特別加強防曬與美白，即使在秋冬季也要注意防曬，選擇含維生素C等具美白效果的產品保養肌膚。
第21～28天（黃體期）	徵候：可能出現水腫、頭痛、乳房腫脹等症狀，陰道輕微分泌物，情緒較為不穩定，基礎體溫偏高。皮脂分泌旺盛，黑色素活性增強，青春痘、黑斑等皮膚問題容易出現，皮膚溫度上升容易充血潮紅。 飲食：可多吃如洋蔥、白菜、糙米、番茄、胡蘿蔔和深綠色高纖維蔬菜等，少吃過分油膩、過甜或刺激的食物，如香料、咖哩、咖啡、巧克力、油炸食品等。減少鹽分攝取，多吃紅豆、薏仁，可以減輕水腫現象，多補充含鈣、鎂、鋅等礦物質以及維生素B_6、維生素E對於經期前與經期的不適有緩解的作用。 藥膳： **紅豆薏仁湯** **材料** 紅豆、薏仁各30公克、陳皮1錢、砂糖少許 做法：將紅豆及薏仁洗淨，浸泡半小時，加陳皮及水1000cc大火滾開後轉小火，滾煮至紅豆薏仁爛熟，加入少許砂糖，即可食用。 保健叮嚀：保持局部乾爽，避免長期使用日常護墊，儘量避刷緊身不透氣的衣物。適當且規律的運動，如：慢跑、瑜珈、游泳；可做腿部按摩運動，減輕水腫現象。避免在睡前2個小時喝過多的水，避免熬夜。避免久站久坐，睡覺時可稍微將腳抬高減輕水腫。

第21～28天（黃體期）	穴位保健：三陰交、太衝、關元。 皮膚保養：要特別注重卸妝和清潔，特別是油性皮膚更要預防毛孔堵塞，保養時應該要以控制油脂分泌為重點。避免使用刺激性強的產品，例如、磨砂、祛斑、去痘等；肌膚保養的程序儘量減化，選擇保濕性佳的化妝水及乳液即可。另外要特別加強防曬與美白，即使在秋冬季也要注意防曬，選擇含維生素C等具美白效果的產品保養肌膚。

健康百科 10

健康女人健康子宮

著者　陳 美 玲
主編　莊 雅 琦
編輯　葉 慧 蓁
繪圖　黃 雅 琪
校對　曾 明 鈺
美術排版　王 廷 芬

負責人　陳銘民
發行所　晨星出版有限公司
台中市 407 工業區 30 路 1 號
TEL：(04)23595820　FAX：(04)23550581
E-mail: morning@morningstar.com.tw
http://www.morningstar.com.tw
行政院新聞局局版台業字第 2500 號
法律顧問　甘龍強律師
承製　知己圖書股份有限公司　TEL：(04)23581803
初版　西元 2009 年 7 月 15 日
西元 2011 年 7 月 31 日（二刷）

總經銷　知己圖書股份有限公司
郵政劃撥：15060393
（台北公司）台北市 106 羅斯福路二段 95 號 4F 之 3
TEL：(02)23672044　FAX：(02)23635741
（台中公司）台中市 407 工業區 30 路 1 號
TEL：(04)23595819　FAX：(04)23597123

定價 280 元

ISBN 978-986-177-279-0

Published by Morning Star Publishing Inc.
Printed in Taiwan

國家圖書館出版品預行編目資料

健康女人健康子宮／陳美玲著．－－初版．－－
臺中市：晨星，2009.07
面；　公分．－－（健康百科；10）

ISBN 978-986-177-279-0（平裝）

1. 子宮疾病 2. 婦女健康 3. 中西醫整合

417.281　　98006057

◆讀者回函卡◆

以下資料或許太過繁瑣，但卻是我們瞭解您的唯一途徑
誠摯期待能與您在下一本書中相逢，讓我們一起從閱讀中尋找樂趣吧！

姓名：＿＿＿＿＿＿＿＿　性別：□男　□女　生日：　／　／

教育程度：＿＿＿＿＿＿

職業：□學生　□教師　□內勤職員　□家庭主婦
□SOHO族　□企業主管　□服務業　□製造業
□醫藥護理　□軍警　□資訊業　□銷售業務
□其他＿＿＿＿＿＿＿＿

E-mail：＿＿＿＿＿＿＿＿＿＿＿＿　聯絡電話：＿＿＿＿＿＿＿＿

聯絡地址：□□□＿＿＿＿＿＿＿＿＿＿＿＿＿＿＿＿＿＿

購買書名：健康女人健康子宮

・**本書中最吸引您的是哪一篇文章或哪一段話呢**？＿＿＿＿＿＿＿＿

・**誘使您 買此書的原因**？

□於＿＿＿＿書店尋找新知時　□看＿＿＿＿報時瞄到　□受海報或文案吸引
□翻閱＿＿＿＿雜誌時　□親朋好友拍胸脯保證　□＿＿＿＿電台DJ熱情推薦
□其他編輯萬萬想不到的過程：＿＿＿＿＿＿＿＿＿＿＿＿＿＿

・**對於本書的評分**？（請填代號：1. 很滿意 2. OK啦！ 3. 尚可 4. 需改進）

封面設計＿＿＿＿　版面編排＿＿＿＿　內容＿＿＿＿　文／譯筆＿＿＿＿

・**美好的事物、聲音或影像都很吸引人，但究竟是怎樣的書最能吸引您呢**？

□價格殺紅眼的書　□內容符合需求　□贈品大碗又滿意　□我誓死效忠此作者
□晨星出版，必屬佳作！　□千里相逢，即是有緣　□其他原因，請務必告訴我們！

＿＿＿＿＿＿＿＿＿＿＿＿＿＿＿＿＿＿＿＿＿＿＿＿＿＿＿＿

・**您與眾不同的閱讀品味，也請務必與我們分享**：

□哲學　□心理學　□宗教　□自然生態　□流行趨勢　□醫療保健
□財經企管　□史地　□傳記　□文學　□散文　□原住民
□小說　□親子叢書　□休閒旅遊　□其他＿＿＿＿＿＿＿＿

以上問題想必耗去您不少心力，爲免這份心血白費
請務必將此回函郵寄回本社，或傳眞至（04）2359-7123，感謝！
若行有餘力，也請不吝賜教，好讓我們可以出版更多更好的書！

・**其他意見**：

晨星出版有限公司 編輯群，感謝您！

請填妥後對折裝訂，直接投郵即可，免貼郵票。

廣告回函
台灣中區郵政管理局
登記證第 267 號
免貼郵票

407
台中市工業區 30 路 1 號
晨星出版有限公司

請沿虛線摺下裝訂，謝謝！

更方便的購書方式：

（1）網站：http://www.morningstar.com.tw
（2）郵政劃撥 帳號：15060393
　　戶名：知己圖書股份有限公司
　　請於通信欄中註明欲購買之書名及數量
（3）電話訂購：如爲大量團購可直接撥客服專線洽詢

◎ 如需詳細書目可上網查詢或來電索取。
◎ 客服專線：04-23595819#230 傳眞：04-23597123
◎ 客戶信箱：service@morningstar.com.tw